항암 효과가 뛰어난
산나물 57가지

함승시(咸昇市) _ 지은이

강원대학교 바이오산업공학부 명예 교수
(재)춘천바이오산업진흥원 생물의약소재 실용화센터 자문위원
중국 연변과학기술대학 겸직 교수
중국 조선족자치주인민정부 농산품 품질 안전 및 가공 기술 고문

1943년생으로 강원대학교 농화학과를 졸업(1971년)하고 동 대학원에서 농학 석사 학위 (1975년)를 받았다. 일본 큐슈 대학(九州大學) 농학부 식량화학공학과 연구생(1981년)을 거쳐 동 대학원에서 농학 박사 학위(1988년)를 받았다. 국내에서 산나물의 항암 효과에 관한 한 가장 많은 연구 논문을 발표했다.

저서
《食品の生體調節機能》(日本 東京, 學會出版センタ, 共著)
《산야초의 이해》(강원대학교출판부, 공저)
《농업의 이해》(강원대학교출판부, 공저)
《산채 생산 이용학》(도서출판 진솔, 공저)
《위암 수술 후의 식사학》(고려출판사)
《바이오 의약품의 품질 · 안전성 평가》(서울출판사, 공저) 외 다수

항암 효과가 뛰어난 산나물 57가지

지은이 함승시
사   진 아카데미북 자료실
펴낸이 양동현
펴낸곳 도서출판 아카데미북
         출판등록 제13-493호
         주소 136-034, 서울 성북구 동소문로13가길 27번지
         전화 02) 927-2345 팩스 02) 927-3199

초판 1쇄 발행 2011년 5월 30일
초판 3쇄 발행 2013년 8월 20일

* 이 책은 신저작권법에 의해 보호받는 저작물이므로 저자와 발행사의 승낙 없이 전재하거나 복재할 수 없습니다.

ISBN 978-89-5681-131-4 / 13570

ⓒ 함승시, 2011

www.iacademybook.com

항암 효과가 뛰어난
산나물 57가지

함승시(咸昇市) 박사 지음

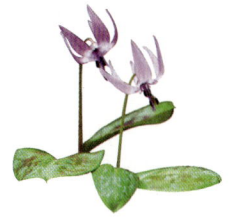

아카데미북

머리말

암을 이기는 산나물의 힘

오늘날 지구상에는 약 55만 종 이상의 식물이 존재하는 것으로 추정된다. 역사를 통틀어 인간이 식용했던 식물은 약 3,000여 종 정도이며, 그중 250여 종이 식용 작물로 재배된 것으로 알려진다. 그리고 이 또한 시대가 지나면서 생산 가치가 높은 작물이 확산되어 작물의 수는 감소된 것으로 나타났다.

우리나라에서는 총 4,210종의 야생 식물(80과 243속)이 조사되었는데, 이 가운데 850여 종이 식용 가능한 것으로 보고되었다. 여기에는 약용으로 사용하는 것들이 다량 포함되어 있다.

전통적으로 약용 야생 식물은 여러 가지 형태로 민간요법이나 한약재로 쓰여 왔다. 그중에서 약 200여 종 정도가 농가에서 재배되어 왔고, 맛이 좋은 것들이 산나물로 식용되어 왔다. 물론 산나물 중에는 부식과 약초로 동시에 이용되는 것이 매우 많다.

흔히 '산채(山菜)'의 개념은 '식물체의 일부 또는 전부를 생즙이나 생채로 먹거나 나물·장아찌·튀김·장국 등으로 조리하여 직접 식품으로 섭취할 수 있는 야생 식물'로 알려져 있다. 산채의 주종(主種)은 산나물이며, 열매나 정유 성분도 산채의 범위에 포함된다.

이 책에서는 넓은 범위의 산채를 '산나물'로 총칭하고자 했다. 냉이나 씀바귀처럼 주로 들에서 나는 나물도 산나물이라 부르기로 했다. 인간이 자연의 먹거리와 멀어진 오늘날, 자생지가 산이냐 들이냐는 굳이 문제가 되지 않는다고 본다.

오염되지 않은 자연 속에서 저마다의 특성대로 자라는 야생초는 현대인에게 전해 주는 영향이 크다. 자연의 풍상(風霜)을 이겨내고 꿋꿋하게 자라는 정기(精氣)가 첫번째요, 도시의 산업 문화에 지친 현대인의 심신(心身)을 달래 주는 소박한 아름다움이 두번째요, 병을 부르는 식생활을 구원하는 '자연 식품'으로서가 그 세번째 가치가 될 것이다.

오랜 세월 식품 공학자로 연구하고 강단에서 후학을 양성하며 나는 산나물의 성분과 효과를 과학적으로 밝히는 데 몰두해 왔다. 산나물뿐만 아니라 된장·간장 등 우리 전통 식품, 항암 버섯, 해조류의 영양 성분 및 항암 효과를 집중적으로 연구해 왔다. 그 결과 우리 산야(山野)에서 자생하는 풀[野生草]에는 대부분 항암 효과를 내는 성분이 들어 있다는 사실이 밝혀졌다. 이것은 생활 습관 및 식생활의 변화로 각종 질병(특히 암)에 노출되어 있는 현대인에게 산나물이 충분히 '구원의 식품'이 될 수 있다는 의미이다.

우리 조상들은 자연 상태에서 사람의 손을 거치지 않고 자라는 산나물로 반찬을 만들어 먹었고, 병을 치료하는 약재로도 이용했다. 세계 그 어느 나라와도 비교가 되지 않을 정도로 다양한 종류의 나물을 실제 생활에 꾸준히 사용해 왔는데, 국민 소득 향상과 도시 문화가 확산되면서 그러한 문화는 사라지고 있다. 육식과 인스턴트 음식을 즐기게 되고 그에 공해와 스트레스가 더해지면서 고혈압·당뇨병 등 생활습관병이 만연하고 있다. 실제로 최근 몇 년 동안의 암 증가 속도를 보면 놀라지 않을 수 없다.

　최적의 재배 환경에서 자라는 채소와 달리 사계절 내내 거친 환경에서 자라는 산나물은 생명력이 매우 강하다. 야생에서 자신을 보호하기 위해 만들어 낸 특수한 생화학적 물질들은 인체에서 항균·항암·면역 등의 기능을 발휘한다.

　산나물은 항암 작용 외에도 비타민·무기물·단백질·필수 아미노산·필수 지방산 등의 영양소가 풍부하며, 특히 칼슘과 칼륨 성분이 많아 체질을 알칼리성으로 개선하고 인체 내 장기의 기능을 강화시키고 정상화시키는 장점이 있다. 정신적·육체적 피로를 풀고 노화를 방지하는 역할도 매우 크다. 따라서 산나물을 잘 이용한다면 우리가 생활

속에서 얻는 유용성은 다방면에서 매우 클 것이다.
 이 책을 통해 독자 여러분이 산나물의 가치를 체험하고, 자연과 가까운 순수한 생활을 누리시기를 바라는 마음이 크다.

2011년 봄
지은이 함승시

차례

머리말 —————————————————————————— 4

1장 | 산나물의 영양과 가치

산나물의 특성과 가치 ————————————————— 14
1. 현대인이 산나물에 매료되는 이유 14 | 2. 식품으로서 산나물의 가치 20 | 3. 산나물의 항암 · 약리 효과 23

생활 속 산나물 이용법 ————————————————— 28
1. 직접 채취하면 운동을 겸할 수 있어 일거양득 28 | 2. 제철에 즙 내어 먹으면 약효 최고 29 | 3. 구운 고기 먹을 때 산나물 쌈으로 암 예방 29

산나물의 영양 성분 —————————————————— 32
1. 일반적인 영양 성분 32 | 2. 식물화합물(Phytochemicals) 40 | 3. 알칼로이드(Alkaloid) 45 | 4. 배당체(Glycoside) 45

산나물의 채집과 보관 ————————————————— 47
1. 산나물 채취 시 준비 사항 47 | 2. 산나물 채취에 적절한 시기 48 | 3. 산나물 채취 시 주의 사항 51

산나물 보관법 ———————————————————— 56
1. 채집한 산나물 정리 56 | 2. 산나물 보관법 57 | 3. 산나물의 쓴맛 · 떫은맛 제거하기 60 | 4. 말린 나물(묵나물) 불리기 61

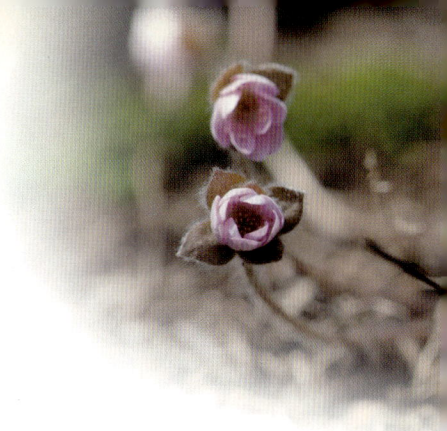

2장 | 암을 이기는 맛있는 산나물

가시오갈피	인삼에 버금가는 만병통치약	64
개미취	호흡기 질환에 효과, 항돌연변이 효과 탁월	70
갯방풍	체내의 습을 제거하고 풍증을 다스리는 효과	74
겨우살이	온갖 특수 성분 풍부, 차나 술로 이용	76
고들빼기	체내 독소 배출, 건위 작용으로 봄철 입맛을 살리는 데 최고	80
고비	묵나물로 먹으면 영양가 최고, 월경 과다·복통에 약효	84
고사리	삶아서 독성 물질 빼면 맛과 약용 효과 뛰어나	88
곤드레나물(고려엉겅퀴)	은은한 향취로 쓰임새 많은 우리나라 특산종	92
곰취	가래 삭이는 데 효과	96
냉이	춘곤증 없애는 데 효과 커	101
노루귀	설사·기침에 효과, 뛰어난 진통제	106
다래나무·다래순	열매는 미각을 돋우고, 잎은 나물로, 뿌리는 항암 작용	110
달래	47종이나 되는 영양소, 동맥 경화증에 효과	114
더덕	쌉싸름한 맛과 향기가 일품, 인삼 사포닌 함유	118
더위지기	항암 효과, 황달·간 질환에 효과 커	122
도라지	기관지염에 좋은 작은 인삼	125
돌나물	우리나라 어디서나 자생하는 칼슘의 보고	130
두릅	해열·강장 작용, 위궤양에 효과	133
머위	벌레 물린 데 치료 효과, 당뇨병에도 좋아	137

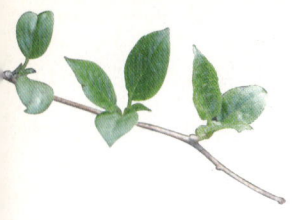

명아주	장수의 상징 청려장의 재료. 흔하지만 영양 효과 커	141
무릇	혈액 순환 개선 작용	145
미나리	비타민 풍부하여 봄철 식단에 최고	149
미역취	항균 작용, 종양 억제에 탁월한 효과	153
민들레	길가에서 흔하게 피어나는 항암 야생초	158
바위취	심장병·신장병에 약효 탁월	162
방가지똥	어린이 빈혈에 특효	166
부추	설사약, 진통 억제 및 해열 효과	169
비름	담백한 나물 맛, 강력한 항암 효과	174
사철쑥	봄부터 여름까지 든든한 식용 식물, 간염 치료제	177
산마늘	고산지대에 자생하는 자양 강장제	180
삼백초	다양한 질병에 이용하며, 별명도 많아	183
삼지구엽초	강장·강정의 대표적인 약초	186
삽주	무기물 풍부한 영양 덩어리	189
소리쟁이	갱년기 질병에 특효	192
솔잎	육류 가열 및 담배 연기로 인한 발암 물질 억제 효과 탁월	196
쇠뜨기	전 세계서 식품 의약으로 다양하게 이용	200
쇠무릎	관절 통증에 뛰어난 효과	204
쇠비름	생즙에 꿀 섞으면 감기약 시럽	207
수리취	부종·토혈·방광염에 효과. 이뇨 작용 뛰어나	211
수영	위장 기능을 북돋우고 피부병에 좋은 효과	215

항암 효과가 뛰어난 산나물 57가지 차례

신선초 날마다 새 잎 돋아나는 강한 생명력 —— 218

쑥 강장·이뇨 작용 —— 221

쑥부쟁이 방광염 치료제, 해독 작용 탁월 —— 225

씀바귀 식욕 부진 개선 —— 229

약모밀 열 가지의 병 치료제라서 십약(十藥) —— 234

얼레지 자양 강장제·해독제 —— 237

엉겅퀴 비타민·무기물 풍부 —— 242

원추리 발암 물질 억제 효과 —— 245

잔대 꽃에서 뿌리까지 버릴 데 없는 약용 식물. 맛도 일품 —— 248

주목 택솔 성분의 강력한 항암 효과 —— 253

질경이 흔한 풀이지만 특수 성분은 100가지 —— 256

참나물 고혈압·중풍 예방 효과 —— 260

참취 별미가 있어 산나물의 왕, 칼륨 함량 높은 알칼리성 구황 식물 —— 263

치커리 동서고금의 만병 약초 —— 266

칡 척박한 땅에서도 번성하는 구황 식물 —— 269

컴프리 숙취 해소, 발암 물질 억제 —— 272

화살나무 비타민 A 보고. 어린순 볶아 조리면 일품 반찬 —— 276

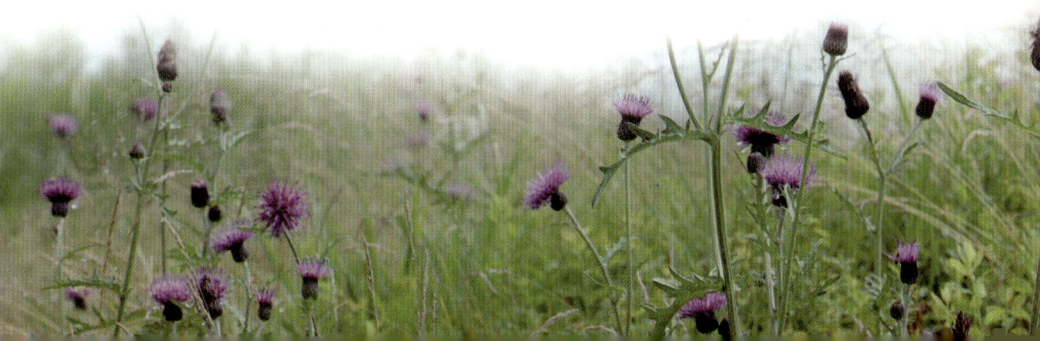

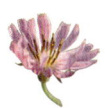

1장
산나물의 영양과 가치

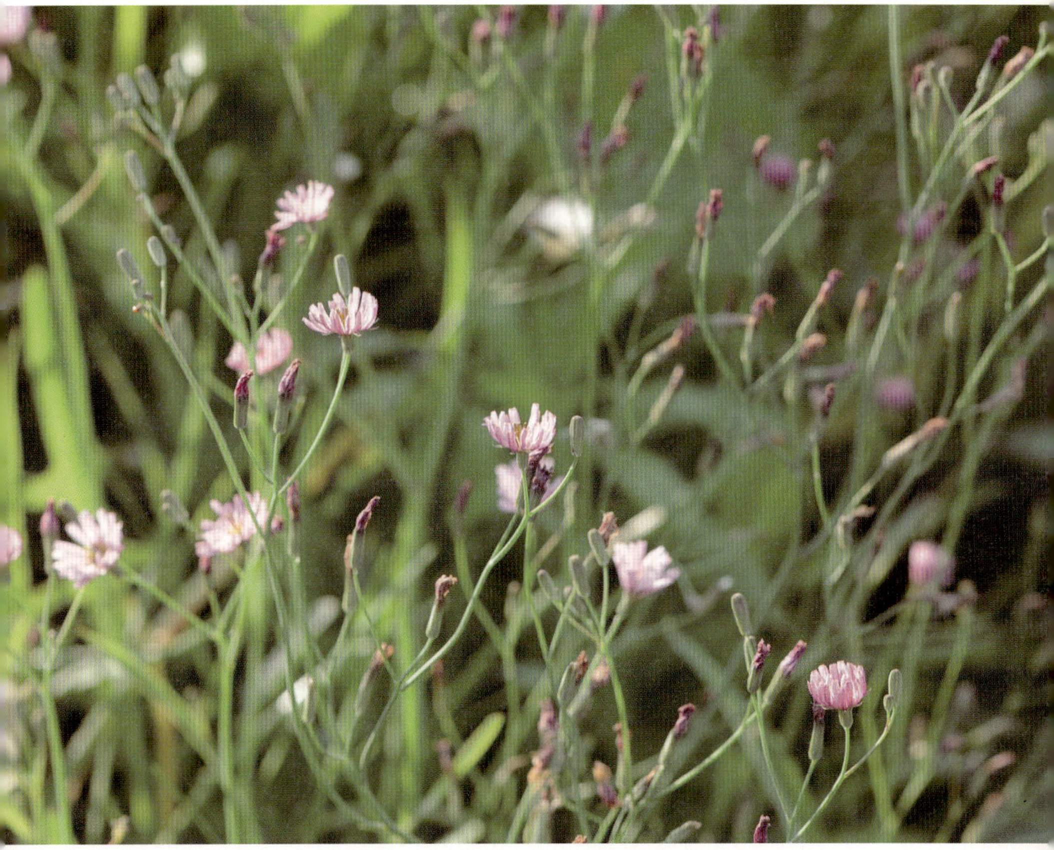

산나물의 특성과 가치

1. 현대인이 산나물에 매료되는 이유

산나물[山菜]이란?

밭에서 재배되는 채소에 대해 산이나 들에서 자생하는 식용 식물을 산나물[山菜]라고 부른다. 이 가운데 산속에서 자라는 것을 산나물, 들에서 채취할 수 있는 것을 들나물이라고 부르기도 하지만 이 둘의 구별은 명확하지 않다.

우리나라의 산과 들에는 많은 종류의 산야초가 자생하고 있다. 우리 조상들은 약성이 있는 야생 식물을 여러 가지 형태로 민간요법이나 한약재로 사용해 왔다. 그중에서 약 200여 종 정도가 전통적으로 농가에서 재배되어 왔고, 맛이 좋은 것들이 나물로 식용되어 왔는데, 부식과 약초로 동시에 이용해 온 산나물은 무려 120여 종을 헤아린다.

흔히 '산나물'의 개념은 '식물체의 일부 또는 전부를 생즙이나 생채로 먹거나 나물·장아찌·튀김·장국 등으로 조리해 직접 식품으로 섭취할 수 있는 야생 식물'로 알려져 있다. 넓게 보아서는 열매도 산나물의 범위에 포함된다.

'산나물' 하면 주로 산에서 자라는 것을 떠올리게 되지만 들에서 자라는 종류도 매우 많다. 쑥·민들레·달래·냉이·별꽃 등이 대표적이고, 물가에서는 향기로운 미나리가 자라나 제철인 봄은 물론 1년 내내 식탁을 풍요롭게 한다. 이렇듯 산나물은 우리의 식생활에서 큰 비중을 차지하고 있다.

그런데 도시 문화가 발달하면서, 산나물이라고 해도 직접 산과 들에서 채취해 먹는 것보다는 사람이 손으로 가꾸어 수확한 나물이 밥상에 오르고 있다. 완전한 자연의 소산물이 아니라서 아쉽긴 하지만 오랫동안 성분 변화를 거쳐 온 재배 채소보다는 고유한 성분이 더 보존되어 있으므로, 아쉬운 대로 부지런히 찾아 먹으면 인체 활성에 도움이 될 것이다.

산나물에 대한 정보를 알고 자연 속에서 직접 채취해 먹으면 자연의 생명력을 고스란히 얻게 되지 않을까 한다.

산나물과 채소의 차이

원시시대 인간은 수렵과 채집 생활을 했다. 당시의 지능 수준이나 도구로 동물을 포획하여 생활하는 것은 쉽지 않았으리라 추정되고, 산과 들에 자생하는 초목의 열매나 뿌리, 새싹, 잎 등이 중요한 식량 자원이었을 것으로 짐작된다. 세월이 흘러 정착 생활을 하게 되면서 수렵에서 목축으로 진보했고, 먹을 수 있는 식물을 집 근처 밭에 옮겨 심고 작물로 재배하게 되었다. 이것이 농경 문화의 시작으로, 시기는 약 1만 년 전으로 알려져 있다. 그 뒤 인간은 산과 들에서 의식주의 재료가 되는 식물을 채집해 와서 재배하는 노력을 계속하였고, 오늘날에는 재배 가능한 야생 식물 선발은 거의 끝났다고 볼 수 있다.

채소로 선택된 것은 맛이 좋아야 함은 물론 매일 먹어도 인체에 탈이 나지 않는 안전성이 중요했다. 선발되지 못한 야생초는 쓴맛이 강한 것이 많고, 매일 먹기에 부적당한 요소가 있을 것이라 판단된다.

또한 재배의 편리성 역시 중요한 요소가 된다. 채소는 1~2년생이 대부분이지만 산야초(산나물)는 다년생이 많고 재배 조건이 까다로운 경우가 많다.

그런데 맛이나 재배 조건에서 합격한 식물들은 사람의 손에 재배되는 과정을 끝없이 반복하면서 문명 사회에 순응해 왔기에 초기의 유효 성분들이 많이 줄어들었을 것으로 판단된다. 실제 연구 결과를 보면, 같은 종류라도 야생의 것과 재배한 것이 유효 성분의 종류나 함량에서 차이가 나타난다.

산나물은 무공해 또는 저공해 식품

현대인은 공해 위험 수위에 직면해 있다. 환경 호르몬의 부작용이 곳곳에서 보고되고 있고, 오염된 물과 토양, 공기 속에서 자라는 작물에 농약을 과량 사용하여 생산하는 농산물을 먹을 수밖에 없는 입장에서는 산나물은 '구원의 먹거리'라고 할 수 있다.

건강식품으로서의 가치

우리가 재배하는 작물은 수백, 수천 년 동안 인간에게 유리한 쪽으로 개량해 오는 과정에서 형태와 성분이 편중되어 버렸고, 자연물로서 가지고 있는 자기 보호 능력마저 상실해 버렸다. 하지만 야생에서 자라는 나물은 고유의 특성과 성분을 원형 그대로 유지하고 있다. 수없이 많은 개체가 어울려 사는 들판과 산속이라는 환경의 특성상 자기 보호를 위해 지니고 있는 특수 성분은 여러 가지 기능성을 지니고 있고 약리 효과 또한 매우 높다.

취나물을 비롯한 다양한 산나물에서 항암 효과가 속속 검증되고 있으며, 식이섬유와 엽록소 등이 건강 유지에 매우 효과적이라는 연구 결과가 나와 있다.

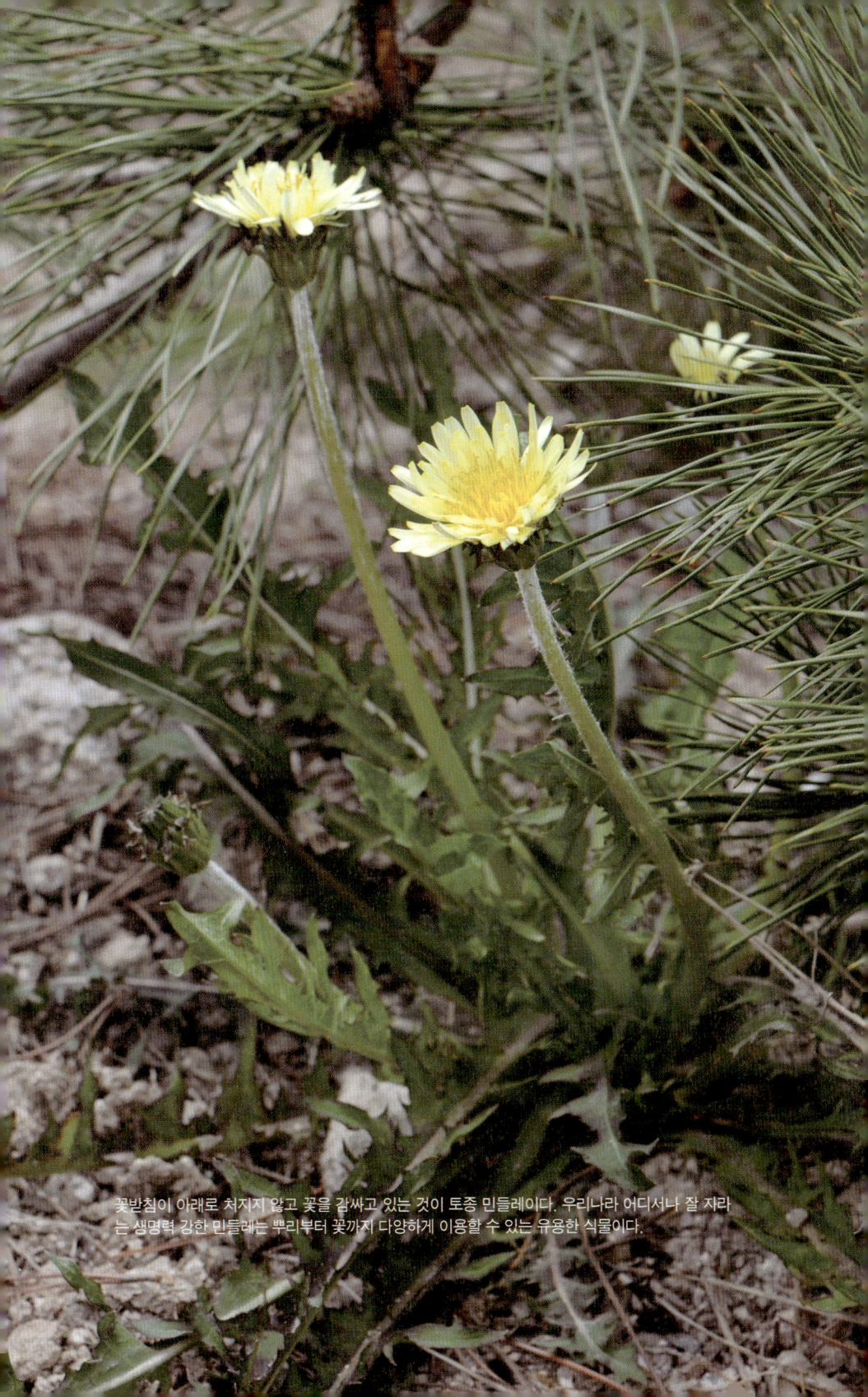

꽃받침이 아래로 처지지 않고 꽃을 감싸고 있는 것이 토종 민들레이다. 우리나라 어디서나 잘 자라는 생명력 강한 민들레는 뿌리부터 꽃까지 다양하게 이용할 수 있는 유용한 식물이다.

산나물에 대한 인식 전환

중국의 고서 《황제내경》에서는 식품의 가치를 다음과 같이 밝히고 있다. "오곡(五穀)은 오장육부를 영양하며, 오과(五果)는 이를 돕고, 오채(五彩)는 그 작용을 보하며, 오축(五畜)은 그 힘을 더한다."

그런데 불과 몇십 년 전까지 우리의 식생활은 빈곤하여 곡류나 과일이 풍족하지 못했다. 그 뒤 녹색혁명과 경제 발전에 힘입어 농산물의 자급자족이 실현되고 육류 소비가 늘어나는 등 풍요를 누리게 되면서 비만·당뇨·고혈압·암으로 대표되는 생활습관병(성인병)도 동반하여 증가하게 되었다. 식생활의 변화에 따른 질병의 증가는 채소 특히 산나물의 가치를 재조명하게 하여 '촌스러운' 식품으로 외면 당하던 산나물이 건강식품으로 각광을 받게 되었다.

정신적 건강식품 - 향수 식품

1994년도에 평창 산채시험장과 농수산물유통공사가 협조하여 미국 교포를 대상으로 산나물의 수출 시장을 조사한 결과, 교포 1세대들의 성원이 대단했다고 한다. 그 이유는 고국의 향과 맛, 추억을 산나물을 통해 느낄 수 있었기 때문으로 분석된다. 이는 교포들만 그런 것이 아니라, 고향을 떠나 도시에 사는 사람들도 어릴 적 고향의 느낌을 불러일으켜 주는 소재로 산나물을 찾는다. 한 소설가는 자신의 소설에서, 유난히 동향 출신들이 많이 사는 서울 지역의 한 백화점 매장에서 봄마다 고향의 특산 나물이 동나는 일이 벌어진다고 묘사하고 있다.

산나물은 민족 문화 식품

우리 민족은 조상 대대로 식탁에 나물을 올려 생명을 유지해 왔고, 중요한 제물에도 반드시 나물을 갖추어 올렸다. 한 민족이 이어 온 유

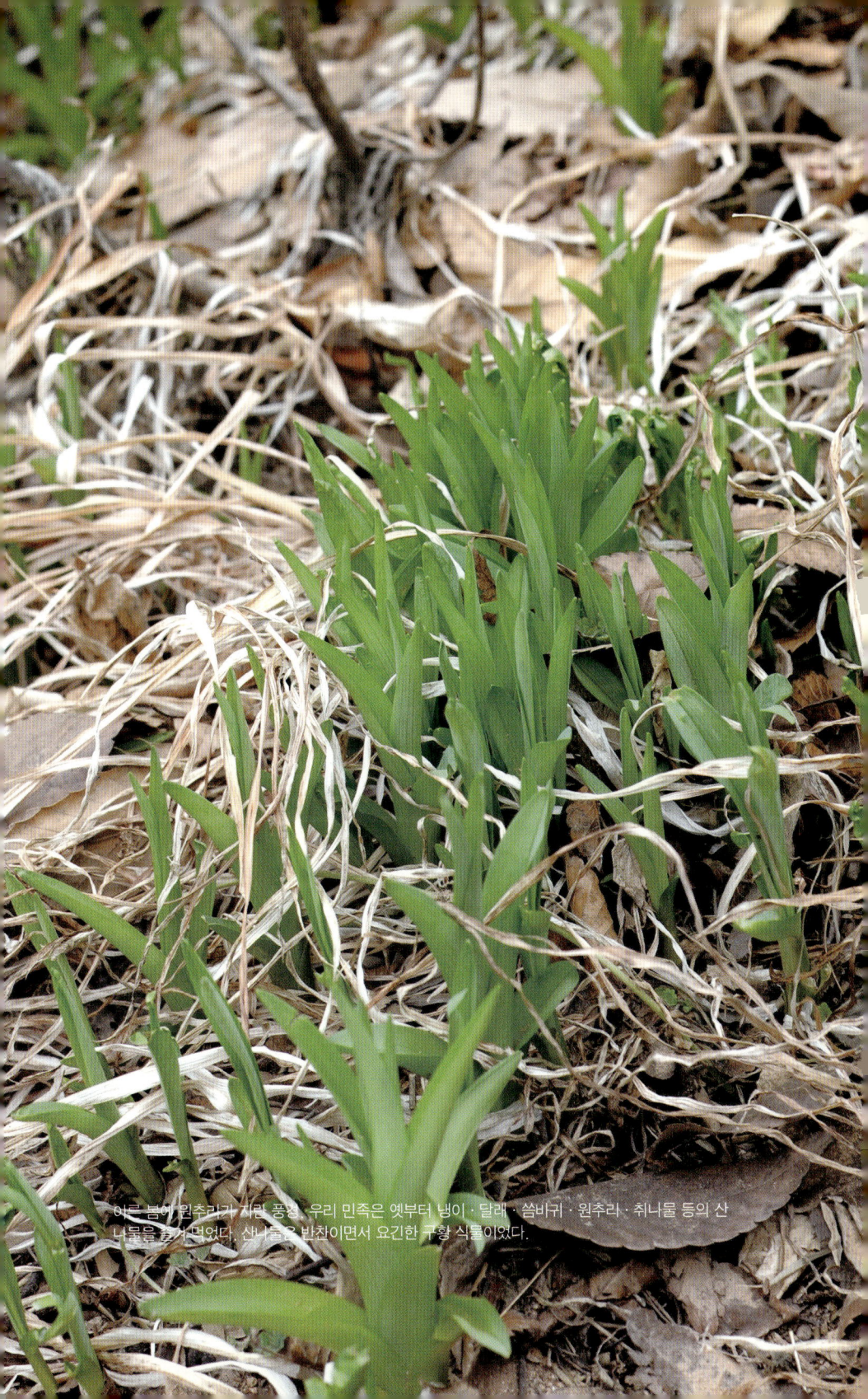

이른 봄에 원추리가 자란 풍경. 우리 민족은 옛부터 냉이·달래·씀바귀·원추리·취나물 등의 산나물을 즐겨 먹었다. 산나물은 반찬이면서 요긴한 구황 식물이었다.

구한 전통은 가벼운 외래 문화에 점령당하지 않는다.

2. 식품으로서의 산나물의 가치

우리나라에는 약 9,000여 종의 식물이 자생하고 있으며, 이 가운데 약용 식물이 900여 종, 식용 식물이 480여 종이 분포하고 있다.

산나물은 식용 식물이면서 약용 식물인 경우가 대부분으로, 다양한 무기염류와 섬유소를 풍부하게 함유하고 있는 알칼리성 식품이다. 따라서 산성 체질을 개선하여 알칼리성 체질로 만들어 주며, 노화를 예방해 주고, 정신적·육체적 피로를 회복하는 데 도움을 주며, 모든 장기의 기능을 강화하고 정상화시켜 건강을 유지할 수 있게 한다.

고농도의 영양분 보급

산나물은 각종 효소·비타민·무기물·엽록소 등 고농도의 영양소와 식물 섬유를 가지고 있다.

한 예로, 재배한 인삼보다 산에서 캐낸 더덕 뿌리가 더 영양 성분이나 효능이 좋은 것으로 밝혀졌고, 자생한 산나물이 재배 채소보다 영양가가 훨씬 높다는 것이 입증되고 있다.

무공해 천연 건강식품

채식은 피를 깨끗하게 해 주는 것으로 알려져 있다. 특히 산나물은 혈액을 맑게 하고 산성 체질을 개선하여 혈액을 약알칼리성으로 만들어 주며, 체내에 쌓인 노폐물의 배설을 촉진하여 여러 가지 병기(病氣)를 해소시켜 준다.

■ 산나물의 영양 성분(가식부 100g당)

산나물	일반 영양 성분(%)					무기물(mg)	비타민(mg)	
	수분	단백질	지질	회분	당질	칼슘	베타카로틴(μg)	C
고들빼기	85.8	3.5	0.6	1.1	9.0	101	670	19
곰취	86.0	2.9	0.4	2.3	8.4	241	4,681	28
달래	89.6	3.3	0.4	1.1	5.6	124	1,823	33
더덕	82.9	3.8	0.3	0.7	12.3	24	0	6
도라지	72.2	2.4	0.3	1.0	24.1	35	0	27
두릅	91.1	3.7	0.4	1.1	3.7	15	403	15
미나리	93.0	1.5	0.1	1.1	4.3	24	1,499	10
비름	89.0	3.3	0.8	1.8	5.1	169	2,571	36
수리취	79.1	3.9	0.2	2.1	14.7	46	587	18
쑥	71.9	5.3	0	2.8	20.0	230	3,375	33
잔대	65.5	5.9	0.1	1.5	27.0	427	0	22
참나물	86.7	3.5	0.4	1.8	7.6	102	5,778	15

　오늘날, 현대인은 동물성 단백질 식품과 인스턴트 식품의 과도한 섭취로 대표되는 식생활의 변화, 중금속 및 농약 공해, 환경 오염으로 인해 생활습관병에 노출되어 있다. 이는 현대인의 식생활이 자연과 격리되고 있다는 증거로, 현대인들이 야생의 식물에 관심을 가져야 할 필요성이 있음을 절실히 느끼게 한다. 야생 식물은 나물·차·약술은 물론 화학 화장품을 대신하는 천연 화장품으로서의 효과도 크므로, 일상에서 다양하게 활용할 수 있다.

식미 증진 식품 첨가제로서의 효능

산나물 중에는 특히 고유의 향미를 가진 것들이 많다. 한 예로, 이른 봄에 나는 냉이·달래·취나물 등은 담백한 맛과 독특한 향취로 봄철의 입맛을 살려 주고 나른함을 가시게 한다.

산초·초피·배초향처럼 음식의 잡냄새를 없애고 맛을 배가시키는 식물들도 있다. 진달래화전·국화전·동백꽃튀김·찔레꽃술 등 아름다움과 은은한 향기로 제철 입맛과 시각적인 아름다움을 충족시키는 것들도 있다.

구황 식물(救荒植物)로서의 역할

먹을 것이 넘쳐나는 지금은 옛이야기에 불과할지 모르지만, 인간은 생명 유지의 수단으로 야생 초목에서 먹거리를 찾았다. 전쟁이나 가뭄 등으로 농사가 어려워 먹을 것이 없을 때 칡뿌리나 나무껍질, 열매를 따 먹었다.

지금도 등산 중 조난을 당했거나 군인의 특수 훈련 중에는 야생의 식물이 요긴한 먹거리가 된다.

3. 산나물의 항암·약리 효과

그동안 온갖 산나물의 섭취와 각종 질병과의 연관성에 대해 — 예방 및 치료 효과를 중심으로 — 연구를 활발하게 진행해 온 결과, 대부분의 산나물들이 높은 생리 활성을 나타낸다는 사실이 밝혀졌다.

항암제 개발 분야에서는 산나물의 고유한 효능에서 항암 성분을 추출해 내고 있는데, 폐암·유방암·섬유육종암·위암·자궁암·간암세포

■ 산나물의 암세포 억제 효과

산나물	폐암	유방암	간암	위암	섬유육종암
개미취	68.9	82.9	71.3	-	84.9
겨우살이	62.2	62.2	59.6	-	62.3
곰취	91.9	94.5	79.2	76.8	92.1
더덕	55.5	24.8	50.5	-	30.7
더위지기(인진쑥)	91.0	70.0	86.4	-	90.0
돌나물	31.1	15.1	32.8	-	42.4
두릅	93.7	27.5	94.2	-	53.8
민들레	33.9	34.9	37.1	-	17.5
부추	6.7	4.4	1.6	-	3.7
아스파라거스	54.0	49.9	54.5	-	59.2
원추리	48.8	44.3	53.6	-	31.8
참취	79.0	98.0	71.0	81.0	49.0

등 각종 암세포주를 이용한 세포 독성 실험 결과에서도 대부분의 산야초류 추출물 또는 유기 용매 분획물들의 세포 독성 억제 효과가 높은 것으로 나타났다.

수십 종류의 산나물의 생즙과 가열즙 또는 알코올 추출물들에 대한 항돌연변이성 실험에서 발암성 물질(benzo(α)apyrene, 2-AF, Trp-P-1, 4NQO, MNNG)들에 대한 높은 억제 활성 효과가 인정되었다.

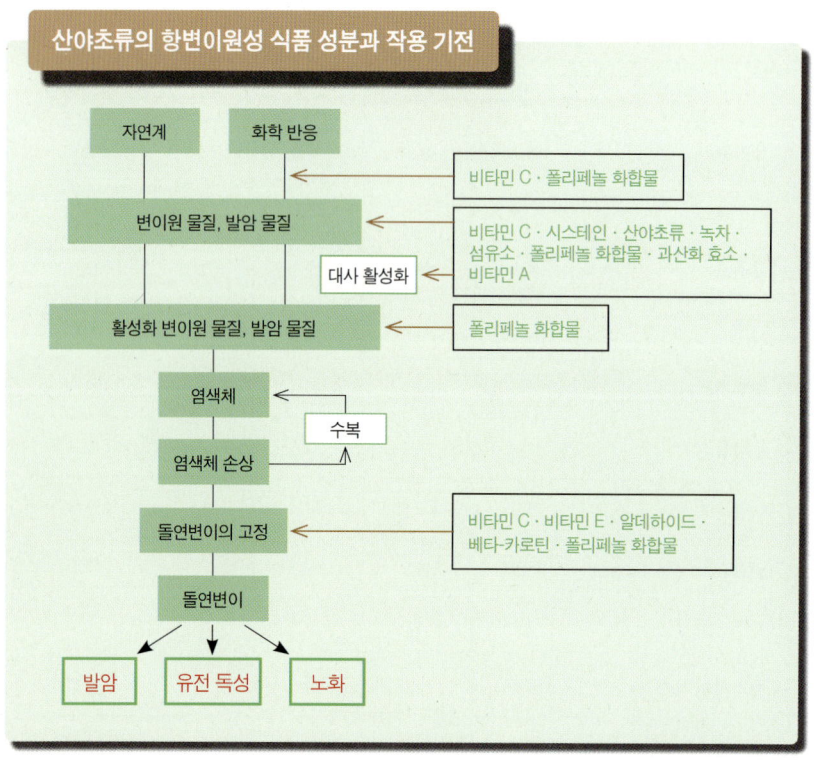

산나물의 세포 독성 억제에 의한 항암 효과

강원도에서 자생하는 개미취·달래·더덕·도라지·두릅·삽주·원추리·잔대·참나물·참취 등 산나물 수십 여 종의 성분과 생리 작용을 분석, 발암 물질 함유 유무 및 발암 억제 효과를 실험한 결과, 일반 육류나 채소에 비해 영양 성분이 뒤떨어지지 않았으며, 무기물(미네랄)과 비타민은 배추·무 등의 재배 채소에 비해 10% 이상 높았고, 섬유질이 풍부하여 노화 방지 및 신진대사 촉진 효과가 우수했다. 특히 산나물에는 발암성 물질이 전혀 없고 항돌연변이 기능 — 발암 물질의 작용을 억제하는 기능 — 이 뛰어났다.

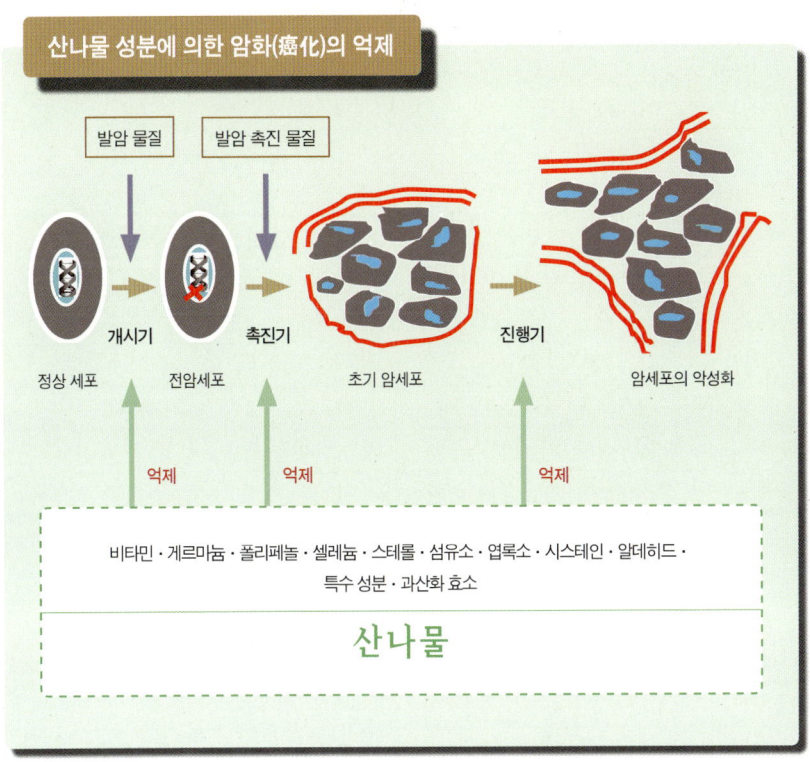

곰취·냉이·민들레·쇠비름·수리취·씀바귀·질경이 등의 추출물을 이용한 실험에서는 인간 암세포에 대하여 10~98%까지 암세포 성장을 억제하는 효과가 증명되었고, 고들빼기·머위·무릇·방가지똥·부추·비름·솜대 등도 60~80%의 암세포 성장 억제 효과를 나타냈다.

■ 자주 먹는 산나물의 약리 효과

나물 이름	대표적 약리 작용	증세
가시오갈피	자양 강장 · 진통	심장병 · 신경통 · 저혈압 · 고혈압
개미취	진해 · 거담 · 이뇨	만성 기관지염 · 천식 · 혈담 · 종창
갯방풍	자양 강장 · 발한 · 해열	감기 · 신경통 · 당뇨병 · 심장병 · 위장병
겨우살이	진정 · 통경 · 혈압 강하 · 이뇨	류머티즘 · 고혈압 · 동맥 경화증 · 관절통
고들빼기	해열 · 소종 · 이뇨 · 건위 · 진정	감기 · 편도선염 · 인후염 · 유선염 · 자궁염
고비	강장 · 이뇨 · 건위 · 정장 · 해열	빈혈 · 혈변 · 신경통 · 임질 · 복통
고사리	해열 · 이뇨 · 통변	탈항 · 각기 · 부종 · 설사 · 황달 · 습진
곤드레나물	지혈 · 소염 · 이뇨 · 혈액 순환	고혈압 · 당뇨 · 정맥종 · 부인과 질환
곰취	거담 · 진해 · 보익	기침 · 백일해 · 천식
냉이	이뇨 · 해열 · 지혈 · 소종 · 해독	고혈압 · 당뇨 · 이질 · 설사
노루귀	진통	치통 · 두통 · 복통 · 장염 · 설사 · 기침
다래순	해열 · 이뇨	황달 · 부종 · 치질
달래	건위 · 진통 · 해독	동맥 경화증 · 신장염 · 부종
더덕	강장 · 건위 · 소종	신경 불안 · 종기 · 인후염 · 천식
더위지기	이뇨 · 소화 · 간 기능 개선	간장 질환 · 동맥 경화증 · 만성 간염 · 불임증
도라지	건위 · 거담 · 진통 · 해열	호흡기 질환 · 기관지염 · 가래 · 고혈압
돌나물	살균 · 소염 · 소종 · 해독	급 만성 간염 · 인후염 · 타박상 · 볼거리
두릅	강장 · 해열 · 건위	당뇨병 · 위암 · 신장염
머위	건위 · 진해 · 해독 · 해열	식욕 부진 · 인후염 · 천식 · 편도선염
명아주	청열 이습 · 살충	이질 · 복통 · 설사 · 창진
무릇	혈액 순환 개선 · 강장 · 강심	유방염 · 장염 · 타박상 · 근골통
미나리	이뇨 · 혈압강하 · 지혈 · 식욕증진	혈뇨 · 수종 · 코막힘 · 황달 · 임질
미역취	해독 · 항균 · 건위 · 강장	감기 · 타박상 · 방광염 · 신장염 · 피부염 · 황달
민들레	해열 · 발한 · 정혈	만성 간염 · 위궤양 · 위장병 · 황달
바위취	해열 · 해독	간질 · 심장병 · 중이염 · 백일해 · 경련 · 동상
방가지똥	건위 · 해독	이질 · 어린이 빈혈 · 종기
부추	건위 · 해독 · 소화	불면증
비름	해열 · 해독 · 소종	종기 · 치질
사철쑥	진통 · 정혈 · 소염 · 해열 · 원기 회복	각기 · 통풍 · 안질 · 간경화 · 간염 · 저혈압

나물 이름	대표적 약리 작용	증세
산마늘	이뇨 · 강장 · 해독 · 진정 · 건뇌	피로 · 부종
삼백초	소종 · 해독 · 건뇌	요로감염 · 고혈압 · 심장병 · 중풍 · 폐렴 · 종기
삼지구엽초	강장 · 강정 · 최음	건망증 · 발기 부전 · 신경 쇠약 · 창종
삽주	강장 · 건위 · 이뇨	신장병 · 고혈압
소리쟁이	이뇨 · 지혈 · 정장 · 소종 · 통변	변비 · 음부 습진 · 간염 · 종기 · 황달
솔잎	혈액 순환 · 신경안정	고혈압 · 심근 경색
쇠뜨기	혈압강하 · 이뇨 · 지혈	심장 질환 · 고혈압 · 당뇨병
쇠무릎	이뇨 · 통경 · 진통 · 항알러지	무릎 통증 · 신경통 · 임질 · 저혈압 · 목통
쇠비름	강장 · 이뇨	요도염 · 위염 · 임질 · 치질
수리취	지혈 · 안태 · 이뇨 · 보익	방광염 · 부종 · 종창 · 토혈
수영	건위 · 해열 · 소종	식욕 부진 · 화상 · 소변 불통 · 토혈
신선초	건위 · 해열 · 지혈	황달 · 장 무력증 · 요통 · 류머티즘성 관절염
쑥	자양 강장 · 건위 · 정장	고혈압 · 신경통 · 만성 간염 · 부종
쑥부쟁이	보익 · 이뇨 · 소염 · 해독	방광염 · 염좌 · 외상 출혈 · 기침 · 해수
씀바귀	건위 · 진정 · 최면 · 조혈	식욕 부진 · 소화 불량 · 간염 · 당뇨병
약모밀	소염 · 이뇨 · 해독 · 강심	요도염 · 기관지염 · 매독 · 악창 · 위궤양
얼레지	건위 · 건뇌 · 자양 강장	어린이 구토 · 위장병 · 종독 · 종기 · 이질
엉겅퀴	보양 · 진통 · 소종 · 지혈 · 이뇨	관절염 · 신장염 · 고혈압 · 신경통 · 창종
원추리	이뇨 · 강장	간 질환 · 불면증 · 월경 불순 · 폐결핵
잔대	거담 · 건위 · 소종	폐결핵성 기침 · 종기
주목	마취 · 통경 · 이뇨	관절염 · 신장병 · 위장병
질경이	소염 · 이뇨 · 정장	부스럼 · 안질 · 변비 · 황달
참나물	정혈 · 윤폐 · 지혈	고혈압 · 중풍 · 신경통 · 대하증 · 폐렴
참취	진해 · 이뇨 · 진통 · 해독 · 지혈	방광염 · 인후염 · 종창
치커리	건위 · 소화 · 해열	이질 · 설사 · 고혈압 · 위장 질환 · 간장 질환 · 중풍
칡	해열 · 발한 · 진통	고열 · 두통 · 고혈압 · 당뇨 · 중풍 · 습진
컴프리	진정 · 증혈	빈혈 · 피부 질환 · 습진 · 심장병
화살나무	살충 · 지혈 · 항암	정신 불안 · 산후 어혈 · 복통 · 상처 출혈

생활 속 산나물 이용법

산나물에 대한 관심이 커지고 있지만 아직도 일반인들의 산나물에 대한 인식은 천차만별이다. 산나물을 잡초 정도로 여기거나 아니면 굉장한 효능을 지닌 약초로 여기는 식이다. 산나물에는 효능이 매우 많지만, 병에 좋은 약초로만 여긴다면 산나물의 맛과 향기를 제대로 느낄 수 없다.

맛이 있다고 한 가지 나물에만 집착하지도 말고, 산과 들에 나는 여러 종류의 나물을 제철에 채취하여 다양한 요리법으로 식탁에 올릴 때 산나물의 참맛을 느낄 수 있을 것이다.

1. 직접 채취하면 운동을 겸할 수 있어 일거양득

등산이나 산책을 겸해 산과 들로 나가 산나물을 채취하는 것은 일거양득의 효과가 있다. 산나물 채취와 더불어 자연스럽게 운동을 겸하게 되기 때문이다. 많은 사람들이 산나물 전문가가 아니므로 독초와 구별하기 위해 정확한 지식과 정보를 습득하는 것이 중요하다.

또한 오염되지 않은 곳에서 자란 것을 채취해야 한다. 차가 지나다니는 도로 옆, 대도시 근교의 하천, 농약을 뿌린 과수원 나무 아래 등은 산나물이 싱싱하게 자라 있는 듯해도 토양 자체가 중금속이나 농약 등에 오염되어 있을 확률이 매우 높다.

2. 제철에 즙 내어 먹으면 약효 최고

일반적으로 산나물을 이용하는 방법은 크게 생식하거나 생즙, 말려서 묵나물로 저장했다가 조리해 먹는 경우, 제철에 무침·볶음·조림·국거리·장아찌·튀김 등을 만들어 먹는 경우로 나누어 볼 수 있다. 그중에서 꾸준히 먹어서 건강상의 효과를 크게 보는 방법은 제철에 채취하여 생즙을 내어 먹거나 물에 달여서 수시로 마시는 것이다.

산나물을 제철에 신선한 것을 식용하는 것이 효과 면에서 가장 이상적인 이유는, 식물체들의 특성상 자라는 동안 성분이 계속 변하기 때문이다.

봄에 먹는 산나물은 개미취·고비·냉이·달래·돌나물·두릅·무릇·소리쟁이·쇠뜨기·원추리·참나물·참취 등이 있다.

봄에서 여름까지 먹을 수 있는 산나물은 곰취·미나리·부추 등이다.

봄부터 가을에 걸쳐 먹을 수 있는 산나물은 고들빼기·더덕·도라지·머위·민들레·방가지똥·비름·쇠비름·수리취·쑥·씀바귀·질경이 등이다.

3. 구운 고기 먹을 때 산나물 쌈으로 암 예방

고기를 높은 온도에서 요리하면 동물 근육에 있는 단백질을 구성하는 아미노산이 열 분해로 인해 구조가 바뀌면서 발암 물질로 변하게 되는데 이것이 바로 암을 일으키는 주요 물질이다. 이 물질이 가장 많이 발생되는 경우는 170~200℃ 온도의 불에 직접 고기를 익힐 때다.

고기를 불에 검게 탈 정도로 직접 구우면 검게 탄 부위에 사람에 대

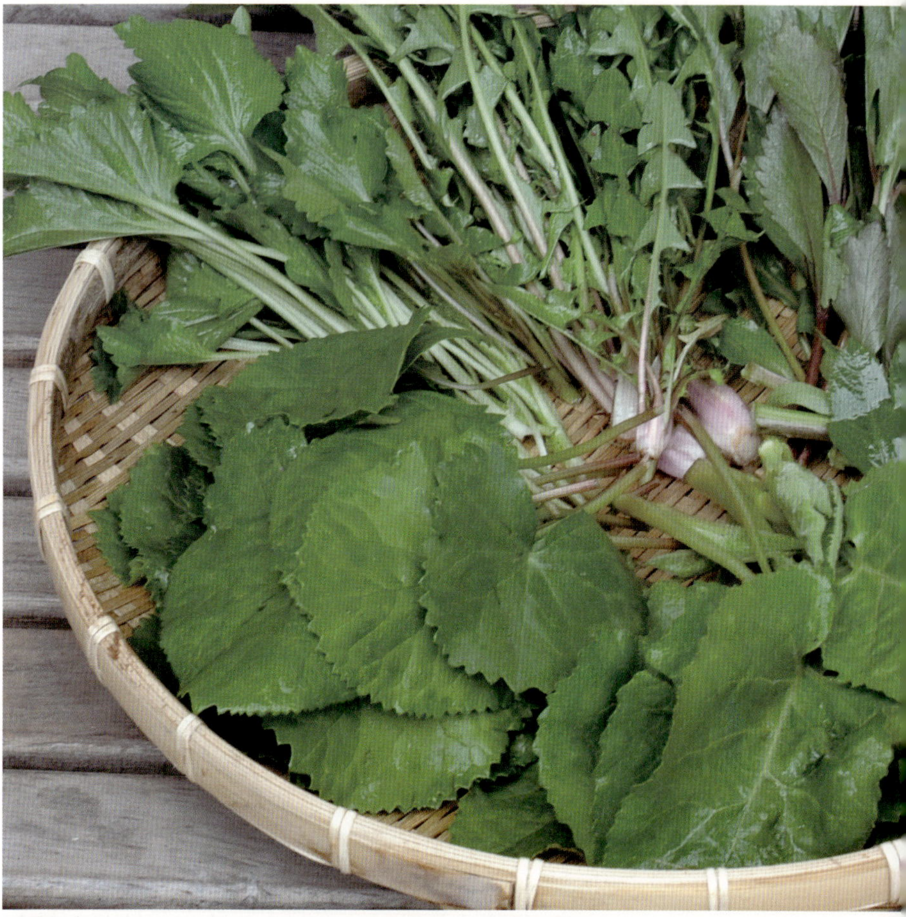

산나물로 구운 고기를 싸 먹으면 맛과 영양, 항암 효과를 동시에 얻을 수 있다.

해 암을 유발하는 유해 물질 '벤조피렌(Benzo(α)pyrene)'을 비롯한 각종 변이원 물질이 발생한다. 특히 식생활에서 고기를 숯불에 구웠을 때 많이 발생한다. 따라서 불꽃이 직접 고기에 닿아 탈 정도로 굽지 않도록 하며, 자주 뒤집어 주면서 굽는 것이 좋다. 그리고 이왕이면 석쇠보다는 불판을 사용하는 것이 좋다. 또한 검게 탄 부분이 생기지 않도록 주의하고, 행여 검게 탄 부분이 있을 때는 그 부분을 제거하면 발암 물질

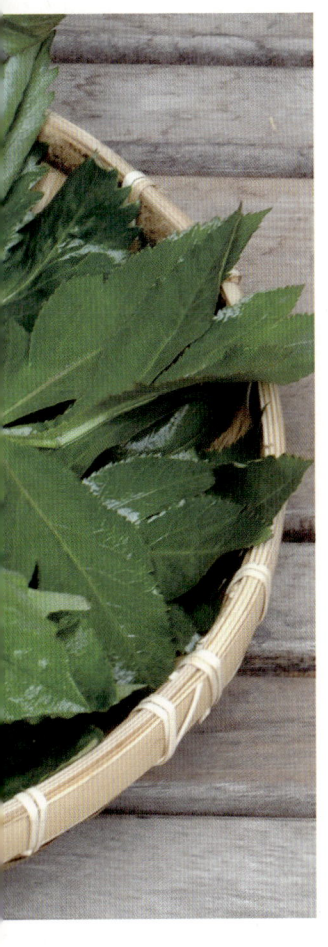

섭취를 줄일 수 있다.

우리나라 식생활의 특징은 고기 구이나 생선회를 먹을 때 잎 넓은 채소로 쌈을 싸 먹는 것이다. 구운 고기를 먹을 때 흔히 상추나 깻잎으로 쌈을 싸 먹는데, 쌈으로 먹는 채소의 가짓수를 늘리는 것이 건강한 식생활에 도움이 된다. 특히 곰취나 참취 등의 산나물로 쌈을 싸 먹으면 영양 효과는 물론 암 예방 효과를 볼 수 있다.

육류를 가열할 때 생성되는 발암 물질들이 식물 추출물에 의해 무력해지는 것이 흥미롭다. 산나물은 발암 물질을 쉽게 억제하는 것이 특징이다.

곰취와 참취는 우리 민족이 대대로 나물로 즐겨 먹어 온 야생 식물로, 오랜 세월 동안 맛과 안전성이 자연스럽게 입증된 고급 산나물이다. 발암 물질 함유 유무 및 발암 억제율에 관한 연구 실험 결과, 각종 암세포의 성장을 억제하는 효과가 검증되었다(23쪽 상단 표 참고). 채식 위주의 식생활이었던 과거에는 주로 데쳐서 나물무침이나 말려서 묵나물로 활용했는데, 육식 위주로 식생활이 크게 변화한 오늘날에는 구운 고기 등을 먹을 때 쌈으로 활용하면 입맛을 개운하게 하면서 항암 효과를 동시에 얻을 수 있을 것이다.

산나물의 영양 성분

산나물은 일반 채소류에 비해 영양가가 높을 뿐만 아니라, 무기물·비타민·특수 성분·필수 아미노산·필수 지방산·향기·미량 원소 등이 우수하다. 특히 무기물 중에서도 칼륨과 칼슘 함량이 높아 알칼리성 식품으로서 식생활의 서구화에 따른 현대인의 산성 체질을 알칼리성 체질로 바꾸는 데 대단히 중요하다. 그리고 종류에 따라 양질의 단백질을 함유하고 있으며, 특히 섬유질이 많다. 쓴맛과 떫은맛 등의 고미 성분 때문에 재배 채소만큼 인기를 끌지 못했으나, 최근 산나물에 대한 과학적 연구 결과 영양 성분들이 속속 분석되고 약리 효과가 검증되면서 새롭게 가치를 인정받고 있다. 건강 유지에 크게 기여함은 물론 무공해 자연 식품이라는 측면에서도 높은 관심을 끌고 있다.

1. 일반적인 영양 성분

비타민

수용성 또는 지용성 유기 물질로서 인체의 정상적인 성장과 발달 및 건강 유지에 필수적인 역할을 한다. 또한 여러 보조 효소의 구성 성분으로 인체의 대사 작용을 하는 데 절대적으로 필요한 물질이다. 비타민은 지용성 비타민과 수용성 비타민으로 나뉜다.

비타민 A(Retinol) 지용성 비타민으로, 산나물·당근·호박·경엽 등에 풍부하며, 정장에 중요한 영양소이다. 부족하면 신경계·소화기계·생식기계·호흡기·비뇨기계, 그 밖에 내장 장애나 점막 장애 등을 초래하며, 어린이에게서 부족하면 성장이 정지되고, 시력 감퇴·피부 질환·야맹증·감기에 대한 저항력 저하 등의 증상이 나타난다. 산나물에는 프로비타민 A, 즉 비타민 A의 전구 물질인 카로틴으로 존재하며, 동물 체내에서 비타민 A로 전환된다. 지용성이어서 기름을 사용하는 요리에서 흡수가 잘된다. 요리 시, 카로틴은 20% 정도 손실된다.

비타민 E(Tocopherol) 지용성 비타민으로, 항산화제. 비타민 A와 C의 산화를 방지하고 노화 예방 효과가 있다.

비타민 B_1(Thiamine) 수용성 비타민으로, 신경 전달 물질인 아세틸콜린의 합성을 돕고 신경 조직에 에너지를 공급한다. 전분이나 당유 등의 당질이 연소되어 에너지를 만들 때 이것이 부족하면 성장이 불량하고, 각기병에 걸리게 된다. 신경계·소화기·호르몬선 장애 등을 일으킨다. 또한 식욕 부진·변비·피로 항진·근육통·혈압 저하·맥박 증가·말초 신경염·운동 감각 마비·부종 등이 나타난다. 또한 이상과 같은 증상 없이 권태감·수면 장애·탈력감·편통 등을 느낄 수 있다.

비타민 B_2(Riboflavin) 수용성 비타민. 지방이나 단백질을 연소시키는 데 특히 필요하며, 체내의 산화에 관계하는 효소 성분으로 되어 있다. 따라서 이 성분이 부족하면 지방과 단백질의 분해가 충분히 일어나지 않는다. 따라서 성장 정지·신경 장애·피부 장애 등을 일으키며, 입술 염증·구강염·설염·피부 지루증·식욕 부진 등이 나타난다. 이 영양소는 뜨거운 물이나 알코올에는 녹으나 찬물에는 잘 녹지 않으며, 알칼리성으로 가열하거나 직사 광선을 받으면 파괴되기 쉽다.

비타민 C(Ascorbic acid) 수용성 비타민으로, 세포 내의 산화 환원에 직접적으로 영향을 미치는 비타민이다. 이것이 부족하면 몸의 저항력이 약화되고 뼈나 이가 약해지며 괴혈병이 생긴다. 그 밖에 빈혈, 치근 및 피부의 출혈, 세균 감염, 저항력 감퇴, 해독 기능 저하, 창상 치유 지연, 피부 색소 점착 등이 일어난다. 물에 잘 녹고, 중성이나 알칼리성에서는 파괴되기 쉬우며, 햇볕과 공기, 구리나 철 등의 금속이나 산 또는 산화 효소에 의해서도 파괴되므로 70℃ 이상의 끓는 물에서는 효소 작용이 없어진다. 따라서 나물을 데칠 때는 연한 소금물에 데치는 것이 비타민의 손실을 최소화할 수 있으며, 지나치게 삶으면 양양가의 손실이 크다. 나물을 말려서 보관할 때는 미리 재료를 데쳐서 그늘에서 말리면 녹색이 보존되고 조직도 연해지며 비타민의 파괴도 줄어든다. 한편 비타민 C는 항암 작용도 나타낸다.

비타민 D(Calciferol) 칼슘과 인의 흡수 및 조절에 필수적. 근육 수축·신경 안정·대장암 예방 효과가 있다.

비타민 P(Rutin) 모세 혈관의 확장과 침투성을 조절하는 작용이 있어 고혈압을 저하시키는 작용을 하며, 빈혈 예방 효과도 있다.

니아신(Niacin) 나이아신이라고도 함. 적당량을 음식물로 섭취할 경우 펠라그라병(病), 고질적인 피부 질환, 위장 장애 및 신경성 질환 등을 막을 수 있기 때문에 펠라그라 방지 비타민 또는 비타민 PP(Pellagrapreventive)라고도 한다. 거의 모든 식물과 동물에 나타난다. 질 좋은 단백질을 잘 섭취하면 트립토판의 양이 많아져서 니코틴산을 따로 식사를 통해 얻어야 할 필요가 없다. 매우 안정적인 비타민이라서 요리를 하거나 보존하는 과정 중에는 파괴되지 않는다.

무기물(무기염류)

무기물은 식품을 태운 뒤 재로 남아서 '회분'이라고도 하는데, 비타민과 같이 생명에 관계 있는 여러 가지 생리 작용에 관여하므로 생존에 절대적으로 필요한 영양소이다. 산나물을 태우면 약 1%의 회분이 남는데 일반적으로 나트륨과 칼륨이 가장 많고, 줄기나 잎에는 칼슘이, 뿌리에는 마그네슘이 많이 존재한다. 그 밖에 인·유황·철·구리 등의 무기물질도 산나물을 통해 섭취할 수 있다. 산나물에서 무기물은 간혹 떫거나 쓴맛의 원인이 되어 이것을 제거하기 위해 데쳐서 우려내는데, 이때 지나치게 데치면 무기물이 많이 손실된다.

칼슘(Calcium, Ca) 치아나 뼈 등 골격을 형성하는 영양소로, 혈액에도 칼슘이 들어 있다. 병에 대한 저항력을 증가시키며, 체내의 여러 가지 산을 중화시키는 작용을 한다. 체내에 가장 많이 존재하는 무기물. 정상적인 골격 대사와 골 질량 유지. 부족하면 구루병이나 골연화증을 일으키고, 과잉되면 갑상선기능항진증과 다발성골수증 등의 원인이 되며, 환각·부정맥·식욕 부진·변비·요로 결석 등의 증상이 나타난다. 우유·물고기의 뼈·식물의 잎 등에 분포하는데, 산나물에 비교적 많이 들어 있다. 체내에서 대사되어 배설될 때 마그네슘과 함께 체외로 배설되므로, 마그네슘이 들어 있는 육류를 많이 섭취한 현대인들은 칼슘의 손실 또한 많으므로 산나물을 섭취하여 보충하면 좋다.

인(Phosphorus, P) 뼈의 구성 성분으로, 칼슘 다음으로 많은 양을 차지하며, 체내 인의 90%가 뼈에 존재한다. 결핍증이 드물지만 결핍되면 구루병·식욕 부진·뼈의 약화·성장 둔화·근육 약화 및 통증 현상이 나타난다.

철(Iron, Fe) 적혈구에 들어 있는 헤모글로빈의 중요한 성분이며, 산소나 이산화탄소를 운반하는 작용을 한다. 이것이 부족하면 빈혈을 일으킨다. 철은 고기·생선·간·채소·해조류 등에 들어 있다. 산나물에는 철분이 비교적 많이 함유되어 있다. 철이 흡수되기 위해서는 칼슘과 인의 비율 또는 비타민 C의 영향을 받는데, 비타민이 풍부한 산나물을 섭취함으로써 해결할 수 있다.

마그네슘(Magnesium, Mg) 여러 효소의 활성 및 발현, 신경 근육의 흥분, 전달에 관여한다.

나트륨(Sodium, Na) 삼투압 유지 기능. 과잉 섭취 시 흥분·경련·갈증·체온 상승·의식 장애 등이 일어나고, 결핍 시 식욕 부진·근육통·경련·피로 등의 증상이 나타난다.

칼륨(Potassium, K) 산—염기 평형의 유지, 삼투압 유지, 효소 활성, 빈혈 등에 중요한 역할. 결핍 시 호흡 곤란·부정맥·저혈압·무기력·다뇨(多尿) 등이 나타나고, 과잉 시 부정맥·심장 정지·복통·수족 마비 등이 나타난다.

당류(탄수화물)

인체의 열량 공급원으로 가장 큰 역할을 하며, 중추 신경계(뇌의 에너지원)의 원료가 된다. 단백질 절약 효과, 감미료, 식이 섬유 공급의 역할을 한다. 산나물에는 전분·서당·포도당 및 과당 등의 열량원으로서 직접 영양에 관여하는 것도 들어 있으나, 이눌린·펙틴·만난·헤미셀룰로오스·셀룰로오스 등은 영양원으로서가 아니라 맛의 원인 물질로 존재한다.

지질(지방)

산나물에는 지방질의 함량은 비교적 적은 편이나 리노레산이나 리놀렌산 같은 필수 지방산 또는 스테린류가 비교적 많이 함유되어 있다. 리노레산이나 리놀렌산은 혈관을 튼튼히 하고 콜레스테롤치를 저하시키는 작용이 있어 고혈압 예방에 효과가 있다. 한편 스테린류는 콜레스테롤의 흡수를 막아 주므로 콜레스테롤이 많은 육류를 섭취하는 현대인들에게는 산나물이 생활습관병의 예방에 도움이 된다.

단백질

세포의 구성 요소 및 대사 물질. 효소와 호르몬 생성 및 항체 면역 작용, 인체 에너지 공급, 수분 및 체액의 평형 유지 역할을 하는 필수 영양소이다. 부족하면 어린이의 경우 발육 부진이나 신체 장애를 겪게 되고, 일반적으로 근육이 빠지면서 빈혈이 초래되며, 면역성이 떨어져 감염성 질환에 걸리며, 변비나 영양실조성 설사 등의 증상이 보이게 된다. 단백질은 필수 아미노산과 비필수 아미노산으로 분류된다.

산나물에는 단백질 함량이 적은 편이나, 귀중한 아미노산이 의외로 많이 들어 있으며, 곡물류에 비해 뒤떨어지지 않는다. 한편 단백질과 유사한 성분으로서 아미드류 및 식물 염기 등이 들어 있으며, 이들은 양이 적기 때문에 영양에는 거의 관계하지 않으나, 산나물 맛의 원인이 되어 식욕을 증진시킨다.

필수 아미노산 동물이 생명을 유지하는 데 필요한 아미노산 가운데 음식물로 섭취해야 하는 아미노산. 어른의 경우 이소류신(isoleucine : 체중 감소에 중요한 역할을 수행) · 류신(leucine : 단백질 합성을 조절하는 주요 아미노산) · 리신(lysine : 항온(恒溫) 동물의 필수 아미노산) · 페닐알라닌(phenylalanine : 물에 잘 녹지 않고 맛이 쓰며, 2~5% 선) · 메티오닌(methionine : 유황을 함유하는 필수 아미노산으로, 생체 안에서 메틸기 공여체(供與體)로서 중요) · 트레오닌(threonine : 섬유소의 가수 분해로 얻는 필수 아미노산) · 트립토판(tryptophan : 유전코드로 암호화된 20여 개의 아미노산 중 하나) · 발린(valine : 단백질의 가수 분해로 얻어지는 아미노산)의 여덟 가지이고, 어린이의 경우 아르기닌(arginine : 모든 생물체에 존재하는 조건부 필수 아미노산. 면역계를 강화시켜 종양과 암세포의 성장, 전이 등을 지연시킨다.) · 히스티딘(histidine : 대부분의 단백질을 가수 분해하여 얻을 수 있는 아미노산. 특히 적혈구의 산소를 운반하는 색소인 헤모글로빈에 많이 들어 있는데, 헤모글로빈 무게의 약 8.5%가 히스티딘으로 되어 있다.)을 더한 10가지가 알려져 있다.

비필수 아미노산 프롤린(proline : 단백질의 가수 분해로 얻는 아미노산) / 세린(serine) / 티로신(tyrosine : 방향족 아미노산. 생체 내에서는 페닐알라닌에서 생성되어 아드레날린 · 티록신 · 멜라닌 따위의 중요한 물질로 변한다.) / 시스테인(cysteine : 단백질들에 소량으로나마 자연적으로 존재하는 황 함유 아미노산) / 글리신(glycine : 단백질 가수 분해로 얻어지는 가장 간단한 아미노산. 아미노아세트산 · 글리코콜) / 타우린(taurine) / 글루타민산(glutamic acid : 혈압을 낮추는 데 기여. 식물성 단백질의 23%와 동물성 단백질의 18%를 차지하고 있는 아미노산) / 아스파르트산(aspartic acid : 동식물의 단백질을 구성하는 산성 아미노산의 하나. 아스파라긴산) / 글루타민(glutamine : 동물 세포의 대사 과정에 중요하고 혈액뇌장벽(血液腦障壁)을 통과할 수 있는 유일한 아미노산) / 아스파라긴(asparagine : 아스파르트산과 밀접한 관계가 있는 아미노산. 식물성 단백질에 널리 분포되어 있다. 온혈 동물에 들어 있는 비필수 아미노산 중의 하나로서 아스파르트산으로부터 합성할 수 있다.) / 알라닌(alanine : 알파(α)와 베타(β) 두 형태가 존재. 비타민인 판토텐산의 중요한 성분)

섬유소(식물 섬유)

사람의 체내 소화 효소에 의해 분해되지 않아 소화되지 않는 고분자 화합물. 대부분 식물성 식품에서 섭취되며, 불용성 섬유소와 수용성 섬유소로 나뉜다. 직접 영양에는 관계가 적으나 장 내용물에 적당한 수분을 갖게 하여 장의 연동 작용을 자극해서 변의 배설을 좋게 해 주며, 장 내 독 성분을 흡수하여 배설시켜 주기도 한다. 한편 핏속의 콜레스테

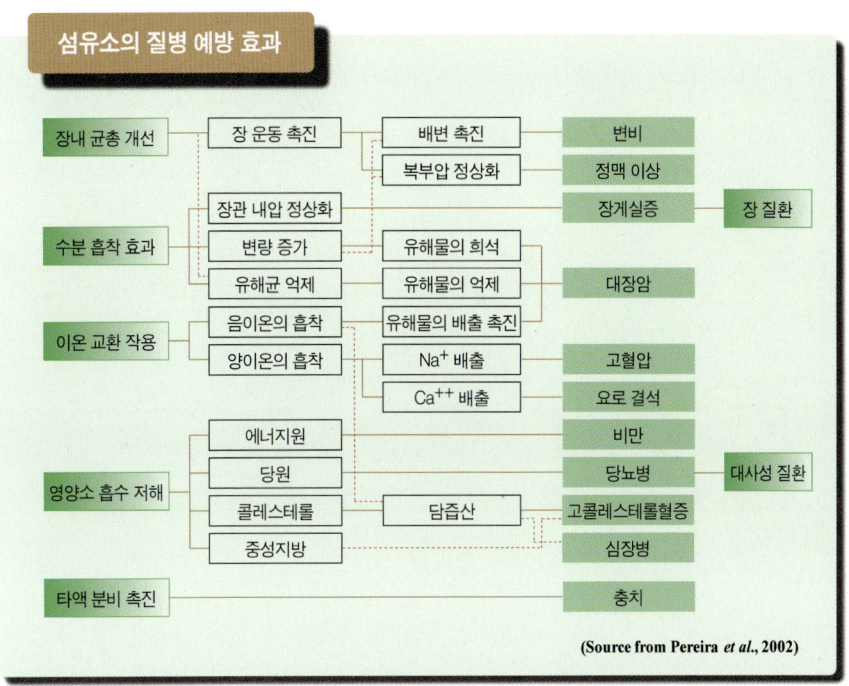

(Source from Pereira et al., 2002)

롤을 정상화시켜 주며, 변비를 없애 준다. 대장암이나 당뇨병의 발생을 막는 데 중요한 역할을 한다.

불용성 섬유소 물에 녹지 않으며, 대장의 박테리아에 의해 대사되지 않는다. 배변량과 배변 속도를 증가시키고, 장 통과 시간을 감소시킨다. 리그닌(lignin)·셀룰로오스(cellulose)·헤미셀룰로오스(hemicellulose)·알긴산(alginic acid)·카라기난(carrageenan)·한천(agar) 등.

수용성 섬유소 물에 녹거나 팽윤되며, 대장의 박테리아에 의해 발효되는 섬유소. 펙틴(pectin)·검(gum)·뮤실리지(mucilage) 등.

엽록소(Chlorophyll)

그 구조나 작용이 혈액과 비슷하며, 식물의 식량 생산 공장이라는 표현에서 알 수 있듯이 엽록소가 풍부한 곳에는 영양분이 풍부하다. 최근 연구 결과, 발암 물질의 작용을 억제하는 기능이 강하며, 항돌연변이 효과가 있는 것으로 밝혀졌다.

유기산

과실·줄기·잎의 신맛 성분으로, 물·산성·알코올에 녹으며, 때로 알코올과 에스테르를 만들어 방향을 발생시킨다. 구연산·능금산·주석산 등은 적당량일 때 맛과 향기를 더하지만, 수산은 칼슘과 결합, 물에 녹기 어려운 로화칼슘을 만들어 칼슘의 흡수를 방해하기도 한다.

향미

산나물의 진한 향미는 식욕을 증진시키며, 소화를 돕는 강력한 효소가 들어 있다. 일반 채소와 마찬가지로 건위·살균·장내 세균의 비타민 합성에 관여하는 것도 있다.

2. 식물화합물(Phytochemicals)

식물화합물인 파이토케미컬은 채소·과일에 함유된 성분으로 식물이라는 의미의 접두사 파이토(phyto)에 화학적 물질을 뜻하는 케미컬(chemical)이 합성된 것이다. 식물은 성장하고 열매를 맺는 과정에서 자연 환경에 꿋꿋이 버틸 수 있도록 스스로 파이토케미컬을 만들어 낸다. 식물화합물은 색과 향기를 가지는 경우가 많고, 곤충이나 미생물로부터 식물을 보호하는 역할을 한다. 아직 필수 영양소로 규정되어 있지는 않지만 몸에 해로운 활성소를 제거하고 세포 손상을 막아 각종 질병

■ 주요 식물화합물의 약리 작용

식물화합물의 종류	작용 기전
플라보노이드(Flavonoid)	● 항산화 ● 혈전 형성 저하 ● HDL-콜레스테롤 증가 ● 항암 효과
이소플라본(Isoflavone) — 식물성 에스트로겐	● 에스트로겐의 암 증식 촉진 방해 ● 혈중 콜레스테롤 저하 ● 폐경 증상 및 골 손실 감소
인돌(Indole)·이소티오시아네이트(Isothiocyanate)·설포라판(Sulforaphane)	● 암 유발 물질 중화 ● 암 증식 촉진 효과 억제
테르펜(Terpene) : 모노테르펜·리모넨	● 암 유발 물질 배설 촉진 ● 암세포의 성장 감소
알리신(Allicin) — 유황화합물	● 암세포 증식 방해 ● 간의 콜레스테롤 합성 저하

예방에 도움을 준다고 하여 '제7의 영양소'라고 부르기도 한다. 어떤 것은 식물의 에너지 생산 과정의 구성 요소이며, 식물 호르몬으로 작용하기도 한다. 색소로 작용하는 2,000여 종 이상의 식물화합물이 알려져 있는데, 폴리페놀(polyphenol)·카로티노이드(carotenoid)·이노시톨(inositol)·리그난(lignan)·인돌(indole)·테르펜(terpene)·타닌(tannin) 등 종류가 다양하다. 그중에서 플라보노이드(flavonoid)는 4,000여 종, 카로티노이드는 700여 종에 달한다. 이름이 비슷하지만 루틴(rutin)은 플라보이드, 루테인(lutein)은 카로티노이드의 일종이다.

식물화합물은 비타민이 많은 과일이나 콩류에 주로 함유되어 있지만, 영양소의 함량이 비교적 적은 식품에도 식물화합물이 풍부한 경우도 많다. 산나물에는 식물화합물이 풍부하다.

폴리페놀(Polyphenol) - 플라보노이드가 대표적 성분

녹색식물이 광합성 작용을 할 때 생성된 탄수화물의 일부가 변화한 2차 대사 화합물로 식물의 짙은 색깔과 쓴맛, 떫은맛을 나타낸다. 식물 내에 존재하는 여러 페놀 화합물의 총칭이며, 한 가지의 식물에 여러 종류의 폴리페놀이 함유되어 있어 기능에 대해 한마디로 정의하기는 어렵다. 현재까지 발견된 식물성 페놀 화합물은 1만 가지가 넘는다.

폴리페놀은 식물화합물 중 가장 중요한 부분을 차지한다. 폴리페놀은 인체 내에서 '강력한 항산화제'로 작용, 세포 DNA와 세포막의 산화를 억제한다. 활성 산소에 의한 단백질·지질의 손상을 막아 주고 혈관 손상을 보호한다. 또한 암세포의 증식을 억제하며, 발암 물질을 불활성화시키고 세포의 변이를 방지해 암을 예방하는 효과를 나타낸다.

폴리페놀에는 비(非)플라보노이드(non-flavonoids)와 플라보노이드(flavonoids) 두 종류가 있다. 비플라보노이드는 항산화·항바이러스·항돌연변이·항암 기능을 하며, 유방·식도·피부·결장·전립선·췌장에서의 암세포 활동을 억제하는 역할을 하는 것으로 보고되었다. 엘라그산(ellagic acid)이 대표적이다. 플라보노이드는 안토시아닌·카테킨·이소플라본·레스베라트롤 등이 대표적이다.

플라보노이드(Flavonoid)

비타민 P라고 불린다. P는 Permeability(투과성)를 뜻한다. 섭취가 부족하면 모세 혈관의 투과성이 높아져서 출혈이 일어나기 쉽고, 세균과 바이러스 침입이 쉬워진다. 신종 플루·A형 간염·수족구 등 바이러스에 의한 전염병이 유행할 때 플라보노이드를 충분히 섭취하는 것이 좋다. 플라보노이드의 또 다른 기능은 비타민 C의 체내 흡수를 돕는 것이다. 비타민 C 500㎎을 섭취할 때 플라보노이드를 20%(100㎎)는 먹어야 비타민 C의 흡수율이 극대화된다. 과일·채소 등 천연 식품엔 비타민 C와 플라보노이드가 함께 존재한다.

안토시아닌(Anthocyanin) 꽃이나 과실 등에 주로 포함되어 있는 색소. 인슐린 분비 능력을 개선시키고 인슐린 수용체 기능을 좋게 하여 체내 호르몬 작동 능력을 향상시킨다. 비만 치료에 도움을 줄 수 있다.

카테킨(Catechin) 식물에 존재하며 타닌의 모체로 여겨지는 카테큐의 주성분. 발암 물질과 결합, 활성을 억제하는 항암 효과가 뛰어나다.

이소플라본(Isoflavon) 콩과 식물에 많이 들어 있으며, 여성 호르몬의 일종으로 체내에서 소화되어 에스트로겐으로 전환된다.

레스베라트롤(Resveratrol) 식물이 곰팡이나 해충 등의 나쁜 환경에 직면했을 때 만들어 내는 물질로 인체의 여러 질병에 도움이 된다.

카로티노이드(Carotinoid)

광합성을 돕고 자외선의 유해 작용을 막는 식물 색소로, 동물에서는 비타민 A의 모체로서 도움을 주고, 시력에 관계한다. 과일과 채소에서 얻을 수 있는 강력한 항산화제로서, 자연에 존재하는 빨강·노랑·오렌지 색소로, 낙엽수와 관목의 가을철 잎에서도 볼 수 있다. 녹색식물의 잎에서 카로티노이드는 빛 에너지를 흡수해 가장 중요한 광합성 색소인 엽록소에 전달한다. 부족하면 암이나 생활습관병에 노출될 위험이 커질 수 있다.

우리 눈에 존재하는 카로티노이드 성분은 루테인과 지잔틴으로, 이들은 황반변성과 백내장 발병을 억제한다. 이 두 가지 성분은 시금치와 녹황색 채소에 함유되어 있다. 최근 토마토에 풍부한 카로티노이드 성분인 라이코펜(lycopene)이 항산화제로서 주목받고 있다.

베타카로틴(β-carotene) 카로티노이드계 색소로, 인체에서 1/3이 비타민 A로 변한다. 나머지 2/3는 그대로 카로틴으로 지방 조직이나 혈액 속에 저장되어 활성 산소와의 싸움을 수행한다. 인간은 40대 이후부터 인체 자체의 항산화 효소인 SOD(super oxide dismutase)의 기능이 극도로 떨어지는데, 이때 SOD를 대신해 활성 산소와 싸우는 물질이 비타민 C·비타민E·셀레늄·라이코펜·베타카로틴 등이다. 그중 베타카로틴의 전투력이 가장 뛰어나다.

리그난(Lignan)
여성 호르몬 에스트로겐과 유사한 작용을 하는 식물성 에스트로겐.

인돌(Indole)
에스트로겐을 비활성화하도록 만드는 효소의 생성을 촉진한다.

테르펜(Terpene)
동식물에 널리 분포되어 있는 탄화수소. 정유의 주성분으로, 많은 종류가 알려져 있다. 종종 탄화수소에 산소가 첨가된 유도체인 테르페노이드를 가리키기도 한다. 테르펜이 산화되어 만들어지는 알코올·알데히드·케톤류는 식물계에 널리 존재하는데, 휘발 성분으로서 강한 향기를 나타낸다. 테르펜류를 주성분으로 하는 정유에는 강한 생리 작용이 있어서 생약의 주성분으로 이용된다. 살균·방부·자극·흥분 등의 기능을 나타내며, 건위·감기약 등에 이용되기도 한다. 카로티노이드 색소는 가장 잘 알려진 테트라테르펜이다.

알데히드(Aldehyde) 알코올의 불충분 산화에 의해 생기는 액체로, 자극적인 냄새가 있고 휘발성이 높다. 풍미의 원인 물질로 알려져 있으며, 특이한 환원 작용을 하므로 환원제·향료·마취제 등으로 쓴다.

타닌(Tannin)

매우 떫은맛을 내는 폴리페놀의 일종으로 식물에 의해 합성된다. 식물체 내에서 미생물·곤충·포유동물에 대한 방어 기능을 한다.

3. 알칼로이드(Alkaloid)

식물체에 들어 있는, 탄소·수소·질소로 이루어진 유기 화합물. 쓴맛을 수반하는 것이 많고, 진통·진해·마취 작용을 한다. 약성과 독성의 양면성이 있으므로, 약으로 적당량을 사용하는 이외에는 독물로 다루어야 한다. 니코틴(nicotine)·모르핀(morphine)·카페인(caffeine)·무스카린(muscarin)·코카인(cocaine)·테오브로민(theobromine)·캡사이신(capsaicin)·모르핀(morphine)·솔라닌(solanine) 등이 있다.

4. 배당체(Glycoside)

하나 이상의 당(糖)이나 우론산(당산)으로 이루어진 탄수화물이 히드록시기(基) 화합물과 결합하고 있는, 천연에 널리 존재하는 물질의 총칭. 식물의 꽃이나 과일의 색소, 예를 들면 안토시아닌에서 많이 발견된다. 채소나 약초 등에서 나는 독특한 방향성 물질인 유황 화합물도 배당체의 일종이다.

식물에서 추출한 여러 종류의 의약품, 조미료, 염료는 글리코시드에서 얻어진다. 이를테면 강심제로 알려진 디기탈리스와 스트로판투스 제제는 강심 작용(强心作用)을 나타내는 글리코시드로서 매우 가치 있다. 스트렙토마이신과 같은 몇몇 항균제 또한 글리코시드이다. 식물에 널리 분포되어 있는 사포닌은 물의 표면 장력을 낮추어 주는 글리코시드로서 세정제(洗淨劑)로 쓰인다.

사포닌(Saponin) 사포닌의 어원은 그리스어 Sapona로, 영어로는 Soap, 즉 비누라는 뜻으로, 물에 녹아 비누식 발포 작용을 나타내는 물질을 총칭한다. 인체의 면역력을 높이는 성분으로 알려졌으며, 식물의 뿌리·줄기·나무껍질 등에 존재하는데, 특히 인삼의 사포닌이 유명하다. 물이나 90%의 알코올에 녹는다. 쓴맛·매운맛을 나타내는 것도 많으며, 용혈 작용·점막 자극·혈관 수축·혈관 확장 등 강한 생리 작용이 있어 생약으로서 이용되는 것도 있으나 강한 독성을 나타내는 것도 있다. 따라서 약용으로 사용할 때는 용량을 지키는 것이 중요하다.

알리신(Allicin) 마늘·양파·부추·달래 등의 성분 물질로, 콜레스테롤 분해 및 감소시키는 작용이 커서 생활습관병 예방에 도움이 된다.

기타 배당체 약 130여 종이 알려져 있다. 당분(주로 포도당)에 비당류가(이그리콘)가 결합해 있기 때문에 물이나 알코올에 녹으며, 중성에서 쓴맛을 나타낸다. 배당체에는 이뇨·강심·하제적인 생리 작용을 나타내는 것이 많다. 의약품으로 자주 이용되며, 배당체가 풍부한 대표적인 산나물로 냉이와 질경이가 있다.

산나물의 채집과 보관

1. 산나물 채취 시 준비 사항

복장과 신발을 제대로 갖춘다

반드시 긴 소매와 긴 바지로 갖추어 입는다. 옻오름·벌레 물림, 베이고 긁히는 것을 막기 위함이다.

서츠는 울 소재의 두꺼운 것이 좋고, 바지는 조금 큰 것으로 신축성이 있어서 움직이기 쉬운 것이 좋다. 신발은 긴 장화나 등산화를 신어야 안전하며, 어느 정도의 습지나 물가에도 갈 수 있다. 양말은 조금 두꺼운 울 소재의 것을 사용하며, 발목에 각반을 감아 두면 보다 안전한데, 무엇보다도 독사에게 물리지 않도록 주의해야 한다. 반드시 모자를 써야 햇볕을 차단할 수 있고, 가벼운 비막이 역할을 하며, 벌레나 풀잎 등이 목에 들어가지 않는다. 목에 땀을 닦는 수건을 걸치면 벌레 등이 들어가지 않으므로 일거양득의 효과가 있다. 장갑은 두꺼운 면 장갑이나 고무 재질의 것이 좋다.

채취 도구

휴대용 칼·가위·모종삽·비닐 봉투(크기 다양)·끈·꼬리표·필기 도구 등이 필요하다. 작은 낫이 있으면 좋은데, 낫이 장대에 부착되어 있으면서 장대 길이를 낚싯대처럼 자유자재로 조절할 수 있는 것을 고르면 겨우살이나 두릅 등 높은 곳에 있는 것을 채취하기가 쉽다.

휴대품

배낭은 약간 큰 것이 여러 모로 편리하다. 챙겨 넣으면 좋은 것은 비옷·지도·자석·도시락·물통·야생초 도감·식물 도감·신문지 등이다.

기타

구급 용품. 반창고·붕대·탈지면·지혈 약. 독사 등에 물렸을 때 독을 뽑아 낼 수 있는 응급용 고무 캡 등.

2. 산나물 채취에 적절한 시기

나물은 저마다 식용하기에 적절한 시기가 있다. 언제쯤 어느 정도의 크기가 가장 좋은지는 산나물 종류에 따라 다르다.

생장이 빨라서 식용 시기 또한 짧은 것이 있고, 새싹이 차례차례 나는 특징이 있어서 이용할 수 있는 기간이 비교적 긴 것이 있다. 그리고 채취 시기를 놓쳤다고 해도 아예 채취가 불가능한 것은 아니다. 잔대싹이나 쑥처럼 어느 정도 자랐어도 줄기 생장점의 싹이 연해서 먹을 수 있는 것이 있고, 딱딱하거나 질긴 것이라도 조리 방법에 따라 충분히 먹을 수 있는 것도 있다. 한 예로, 수리취는 주로 연할 때 뜯어서 떡을 해 먹지만 가을에 질긴 것도 채취하여 중조(탄산수소나트륨)를 넣고 삶아 이용하기도 한다. 다만 전반적으로 볼 때, 나물의 섬유질이 부드러운 동안에 채취하면 독성도 약하고 향기도 있어서 맛이 더 난다.

보통 산나물은 꺾기 쉬운 부분이 채취하는 기준이 된다. 부드러운지 어떤지의 판별은 어느 정도 적응이 되면 알게 된다. 눈으로 보았을 때

이 정도면 채취할 수 있다고 생각한 부분의 조금 아래를 가볍게 잡아 위쪽으로 굽히면 정확히 식용하기 좋은 위치에서 꺾인다.

새싹 채취 시기

봄이 오면 식물은 일제히 새로운 생명을 지상에 내어 놓는다. 새싹이 나기 시작하면 산나물 채취가 시작된다. 날이 따뜻해지면서 새싹은 어느새 잎과 줄기로 변화하여 생장한다. 제철이 지나도 손톱으로 가볍게 끊어질 정도의 단단함이라면 괜찮다. 특히 잎 부분은 대체로 이용도가 높으며, 어느 정도 자란 것도 튀김 등으로 이용할 수 있다.

꽃 채취 시기

꽃을 식용하는 종류가 있다. 꽃봉오리일 때 이용하는 것, 개화 직전, 만개했을 때 등 이용 시기는 저마다 다르다. 향기를 즐기는 경우, 색을 즐기는 경우, 맛을 즐기는 경우 등 이용 방법도 여러 가지가 있다.

국화 · 꿀풀 · 동백꽃 · 목련꽃 · 민들레꽃 · 얼레지 · 원추리 · 제비꽃 · 진달래꽃 · 찔레꽃 등.

열매 채취 시기

열매는 주로 여름부터 가을에 걸쳐 채취한다. 절임 · 조림 · 보존용으로는 보통 익지 않은 어린 것을 이용하며, 약용이나 과실주용으로는 충분히 익은 것을 사용하지만 경우에 따라서는 익지 않은 어린 것이 좋은 경우도 있다. 꽃을 채집할 때와 마찬가지로 조심스럽게 상처를 내지 않도록 한다. 덧붙여, 독이 있는 열매가 있으므로 신중해야 한다. 종자는 늦은 여름부터 늦가을까지 채집하여 식용으로도, 약용으로도 이용한다.

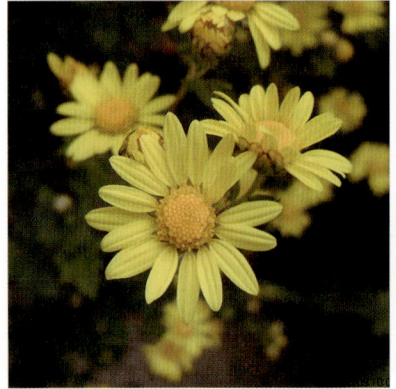
감국. 차로 이용한다.

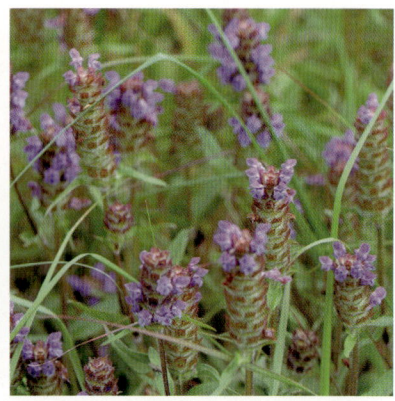
꿀풀. 샐러드로 이용한다.

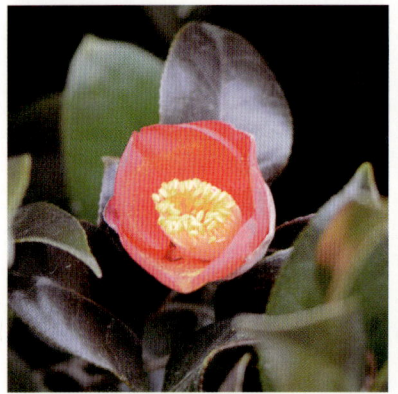
동백꽃. 꽃을 튀김이나 차로 이용한다.

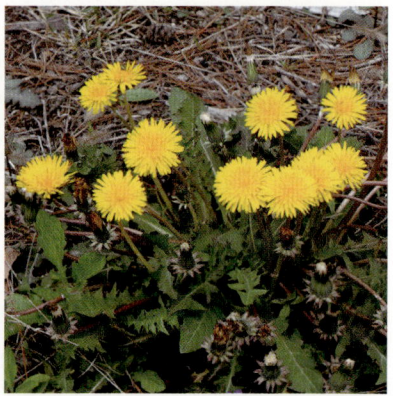
민들레꽃. 꽃을 샐러드나 차로 이용한다.

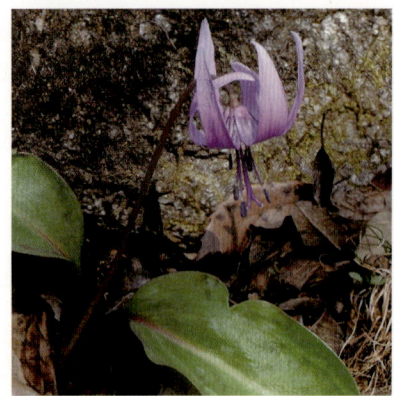
얼레지. 꽃을 비롯한 전초를 먹는다.

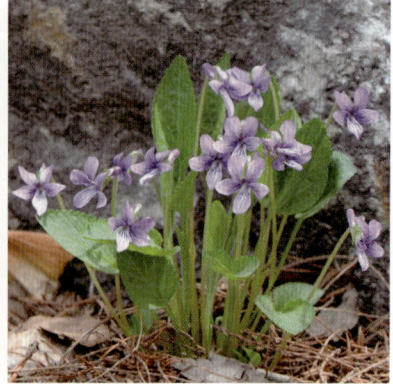
제비꽃. 꽃을 샐러드나 차로 이용한다.

개복숭아 · 다래 · 뽕나무(오디) · 산딸기 · 산딸나무 · 산사나무 · 아그배나무 · 오미자 · 정금나무 등.

뿌리 채취 시기

뿌리는 식물의 생명의 근원이므로 지상의 생물체를 유지하는 것 외에 영양을 저축하는 저장고이기도 하다. 종류에 따라서 형태가 다양하고, 뿌리가 변화한 것, 줄기가 변형한 것 등 일년이라는 기간 동안 식용 · 약용하기에 적절하다. 무엇보다 영양을 저축하고 있는 가을부터 봄에 걸친 시기가 채취하기에 알맞은 시기라고 보면 된다.

고들빼기 · 냉이 · 달래 · 더덕 · 도라지 · 민들레 · 삽주 · 씀바귀 · 얼레지 · 잔대 · 치커리 등.

3. 산나물 채취 시 주의 사항

독사 · 벌레 물림에 주의한다

피부가 약하거나 알레르기 체질의 사람은 풀에 닿는 것만으로 부어오르거나 찰상 등에 의해 습진이나 가려움을 일으키는 일이 있다. 특히 목덜미 등은 땀을 잘 흘려 먼지 등이 들어오고 자극을 주므로 더욱 더 그러하다. 약품을 바르는 것도 좋지만 부어올랐을 때 효과가 있는 약초를 알아 두면 편리하고, 응급조치를 할 수 있다. 식나무나 개미자리 등의 약초를 짓찧어 녹즙을 내어 발라도 좋고, 바위취 잎을 소금과 비벼 사용하는 것도 효과적이다. 베인 상처에는 고추나물이나 쑥의 즙을 이용하면 좋다. 벌레에 물렸을 때는 쪽 · 쑥 · 명아주 · 쇠비름 · 산달래의 비늘꼴 줄기메 등의 즙을 바르는 것도 좋다.

말벌·지네·독충 등에 특별히 주의해야 하며, 물렸을 때는 최대한 빨리 의사의 처치를 받는 편이 좋다. 가장 위험한 것은 독뱀(까치독사·살모사)에게 물리는 것이다. 발과 다리 부분은 비교적 철저히 보호해서 괜찮은데 종종 손을 물리는 경우가 있다. 손은 심장에 가까운 만큼 한시라도 빨리 혈청 조치를 받아야 한다. 응급조처로는 물린 상부를 빨리 꽉 묶어 전신에 독이 퍼지는 것을 방지한다. 태생기에 특히 독이 강하고, 꽤 성질이 난폭하다. 산길을 걸을 때는 특히 두번째로 걷는 사람은 주의해야 한다.

이 밖에 큰 부상, 낙석에 주의하며, 가볍게 앉을 때에 잔가지나 마른 풀로 인해 눈을 찔리지 않도록 하고, 앞에 가는 사람이 건드린 나뭇가지가 뒷사람의 얼굴이나 눈을 찌르지 않도록 주의한다.

독초에 주의한다

먹어서 중독되는 것과, 잎이나 초목의 액이 묻어 부어오르거나 습진 등을 일으키는 경우가 있다. 알레르기 체질의 사람은 비나 아침이슬에 묻어 있는 성분이 피부에 닿아 부어오르기도 한다. 대표적인 것이 옻나무·멀구슬나무·석산 등으로, 미리 판별해 두면 방지할 수 있다.

아름다운 열매에도 독성이 있을 수 있으므로, 확실하게 알지 못하는 열매는 먹지 않도록 한다. 대표적인 것이 붓순나무·알꽈리·천남성 등이다.

꽃잎이나 꿀을 먹기도 하지만 이것들에도 주의해야 한다. 은방울꽃·마취목·석산 등이 대표적이다.

이 밖에 향기가 너무 강해서 향기에 취하기도 한다. 작은 방에 꽃을 많이 꽂아 두면 두통이나 현기증을 일으키기도 하는데, 그런 종류로는 은방울꽃·산나리·마삭나무 등을 들 수 있다.

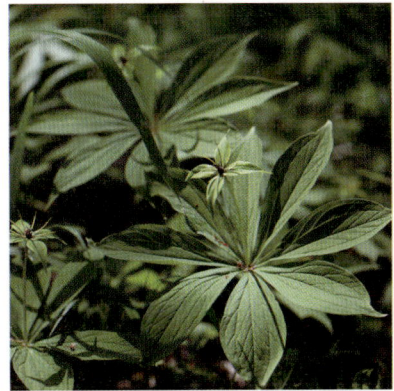
삿갓나물. 독초

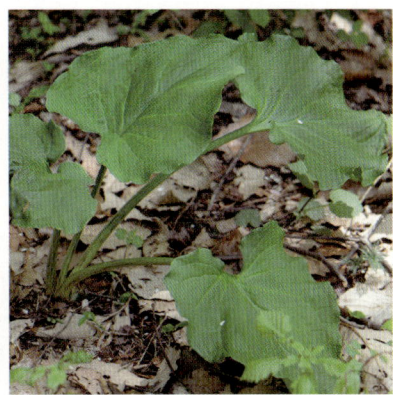
앉은부채. 독초

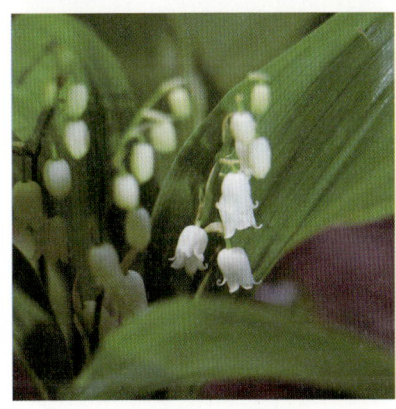
은방울꽃. 독초. 강한 향이 현기증을 유발할 수 있다.

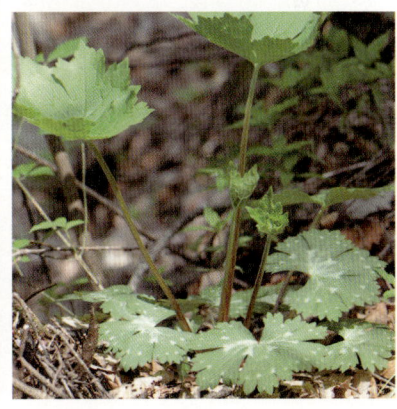
진범. 독초

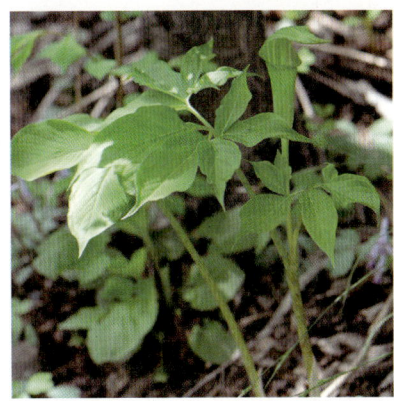
천남성. 독초

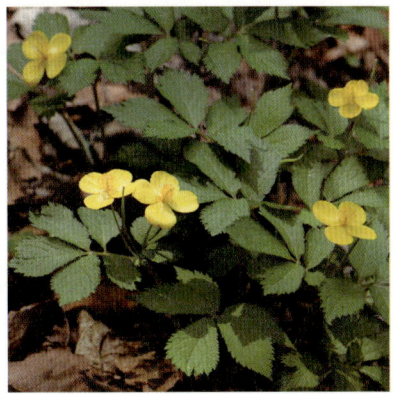
피나물. 독초

먹으면 위험한 식물, 산나물을 채집할 때는 이 판별이 중요하다. 즉 독초를 확실히 알아 두면 나머지는 먹어도 괜찮은 것이다.

자연 보호의 마음을 잊지 않는다

대자연 안에는 야생초나 산나물이 한정 없이 있는 것 같지만 그렇지 않다. 자연계는 일정한 순환으로 균형을 유지하고 있는 것이다. 특정 개체가 지나치게 증가하는가 싶으면 자연스럽게 감소하고 또 반대 현상이 균형 있게 잘 반복되고 있는 것이다.

삼림의 벌채 등 자연계의 환경 변화로 인해 산나물이 사멸하는 예도 적지 않다. 농약(제초제) 살포, 농업 양식의 변화, 가축 사료로 풀 대신 인공 사료를 사용하면서 풀을 베어 내지 않게 되고, 또한 산불 예방과 같은 이유로 검불을 태우는 작업도 하지 않게 됨으로써 산나물이 자라지 못해 자취를 감추는 경우도 많이 있다.

또, 채집자의 매너가 좋지 않아 유용한 식물이 감소하고 있는 경우도 있다. 마구 채취를 하면 언젠가는 중요한 자원도 없어져 버린다. 오랫동안 조금씩 즐긴다는 생각을 서로 몸에 익혀 두어야 한다.

종류에 따라서는 새싹을 따 버리면 그 해는 2번째 싹이 나오지 않고 휴면하는 것도 있다. 한꺼번에 싹을 다 따 버리면 시들어 버리는 것도 있다. 뿌리와 줄기 식물은 일 년 정도 쉬게 하고, 다년생 식물은 가능한 한 뿌리를 남기고 덩굴 식물은 아랫부분에서부터 자르지 말아야 한다. 작은 배려가 다음해 봄에도 산과 들의 향기를 느낄 수 있게 한다.

증식시켜 즐긴다

서로가 난폭한 채취 방지에 힘을 합하면 산나물의 수명도 길어진다. 그런 의미에서 자가 재배를 시도하면 좋을지도 모른다. 본래는 자연 속에서 증식하는 것이 바람직하지만 가까이에 두고 들과 산의 정취를 맛보는 것도 즐거운 일이다. 마당을 이용하거나 베란다에 심거나 화분을 이용하는 등 방법은 다양하다. 산과 들에서 자라는 환경과 차이가 없도록 자연 조건을 맞추어 주면 된다.

    재배를 목적으로 하는 채취는 가능한 한 뿌리를 다치지 않고 완전하게 파낼 수 있는 크기의 것이 무난하다. 다년초는 한겨울이나 한여름만 아니라면 거의 대부분 이식할 수 있다. 종자를 뿌려 증식하는 경우는 1년초는 가을에 종자를 채집하고 이듬해 봄에 뿌리고, 2년초는 동면기에 채취하여 뿌리를 잘라 낸 뒤 일년초처럼 파종하는 것도 좋다.

산나물 보관법

산나물은 제철에 맛있게 먹을 수 있는 것이 제일 좋고, 또한 그것이 나물 본연의 모습이기도 하다. 하지만 제철에는 워낙 많은 종류가 싹을 틔우므로 한꺼번에 다 먹을 수가 없어서 옛부터 다양한 방법으로 보관하게 되었다. 가능한 한 본래의 형태나 향, 맛 등을 잃지 않도록 하고, 필요에 따라 필요한 양만큼 요리하기 때문에 지금까지도 많은 보관 방법이 연구되고 있다.

1. 채집한 산나물 정리

낙엽이나 흙 등은 현지에서 정리하고, 단단한 부분도 잘라 버린다. 비닐 봉투(지퍼백 등)를 넉넉하게 준비하여 채취한 나물은 가능한 한 빨리 봉투에 넣는다. 직사광선을 쬐이거나 장시간 가지고 다니면 신선도가 떨어질 뿐만 아니라 수분이 빠져나가 질겨진다. 경우에 따라서는 독성이 강해지기도 한다. 나물을 비닐 봉투에 담은 뒤에는 꽉꽉 채우지 않은 상태로 봉투 입구를 묶는다. 물을 조금 뿌리고 공기를 넣어 봉투를 부풀게 해 두면 신선함이 오래 유지된다.

비닐 봉투의 묶은 부분에는 채취한 나물의 이름을 적은 꼬리표를 붙여 두면 집에 가지고 돌아왔을 때 정리하기가 좋다. 비닐 봉투에 넣은 나물은 가능한 한 손에 쥐고 있지 않는 것이 좋으므로 배낭 등에 넣는다. 손에 쥐고 있으면 움직이기에도 불편하다.

　나물은 채취해 온 날 바로 정리하여 조리하거나 가공해 두는 것이 좋다. 부득이 다음 날로 미뤄야 한다면 젖은 신문지에 놓고 신문지를 발처럼 말아 시원한 곳에 보관한다. 작은 비닐 봉투에 조금씩 나누어 넣고 입으로 공기를 불어넣어 주면 이산화탄소가 들어가 보관 기간이 길어진다.

2. 산나물 보관법

1주일 정도 간이 보관(4~7일 정도)

　산나물은 되도록 빨리, 가능하면 그날 안에 조리해서 먹는 것이 쓴 맛도 적고 영양적으로도 좋다. 하지만 그날 안에는 다 처리할 수가 없고, 그렇다고 장시간 보관할 필요도 없이 1주일 정도만 보관할 경우가 있다.

　종류에 따라 비닐 봉투에 넣고, 보관 기간이 짧을 때는 재료에 물을 조금 묻혀 냉장고에 넣어 보관한다. 단, 재료에 따라 수분이 잎에 묻으면 끈적거리는 경우도 있고, 조금 오래 둘 때는 씻지 않고 겉껍질을 벗기기만 해서 비닐 봉투에 넣어 냉장고에 보관하는 방법이 좋은 경우도 있다. 비닐 봉투에 넣고 고무 밴드로 묶은 뒤 이름표를 붙인다.

　비닐 봉투에 공기를 넣어 부풀게 해 두면 이산화탄소가 많이 들어가 오래 보관할 수 있다. 일반적으로는 뿌리가 붙어 있는 쪽이 신선도가 상당히 좋아진다.

　뿌리가 붙어 있는 것은 모래나 땅에 가볍게 세워 두거나, 또는 잎을 떼어 낸 뒤 묻어 두면 새싹이 나와 유용하게 사용할 수 있다. 또는 정원

한쪽 흙에 묻어 두어도 좋다. 정원이 없는 집에서는 신문 등에 싸서 뿌리를 아래로 어둡고 서늘한 곳에 둔다.

어떻게 두더라도 중요한 것은 깨끗하게 해 두는 것이다. 겉껍질, 시든 잎, 썩은 잎 등은 반드시 떼어낸다.

말려서 보관하기

기본 건조

1. 햇볕에 말리면 맛이 좋고 쓴맛 등이 적어진다. 지저분한 부분을 제거하고, 쓴맛이 적거나 부드러운 재료는 재빨리 삶거나 살짝 데쳐서 사용한다(찜기에 쪄도 좋다).
2. 쓴맛이 강한 재료는 일반적으로 쓴맛을 빼고 말린다. 물에 하루 정도 담가 쓴맛을 우려낸다.
3. 떫은맛도 제거한 뒤 말린다. 삶는 물에 쌀뜨물·식초·백반·귤껍질·대나무 잎 등을 넣으면 떫은맛이 사라진다.
4. 돗자리나 발에 널어 가능한 한 물기를 빨리 없앤 뒤 겹치지 않게 넓게 펴서 말린다.
6. 햇볕에 말릴 때는 단시간에 말리는 것이 요령이다. 경우에 따라 두 번 말리거나 건조기 등을 이용해도 된다.
7. 잘 말린 뒤에는 각각 비닐 봉투에 넣어서 이름표를 붙여 둔다.

생건조

1. 버섯류는 가볍게 데쳐서 말리는 것도 있다. 실에 몸통 부분을 꿰어서 매단다. 버섯류는 햇볕에 말리면 비타민 D가 합성되어 맛이 더 좋아진다.

2. 나무 열매는 많이 말린다. 밤·도토리·대추·은행·연근·마름 등.
3. 감·박고지·호박 등도 햇볕에 말려 보관한다.
4. 이질풀·삼백초 등 민간요법 약초도 햇볕에 말려 쓴다.
5. 입구가 넓은 병이나 알맞은 크기의 비닐 봉투에 넣어 밀봉한다. 안에 건조제 등을 넣어 두면 더 좋다.

냉동 보관

1. 잘 씻어서 물기를 뺀 뒤 끓는 물에 데치거나 삶는다.
2. 데칠 때 굵은 소금을 조금 넣으면 색이 선명해지고 잡맛이 빠진다.
3. 물기를 잘 짠 뒤 조리에 필요한 양만큼씩 랩으로 꼭꼭 싸거나 비닐 봉투에 넣어 공기에 노출되지 않도록 한다.
4. 서로 달라붙지 않도록 나란히 냉동한 뒤 같은 종류끼리 한데 모아 보관한다.
5. 이름표와 날짜를 붙여 두면 좋다.

염장 보관

1. 특정한 산나물이나 버섯류를 소금에 절인다.
2. 하루 정도 지나 적당히 절여지면 소금기를 먹기 좋을 정도로 뺀다.
3. 살균한 병(입구가 넓은 것)을 준비하고, 병 크기에 맞추어 자른 재료를 70% 정도 넣는다.
4. 조미액을 준비하여 병 입구까지 가득 넣는다. 조미액은 묽은 간장 맛이 나는 액체로, 소금·술·식초·물을 섞어 80℃ 정도에서 가열한다.
5. 찜기나 냄비에 손질한 재료를 채운 병의 뚜껑을 닫지 않고 올려

가열한다. 증기 빼기 처리 시간은 10~20분 정도가 적당하다.

6. 살균 처리한다. 뜨거운 물이 줄어들면 따로 준비해 둔 100℃의 뜨거운 물을 주입한다.

7. 뚜껑을 닫고, 80~100℃에서 가열해서 30~60분 정도 끓인다(수증기를 없앤 진공 상태이므로 병은 깨지지 않는다). 병을 거꾸로 세워 자연 냉각한다. 뚜껑이 잘 닫히지 않을 경우에는 거꾸로 세우면 액이 흘러나온다. 이것은 장기 보관할 수가 없다.

8. 냉장고 또는 어둡고 시원한 곳에 둔다.

3. 산나물의 쓴맛 · 떫은맛 제거하기

산나물의 종류에 따라 쓴맛이나 떫은맛 등의 함유량이 다르고, 채집하고 난 뒤 보관 기간에 따라서도 쓰고 떫은맛의 정도가 다른 것도 있다. 예를 들면 죽순은 시간이 지남에 따라 쓴맛이 증가하며, 갓 캔 것일수록 맛이 좋다. 쓴맛이나 떫은맛을 전부 제거해 버리면 오히려 산나물의 장점이 줄어들기 때문에 적당한 풍미를 남기는 것이 좋다.

흔히 삶거나 약품 처리를 통해 쓴맛을 제거하는데, 뜨거운 물에서 지나치게 무르거나 풍미가 아예 사라지는 종류도 있으므로 주의한다. 또 조리법에 따라 쓴맛을 제거하는 방법이나 정도를 조절하는 것이 좋은데, 예를 들어 튀김을 할 때는 굳이 쓴맛을 제거할 필요가 없다.

삶아서 쓴맛 제거하는 방법

성질이 순한 재료는 물에 담그거나 살짝 데치기만 해도 쓴맛이 사라져서 바로 조리할 수 있다. 나물을 데칠 때는 갓 솟은 새싹인지 어느 정

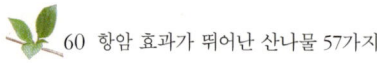

도 자란 것인지 차이를 두는 것이 좋고, 억센 부위부터 먼저 물에 넣는 등 데치는 시간을 조절하면 나물 맛을 제대로 즐길 수 있다. 일반적으로 물이 한 번 끓어 오르면 손가락으로 한 번 집는 양만큼의 굵은 소금을 넣거나 식초(또는 백반이나 탄산)를 약간 넣으면 산나물의 색이 좋아진다.

꽃은 특히 빨리 데치며, 질긴 재료도 오래 데치기보다는 찬물에 담가 두는 시간을 길게 해서 쓴맛을 조절한다.

산나물 삶는 방법 - 향과 식감, 색을 좋게 만드는 방법

1. 겉껍질이나 흙 등을 털어 내고 물로 잘 씻는다.
2. 물기를 잘 털어 내지 않으면 냄비 안에 넣을 때 물의 온도가 떨어진다.
3. 뿌리 쪽을 묶은 채로 씻는 것이 재료가 흐트러지지 않아 좋다.
4. 뿌리가 없는 것은 고무 밴드로 작게 몇 개의 다발을 만든다(다발을 너무 두껍거나 크게 하지 않을 것).
5. 충분히 펄펄 끓이고 나서 뿌리부터 먼저 냄비에 넣는다(나물의 연한 순이 지나치게 익는 것을 막기 위함이다). 젓가락으로 산나물 전체가 물에 잘 잠기도록 저어 준다.
6. 굵은 소금을 소량 넣는다. 끓어 오르면 한 번 더 소금을 조금 넣어 색깔이 변하는 것을 막는다. 백반이나 식초 등을 조금 넣고 삶기도 하는데, 이렇게 하면 색이 고와진다.
7. 흐르는 찬물에 재빨리 식힌다. 떫은맛이나 쓴맛이 적은 것은 흐르는 물이 아니어도 좋다. 쓴맛이 강한 것은 물을 몇 번 갈아 주거나 하룻밤 정도 물에 담가 두면 좋다.
8. 물기를 잘 턴다(물기를 충분히 짠다). 다시 말려서 보관하면 쓴맛도 적어진다. 요리는 물기를 충분히 빼고 나서 맛을 낸다.

그 밖의 쓴맛 제거 방법

1. 일반적으로는 중조를 조금 넣은 물에 삶는다. 약품의 양이 많으면 지나치게 부드러워지고 영양분이 손실되므로 주의한다.
2. 삶을 때 쌀뜨물(쌀겨)·백반·소다·식초·귤껍질·대나무 등을 사용하는 경우도 있다.
3. 절이는 방법으로, 소금(소금물)·병절임·쌀겨절임·된장절임 등이 있다.
4. 말리면 쓴맛이 적어진다. 이것은 보관에도 매우 유용해 일거양득의 효과를 얻을 수 있다.
5. 조리 시 고온에서 처리하면 쓴맛이 빠진다. 튀김이 그 한 예이며, 기름에 볶거나 직접 굽는 방법도 있다.

4. 말린 나물(묵나물) 불리기

1. 말린 나물을 냄비에 넣고 미지근한 물을 붓는다.
2. 이때 설탕을 조금 넣으면 빨리 부푼다.
3. 두꺼운 것은 가볍게 손으로 풀어 놓는다.
4. 불에 올려 서서히 가열한다.
5. 물의 온도가 80℃ 정도 되면 2분 정도 더 두었다가 불을 끄고 그대로 두어 식힌다. 묵나물을 불려서 이용할 때 보편적으로 이용하는 방법이다.

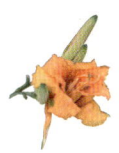

2장
암을 이기는 맛있는 산나물

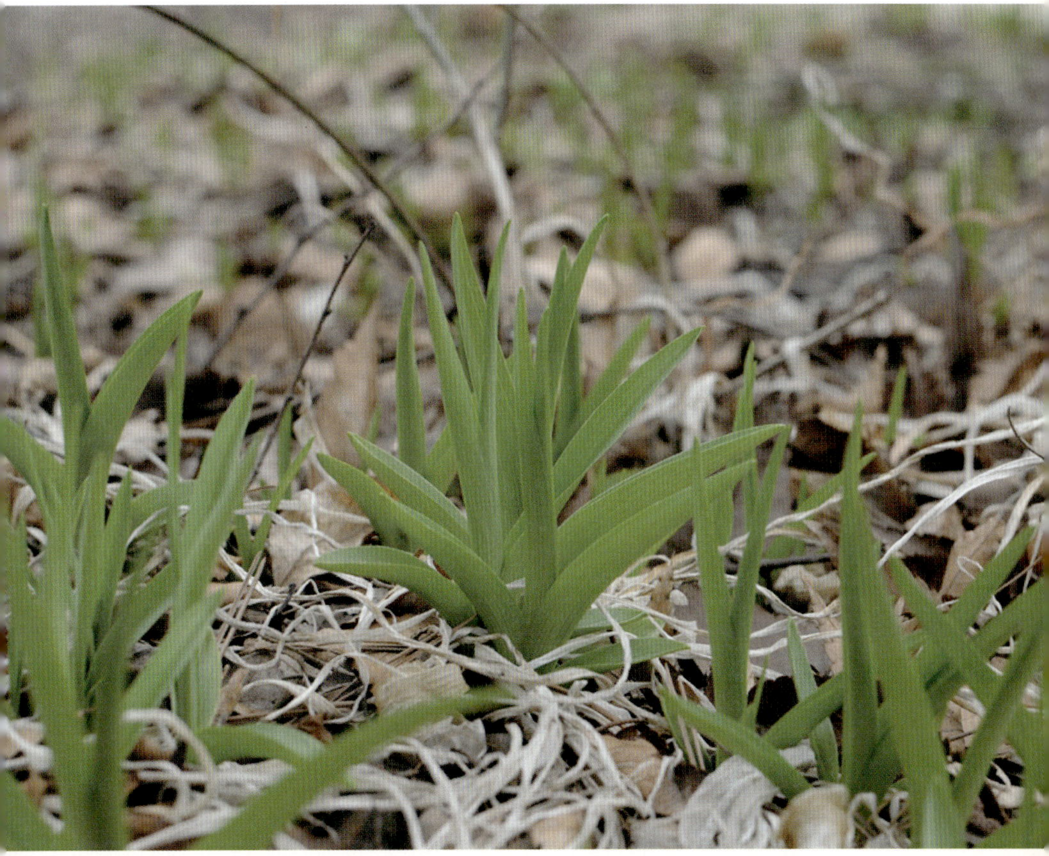

가시오갈피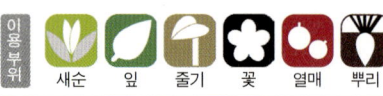

오갈피과

학명/별명	*Acanthopanax senticosus* (Rupr. et Maxim.) Harms / 가시오가피 · 자오가
채취 시기	봄~초여름, 깊은산에서는 7월 무렵까지. 열매는 초가을
먹는 방법	데쳐서 나물무침 · 국거리, 생으로는 튀김, 열매는 오갈피밥
효 용	자양 강장 · 진통 · 항암 · 항방사선 효과

가시오갈피는 옛부터 한방과 민간에서 나무껍질과 뿌리껍질을 강장 · 강심 · 진통 등의 약재로 사용하였는데, 효과가 좋고 부작용이 없어 상약(上藥)으로 분류했다. 오갈피주로 담근 술은 자양 강장 · 불로장수의 술로 여겨진다.

가시오갈피는 우리 나라 중부 이북 지방의 깊은 산골짜기 계곡 주변 숲에서 자라며, 세계적으로는 일본 · 중국 · 러시아에 분포되어 있다. 높이는 대개 2~3m 정도이며, 1~2년생 가지에는 가시가 많지만 드물게는 가시가 없는 것도 있다. 7월에 가지 끝에서 나온 1개 또는 3~4개의 꽃줄기 끝에 자황색의 꽃이 피고, 9~10월에 장과의 열매가 검은색으로 익는다.

봄에 돋아나는 연한 순을 나물로 먹는데, 쓴맛이 있으면서도 향기와 맛이 은은하고 독특하여 산나물 중에서도 매우 맛있는 편에 속한다. 가지에 돋은 새순을 따서 끓는 물에 데쳐 나물무침 · 국거리 · 조림 등으로 조리해 먹고, 날것 그대로 튀김을 해 먹는다. 나물로 할 때는 싹을 가지 부분에서 통째로 채취하며, 새순의 밑동을 둘러싼 껍질은 딱딱하므로 제거한다.

가시오갈피가 현대에 와서 다시 주목을 받게 된 것은 1960년대에 옛

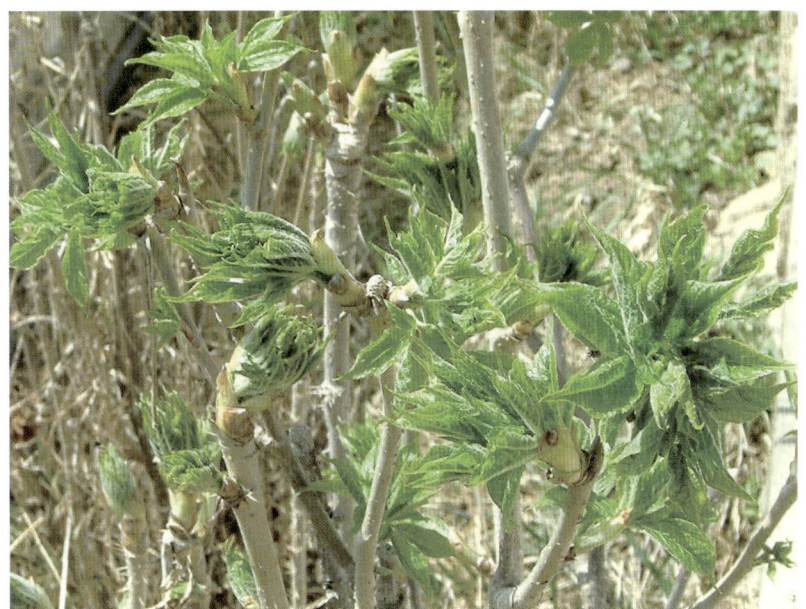

나물로 하기 알맞은 가시오갈피 순

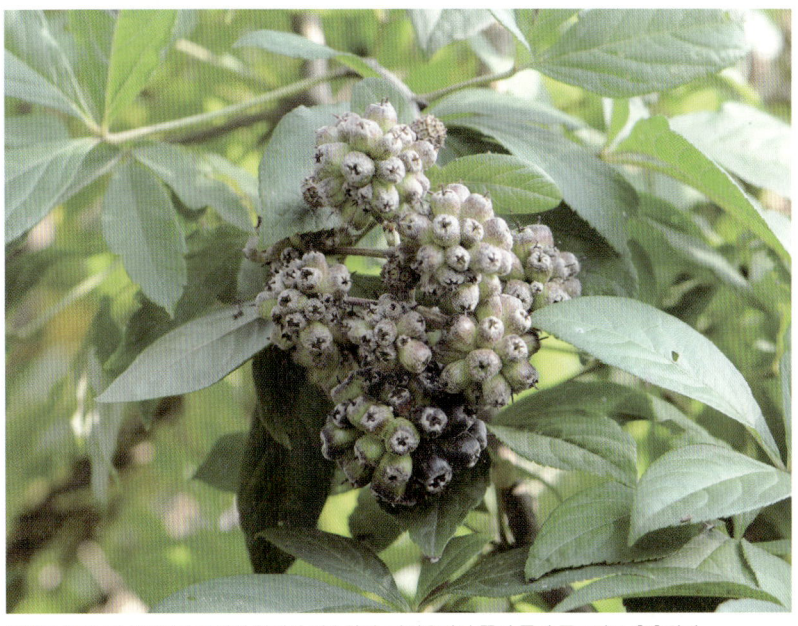

오갈피 열매. 가시오갈피 열매와 형태가 비슷한데, 가시오갈피 쪽이 좀더 동그랗고 촘촘하다.

소련 과학아카데미의 브레크만 박사가 우리나라 산삼을 연구하던 중 산삼 원료가 없어 가시오갈피를 대신 연구, "고려인삼을 능가하는 약효가 있다."는 연구 결과를 발표하면서부터다. 실제로 옛 소련에서는 우주비행사와 올림픽 선수들에게 가시오갈피로 만든 천연 음료를 음용케 했으며, 가시오갈피를 '시베리안 진생(인삼)'으로 부른다.

브레크만 박사 팀의 연구 논문에 의하면, 가시오갈피는 생체기관의 전반적인 기능을 활성화시킬 뿐만 아니라 독성이 없으며 장기 복용하면 노화를 방지하고 수명을 연장하는 약효가 있다. 약리 작용 면에서 보면, 생체 활성·혈압 정상화·혈당치 감소 작용이 특히 뛰어나며, 식욕 증진·체중 조절·수면 장애 개선 효과가 관찰되고, 감각 기관의 인식 능력을 증대시킨다고 보고했다. 이 밖에도 대사 촉진·강장·강심 작용, 심장병·신경통·저혈압 개선 작용, 혈액 순환 개선, 항암·항방사선 작용, 당뇨병·동맥 경화증·고혈압 예방, 정신 장애 해소, 백혈구의 정상화 등 탁월한 효능이 입증되었고, 지구력과 집중력을 키우고 뇌의 피로를 풀어 주며 성 기능을 높일 뿐 아니라 신체의 모든 기능에 활력을 주므로 온갖 질병을 예방하는 효과까지 기대된다고 밝혔다.

최근 가시오갈피 에탄올 추출물 및 그 분획물의 항돌연변이 효과 실험 결과 80% 이상의 높은 돌연변이 억제 효과를 나타냈으며, 인간 암세포 성장 억제 실험에서 폐암·위암·간암·유방암 세포에 대해 60% 이상의 암세포 성장 억제 활성을 나타냈다. 특히 유방암세포에 대해 82.7%, 간암세포에 대해서는 부탄올 추출물에서 82%의 높은 암세포 성장 억제 효과를 나타냈다.

서울대 천연물과학연구소장 신국현 박사는 자신의 연구와 각국의 연구들을 종합해 볼 때 "가시오갈피의 효능은 아칸소사이드·엘레우테로사이드·치이사노사이드·세사민·사비닌 등의 함유 성분들 속에서

가시오갈피(날것)의 영양 성분(가식부 100g당)

단위 mg

일반 성분	칼로리(kcal)	수분	단백질	지질(지방)	회분	탄수화물	
						당질	섬유소
	52	79.9	5.1	0.1	1.7	10.8	2.4

단위 mg

기능성 성분	무기물					비타민			
	칼슘	인	철	나트륨	칼륨	베타카로틴(μg)	B₁	B₂	니아신	C
	229	88	0.9	85	647	2,588	0.10	0.49	1.6	79

출처 : 농촌진흥청, 1997

나온다."고 한다. 가시오갈피가 함유하고 있는 성분들은 면역 기능 증진·백혈구 재생·간 기능 보전·혈당 조절 기능 외에도 만성 피로·알레르기·전립선·골다공증·류머티즘성 관절염·비만·각종 암 등에 탁월한 효과가 있는 것으로 보고되어 있다고 발표했다.

가시오갈피의 주성분은 트리테르페노이드계의 배당체인 에레우테로사이드 A·B·C·D·E·F·G의 7종류이며, 글루코오스·갈락토오스 등의 당류 및 다량의 카로틴, 비타민 B₁·B₂·C, 무기물을 풍부하게 함유하고 있다. 또한 스테롤·쿠마린·리그닌·플라본 등의 배당체가 함유되어 있다. 스테롤은 성호르몬을 자극하며, 쿠마린은 진정 효과가 뚜렷하다. 플라본에는 관상 동맥을 확장하고 혈액의 양을 증가시키고 심근(심장 근육)의 산소 결핍에 견디는 능력을 높이는 작용이 있다. 이들의 많은 배당체가 뇌하수체를 자극하여 여러 기관의 능력을 높이며 호르몬 분비를 활발하게 한다.

임상 실험에서 밝혀진 방사선 방어 효과 및 종양 세포의 활착과 다른 조직으로의 전이 억제 효과는 악성 종양의 외과적 치료를 좋게 할 수 있는 근거가 된다. 또한 항암제에 대한 건강한 조직의 내성을 높여 준다.

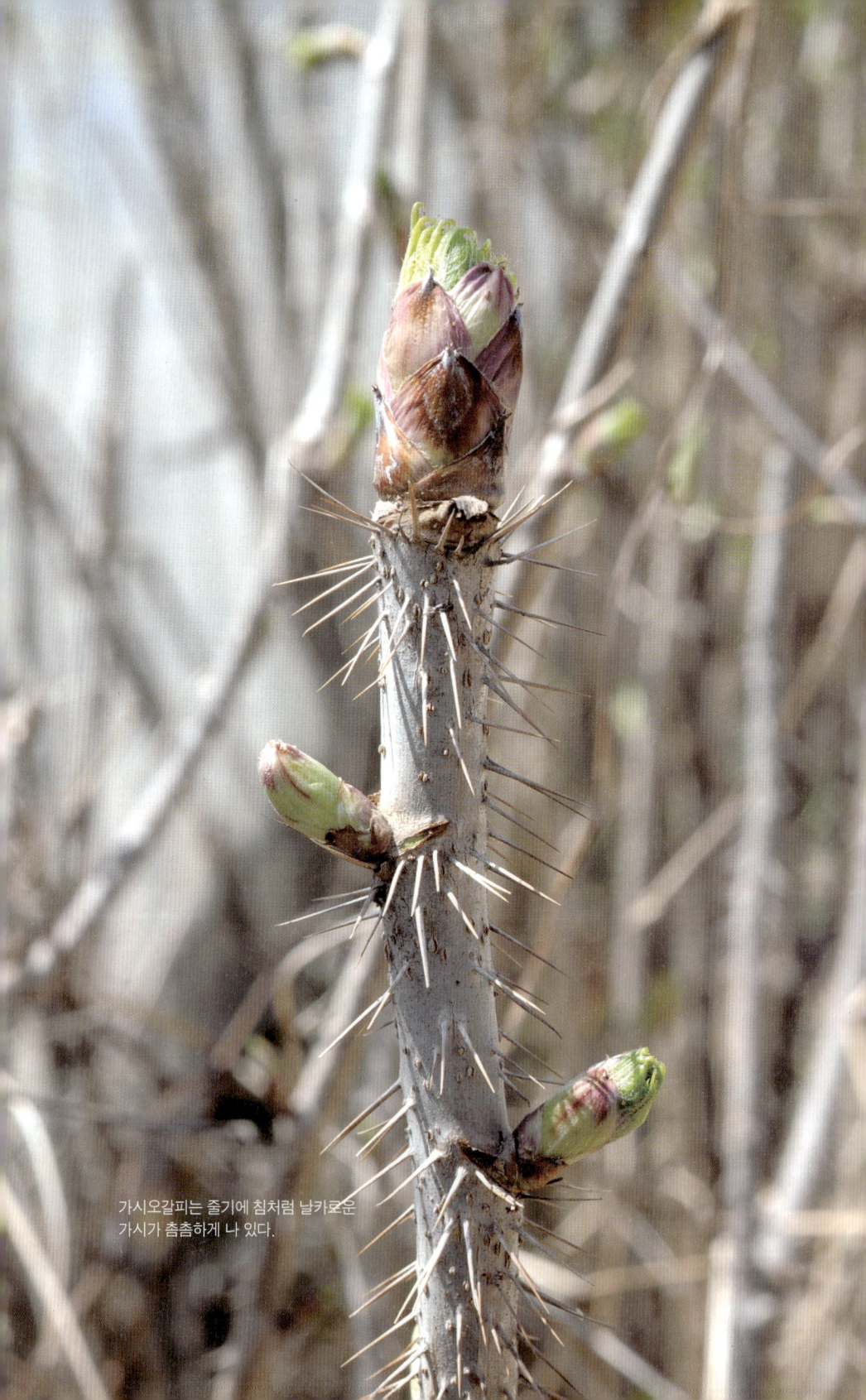

가시오갈피는 줄기에 침처럼 날카로운
가시가 촘촘하게 나 있다.

1980년대 초 독일의 약학 박사 바그너는 동북아시아에서만 자생하는 가시오갈피의 유효 성분에 대해 비교 분석 결과를 발표하였는데 한국의 가시오갈피의 유효 성분은 러시아산 가시오갈피의 4배, 중국산 가시오갈피의 6배에 달한다고 발표했다. 이는 국내산 토종 가시오갈피의 약리적인 효과가 그만큼 우수하다는 의미다.

약용 · 식용법

가을에 뿌리를 캐어 흙을 털고 물에 깨끗이 씻어서 껍질을 벗겨 햇볕에 말린다. 줄기껍질도 벗겨서 말린다. 봄과 여름의 뿌리는 가을 것보다 약하며, 잎은 뿌리와 거의 같은 작용이 있다.

가시오갈피주 가시오갈피 뿌리를 이른 봄에 채취해서 껍질만 벗겨 잘게 썰어 병에 넣고 소주를 가시오갈피 분량의 2~3배 붓는다. 담근 지 1개월이면 먹을 수 있고 완전히 숙성되기까지는 3개월 이상 걸린다. 그윽한 향기가 나는 호박색의 술이 된다.

오가주 10월경에 까맣게 익은 열매를 따서 손질한 뒤 오갈피주와 같은 방법으로 담근다.

가시오갈피나물 어린순을 따서 끓는 물에 데쳐 찬물에 담가 쓴맛을 잠시 우린 뒤 물기를 꼭 짜 내고 소금과 참기름(또는 들기름)으로 양념하여 먹는다.

가시오갈피밥 가시오갈피를 푹 삶아 우려낸 물로 밥을 짓는다. 밥 색깔이 은근히 검푸르고 맛이 약간 쌉싸름하다.

개미취

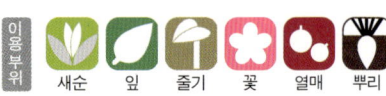

국화과

학명/별명	*Aster tataricus* L. / 갬취 · 갬추
채취 시기	나물로 먹을 때는 봄 / 약으로 쓸 때는 이른 봄이나 가을
먹는 방법	어린순은 나물로, 꽃은 말려서 차로. 전초를 약재로 쓴다
효 용	복수암 항암 작용, 만성 기관지염 · 호흡기 질환에 효과

　다년생 식물로서 전국 깊은 산지의 양지바른 계곡 주변이나 풀밭에서 잡초들과 섞여 자란다. 지리적으로 일본 · 중국 동북부 · 시베리아 · 몽골 등에 분포한다. 꽃이 아름다워 관상용으로 가꾸기도 하는데, 어린순을 나물로 이용하고, 뿌리를 비롯한 풀 전체를 약으로 쓴다. 꽃을 따서 그늘에서 말려 차로 우려내 마시기도 한다.
　높이 1~1.5m로 자라며 줄기는 곧게 자라 윗부분에서 가지를 치는데, 재배하는 것은 약 2m 정도까지 자란다. 잎은 길고 좁은 타원형으로, 온몸이 까칠까칠한 털로 덮여 있으며 잎 가장자리에 약간의 톱니가 있다. 7~10월에 가지 끝에 국화꽃 모양의 연한 자주색 또는 하늘색의 꽃이 된다. 열매는 10~11월에 맺으며, 길이 3㎜ 정도의 털이 난다.
　개미취과에 속하는 종류는 우리나라에 21종이나 된다. 쑥부쟁이와 개화 시기와 꽃 모양이 비슷해 구분이 쉽지 않지만, 쑥부쟁이는 잎 가장자리에 굵은 톱니가 있고, 개미취는 가장자리에 물결 모양의 톱니가 있지만 쑥부쟁이처럼 굵지는 않다. 또 개미취는 윗부분에서 가지가 많이 갈라지는 것이 특징이다. 유사종으로 좀개미취 · 벌개미취 · 가는쑥부쟁이 · 섬쑥부쟁이 · 쑥부쟁이 · 까실쑥부쟁이 · 개쑥부쟁이 등이 있다.
　개미취는 일명 자원(紫苑) 또는 자완(紫菀)이라고도 하며, 한방과 민

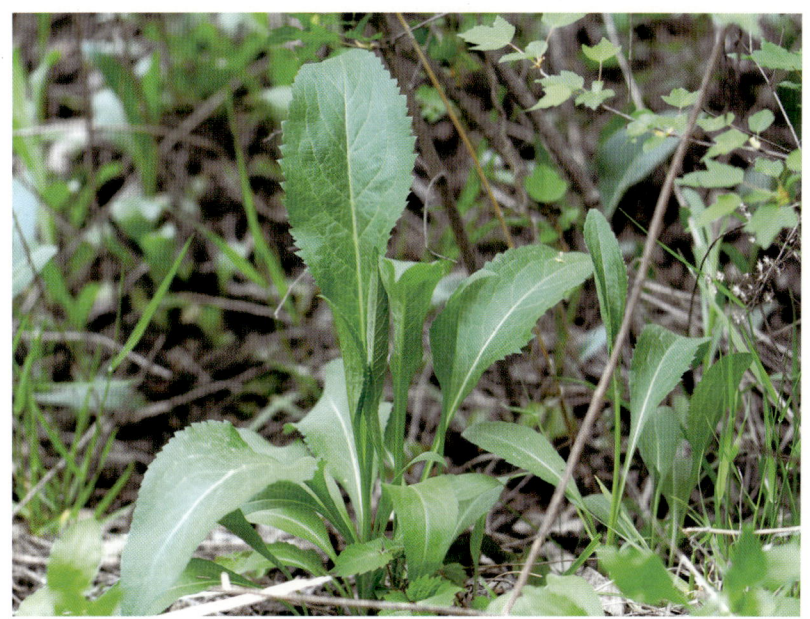

나물로 하기에 알맞은 개미취 어린순. 우리나라 전국 각지의 햇볕이 잘 드는 산지에서 자란다.

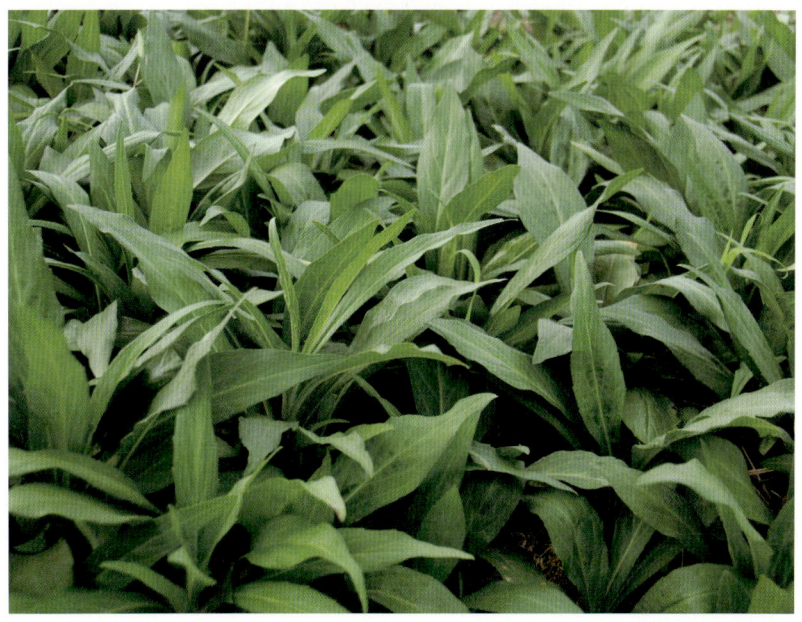

벌개미취. 벌개미취도 나물로 먹는다. 한국 특산종으로 경기도·전라남도·경상도·충청도에 분포한다.

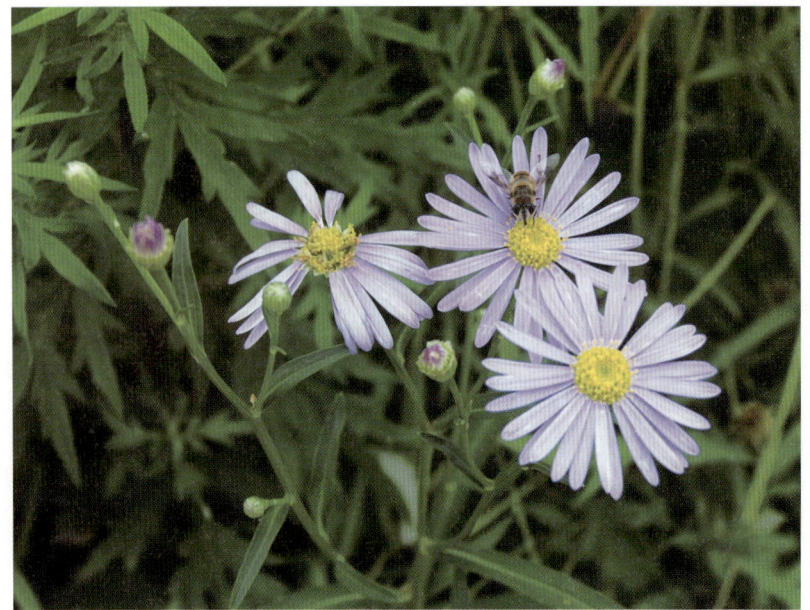

벌개미취 꽃. 높이 60~100cm, 6~10월에 담자색의 꽃이 지름 4~5cm로 핀다.

간에서는 뿌리와 풀 전체를 토혈·천식·폐결핵성 기침·만성 기관지염·이뇨 등에 처방한다. 급·만성 호흡기 질환에 유효하며, 대장균·이질균·녹종균 및 콜레라균에 일정한 항균 작용이 있는 것으로 보고된 바 있다. 최근 개미취 성분이 여러 가지 발암 물질의 활성을 43~98.2% 정도 억제하는 효과가 밝혀지면서 더욱 관심을 끌고 있으며, 민간에서는 복수암에 효과가 있는 것으로 알려져 있다.

개미취 뿌리에는 아스테르사포닌·시오논·퀘르세틴·프리델린·리놀·프로사포게닌·사포닌 등의 성분이 함유되어 있어 약리 효능을 나타내며, 다양한 아미노산을 함유하고 있다.

약용·식용법

약용으로 쓸 때 이른 봄 또는 가을에 뿌리를 채취하여 햇볕에 말려

개미취(마른것)의 영양 성분(가식부 100g당)

단위 mg

일반성분	칼로리(kcal)	수분	단백질	지질(지방)	회분	탄수화물	
						당질	섬유소
	246	7.6	17.7	2.0	9.5	51.2	12.0

단위 mg

기능성성분	무기물					비타민			
	칼슘	인	철	나트륨	칼륨	베타카로틴(㎍)	B₁	B₂	니아신	C
	92	119	2.2	-	-	203	0.02	0.04	2.9	1

출처 : 농촌진흥청, 1987

두었다가 쓸 때에 잘게 썰어 사용한다. 또는 썬 것에 꿀을 섞어 약한 불에 볶아서 말린 것을 쓰기도 한다. 말린 약제를 1회에 2~4g씩 200㎖의 뜨거운 물로 달이거나 또는 가루로 빻아 복용하기도 한다.

감기로 인해 목이 아프고 입 안이 마를 때 한여름 응달에서 잘 말린 개미취의 꽃을 약한 불에 달여서 음료수로 사용하면 도움이 된다. 꽃을 구하기 힘들면 개미취 전초(全草)를 사용해도 무난하다.

나물 손질법 쓴맛이 강하므로 데쳐서 물에 충분히 우려낸 다음 햇볕에 바싹 말려서 오래도록 갈무리하여 묵나물로 사용한다. 묵나물을 물에 불릴 때 지나치게 우려내어 쓴맛이 없어지면 산나물 특유의 그윽한 향취를 맛 볼 수 없게 되므로 적당히 우려낸다.

묵나물 이용 한겨울에 된장국을 만들어 먹어도 좋으며, 들기름에 볶아 먹어도 맛이 있다. 여성들 중에 변비와 생리통이 함께 있다면 전초를 말려서 달여 먹거나 나물 반찬을 만들어 꾸준히 먹으면 건강에 좋은 효과를 볼 수있다.

어린순 나물 어린잎을 채취하여 물에 데쳐 양념에 무치거나 기름에 볶아도 맛있다. 다른 산나물 몇 종류와 혼합하여 무치면 독특한 맛을 느낄 수 있다.

갯방풍

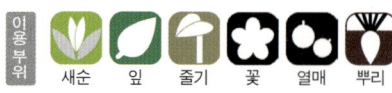

미나리과

학명/별명	*Glehnia littoralis* Fr. Schm. / 산호채 · 개방풍 · 은조삼
채취 시기	이른 봄 모래 표면 위로 나오기 전 줄기에 흰 부분이 많을 때. 뿌리는 여름
먹는 방법	새싹은 생선회에 곁들여서 먹고, 뿌리는 된장절임을 만든다
효 용	한방에서 방풍 대용, 달인 것은 발한 · 해열 작용, 감기 · 신경통에 효과

바닷가 모래땅에 자생하는 다년생 식물로, 바닷가 마을에서 채취하는 풀이다. 잎은 나물로 먹고 뿌리는 약으로 쓰인다.

지상부의 잎은 단단하며 모래 속에 묻혀 있고, 줄기에 흰 부분이 많은 어린순을 식용한다. 나물을 채취할 때는 모래를 파서 칼로 식용 부위만을 잘라 생장점이 있는 부분은 묻어 둔다.

뿌리는 깊숙이 곧게 자라며 줄기는 모래사장 위로 뻗어나가면서 잎을 펼친다. 키는 10cm 정도로, 묻혀 있는 줄기는 흰색이고, 지상에 나와 있는 줄기는 붉은색을 띤다. 잎은 진녹색에 두텁고 표면에 윤기가 있으며 가장자리에 톱니가 있다. 초여름에 꽃이 피는데, 작은 꽃이 반구형으로 가지 끝에 모여 핀다. 그 뒤에 난형으로 세세한 털이 있는 열매를 맺는다.

뿌리에 에탄올 성분이 있어 해열 · 진통제로 쓰이고, 발한 · 거담 작용이 있다. 방풍으로 불리는 약초들은 모두 풍증을 제거하는 데 특별한 효험이 있는 것으로 알려져 있다.

생약으로 쓰이는 해방풍은 뿌리를 말린 것이며, 한방에서는 발한 · 해열 · 진통약으로 쓴다. 땀을 내서 몸의 풍사를 제거하고 체내의 습을 제거하고 통증을 가라앉히는 효과가 있다. 두통, 어지러움, 뒷목이 뻣

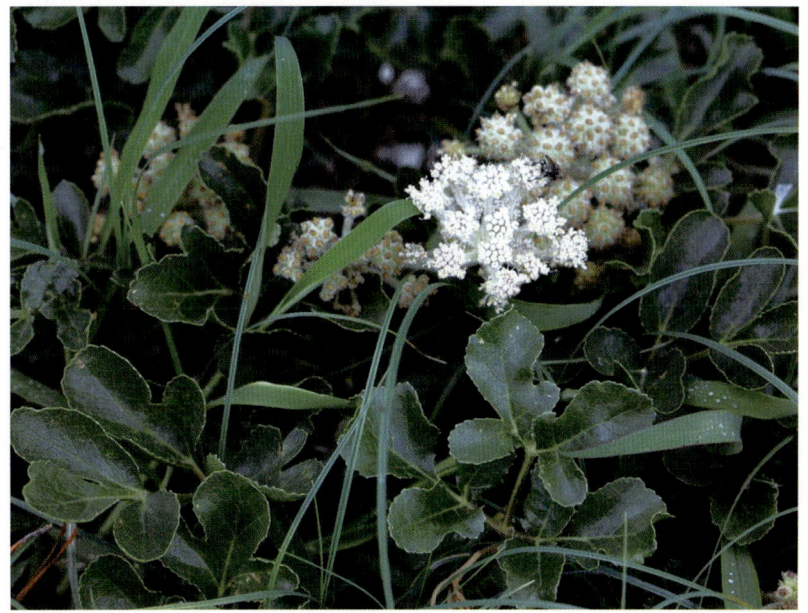
갯방풍
ⓒ 산들네이버블로그

뻣함, 몸이 저리는 증상, 골절이 매우 시리면서 아픈 경우, 사지에 경련이 일어나는 경우, 파상풍 등에 한의학적으로 매우 다양하게 사용하고 있는 약재 중 하나이다.

약용·식용법

어린순은 부드럽고 독특한 향기와 풍미를 가지고 있으며, 색도 선명한 홍색을 띤다. 연한 잎을 날것으로 먹기도 하고, 샐러드·나물·볶음요리·튀김 등으로 식용한다. 일본에서는 데쳐서 물로 잘 헹군 후 겨자간장으로 무친 요리가 인기가 있다. 튀길 때 줄기에 십자로 칼집을 넣고 튀기면 줄기가 구부러진다.

겨우살이

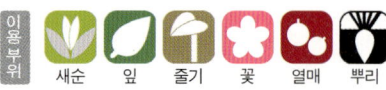

겨우살이과

학명/별명	*Viscum album* var. *coloratum* (KOM.) OHWI / 기생목
채취 시기	겨울~봄
먹는 방법	말려서 차
효 용	고혈압·신장병·간 질환 예방과 치료, 항암 및 항바이러스 작용

　겨우살이는 참나무·팽나무 등 키가 큰 고목의 가지에 붙어 사는 기생성 상록수로, 신축성이 있어 거센 바람이 불어도 부러지지 않는다. 동서양을 막론하고 행운을 가져다 주며, 신성한 힘이 있는 것으로 여겨 온 식물로, 겨우살이는 암수 나무가 따로 있다. 우리나라 전국에 분포하며, 사시사철 구할 수가 있지만 주로 겨울부터 이른 봄 사이에 채취하는 것이 가장 좋다. 직접 나무를 타고 올라가 채취하기도 하고, 장대에 낫을 달아서 채취하기도 한다.

　참나무겨우살이는 여름에 꽃을 피우고 가을에 열매가 열려 겨우 내내 붙어 있고, 꼬리겨우살이는 잎이 얇고 넓으며 겨울이 되면 잎이 지는데 둥글게 생긴 노란 열매가 가득 붙어 있는 모습이 매우 아름답다. 우리나라 남해안 및 제주도에는 동백나무에 붙어 기생하는 동백나무겨우살이가 있는데, 내륙 지역의 겨우살이와는 생김새나 모습, 맛이 완전히 다르다.

　겨우살이는 강장·진통·혈압 강하·혈중 콜레스테롤치 저하·이뇨 등의 효과가 있어 고혈압·신장병·간 질환의 예방과 치료에 도움이 된다. 또한 만성화된 신경통이나 관절통, 뇌졸중으로 인한 통증, 월경 과다·자궁 출혈 등의 부인병 등에 도움이 된다고 알려져 왔다. 겨

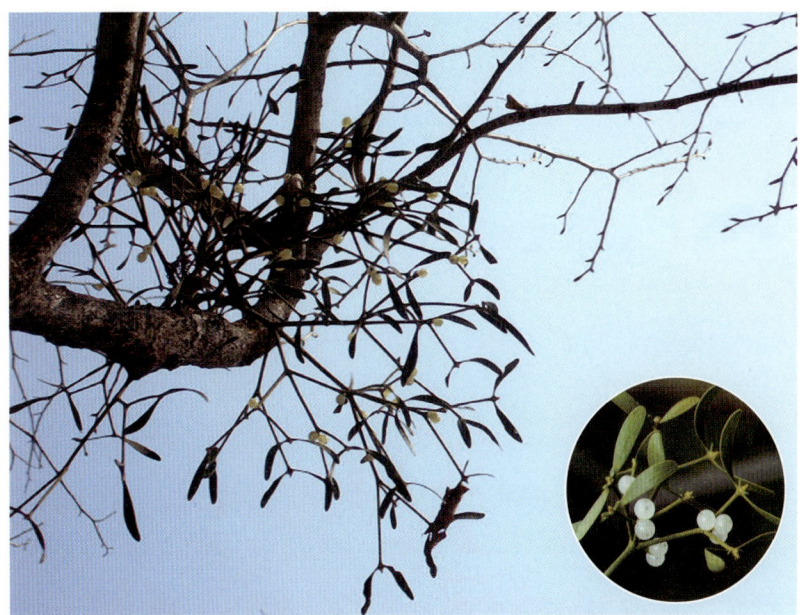

겨우살이. 그림 원 안은 겨우살이 열매 ⓒ 자연과 식물

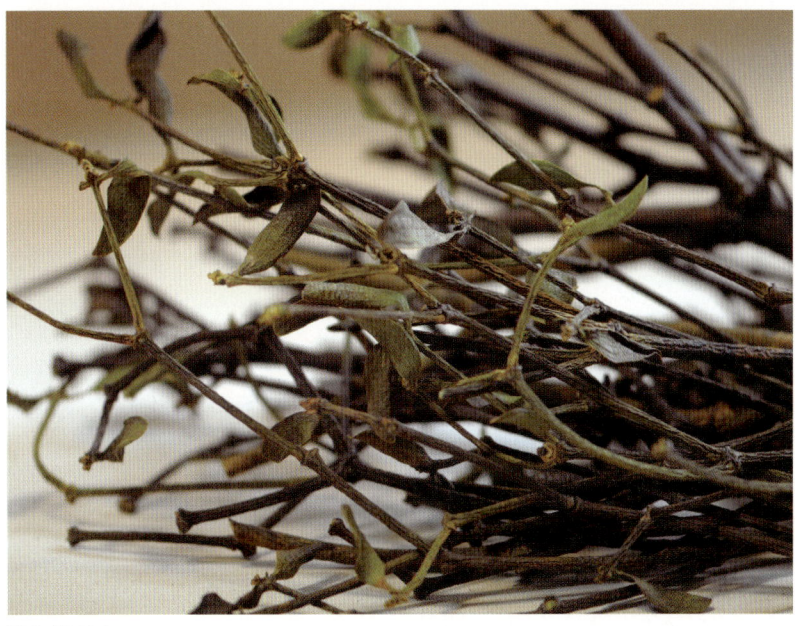

말린 겨우살이

우살이를 오래 먹으면 눈이 밝아지고 이가 튼튼해지며 머리카락이 빠지지 않는다고 한다.

《동의보감》에는, 겨우살이는 "성질이 평하고 맛은 쓰고 달며 독이 없다. 힘줄·뼈·혈맥·피부를 충실하게 하며 수염과 눈썹을 자라게 한다. 요통·옹종·쇠붙이에 다친 것을 낫게 한다. 임신 중에 하혈하는 것을 멎게 하며 안태시키고, 몸 푼 뒤에 있는 병과 봉루를 낫게 한다."고 기록되어 있다. 《동의학사전》에는 "맛은 쓰고 성질은 평하다. 간경·신경에 작용한다. 풍습을 없애고 간신을 보하며 힘줄과 뼈를 튼튼하게 하고 태아를 안정시키며 젖이 잘 나게 한다."고 되어 있다.

무엇보다 주목할 만한 겨우살이의 효능은 강력한 항암 작용이다. 겨우살이에 들어 있는 루페올·아세틸콜린·올레아놀릭산·베타아미린·렉틴·플라보노이드 등의 성분 중에서도 특히 주목받는 렉틴(lectin) 성분은 T임파구(체내 유해 물질과 싸움)의 증식에 중요한 역할을 한다. 따라서 렉틴이 들어 있는 겨우살이는 면역력을 키우고 항암 효과가 뛰어나다. 면역 증강 물질은 크게 렉틴과 다당체로 나눌 수 있는데, 겨우살이는 렉틴과 다당체 모두 함유하고 있다.

유럽에서도 겨우살이는 항암 및 항바이러스 작용이 큰 암 치료제로 널리 인정받고 있다. 독일에서는 한 해에 300톤 이상의 겨우살이를 가공하여 항암제·고혈압·관절염 치료제로 쓰고 있는데, 한국의 겨우살이를 최고로 친다.

실험 결과, 겨우살이 생즙·알코올 추출물·가열 추출물에 대한 돌연변이 억제 효과 실험에서 각종 돌연변이원 물질에 대해서 70% 이상의 높은 억제 활성을 나타냈고, 겨우살이를 달인 물은 암세포의 성장을 77% 억제한다는 사실이 밝혀졌다.

겨우살이는 독이 없고 모든 체질의 사람에게 맞으며 신진대사 기능을 좋게 하고 통증을 멎게 하는 작용이 있으므로 어떤 암 환자든지 안심하고 복용할 수 있다. 전 세계가 겨우살이 추출물에 주목하고 있으며, 현재 2,500여 편이 넘는 연구 논문들이 발표되고 있는 것으로도 그 효과를 짐작해 볼 수 있다.

약용 · 식용법

말려서 달여 마신다 말리지 않고 그대로 달여 마시기도 하지만 햇볕에 말려야 오래 보관해 두고 이용할 수 있다. 하루 사용량은 말린 것 5~10g 정도가 적당하다. 겨우살이 잎줄기를 물 300㎖에 넣어 물이 반으로 줄 때까지 달여 하루 세 번 마시거나 좀더 연하게 달여 음료 대신 수시로 마셔도 좋다.

술을 담가 마신다 겨우살이술을 '기동주'라고 부르는데, 부인병에 특히 효과가 좋다. 겨우살이 생잎을 하나하나 뜯어 항아리에 담고, 잎의 10배 정도 되는 소주를 붓고 밀봉한다. 5개월~1년 정도 그늘에 보관하면 맛과 향이 나지 않는 황색의 술이 만들어진다. 하루 2~3회 소주잔으로 1잔씩 복용한다.

고들빼기

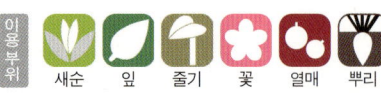

국화과

학명/별명	*Youngia Chelidoniifolia* KITAMURA / 씬나물·쓴나물·씀바귀
채취 시기	이른 봄, 가을
먹는 방법	삶아서 나물로 먹고 날것으로 김치를 담근다
효 용	체내 독소 배출, 해열·이뇨·건위·발한

　우리나라 전국의 산·들판·밭·논둑·밭둑·빈터 등 어디에서나 잘 자란다. 곧은 줄기가 30~70㎝ 정도로 자라는데, 다른 산나물에 비해 가지를 많이 치고, 잎자루가 없는 것이 특징이다. 자른 부위에서 쓴맛이 강한 흰 즙이 나온다. 잎은 길쭉한 타원꼴 또는 주걱꼴로, 가장자리는 고르지 않은 톱니 같은 것이 있어 까실까실하며 위로 올라갈수록 작아진다. 가지 끝에 많은 꽃이 뭉쳐 술과 같은 생김새의 꽃차례를 이루며 노란 꽃은 지름이 1.5㎝ 안팎이다. 꽃은 5~6월에 피어나나 9월에 늦게 피는 것도 적지 않다. 야생의 것은 뿌리가 굵고 길며 적자색으로 잎이 작은 데 비해 재배한 것은 잎이 크고 뿌리가 가늘며 짧다.

　옛부터 해열·이뇨·건위·발한·최면·진정·종창 등의 효능이 있다. 체내 독소를 배출시키고, 건위 작용으로 식욕을 돋우며, 피를 맑게 해준다. 감기로 인한 열, 편도선염·인후염·유선염·자궁염·산후 출혈을 멎게 하는 데 사용하였으며, 종기 치료에도 쓰여 왔다.

　영양 성분으로는 비타민 A·비타민 B₁·칼슘·철분 등이 많고, 특수 성분으로는 락투카듐·락투신·게르마니컴·락투카롤·히오스치아민 등이 밝혀졌다.

　최근 연구 결과 여러 가지 발암성 물질에 대해 고들빼기 생즙

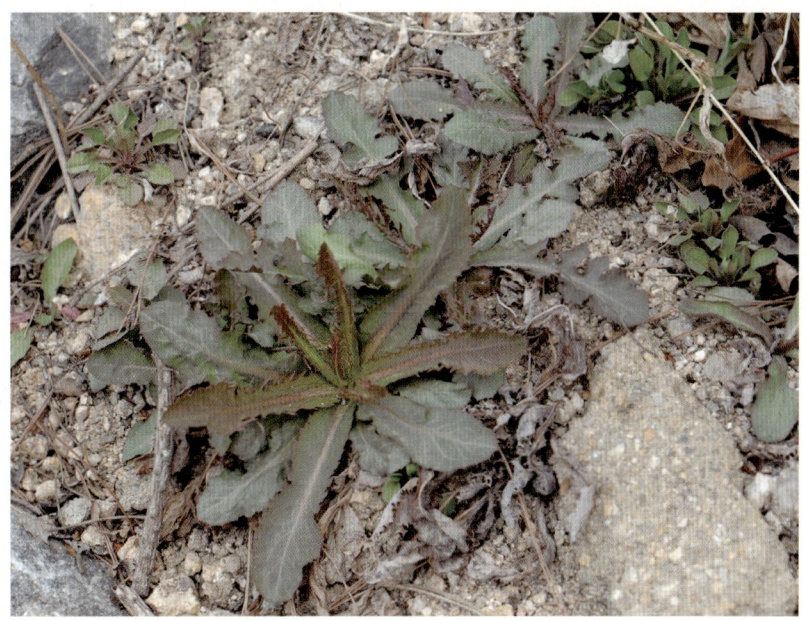
야생에서 자란 고들빼기. 잎줄기가 단단하고 색이 진하다.

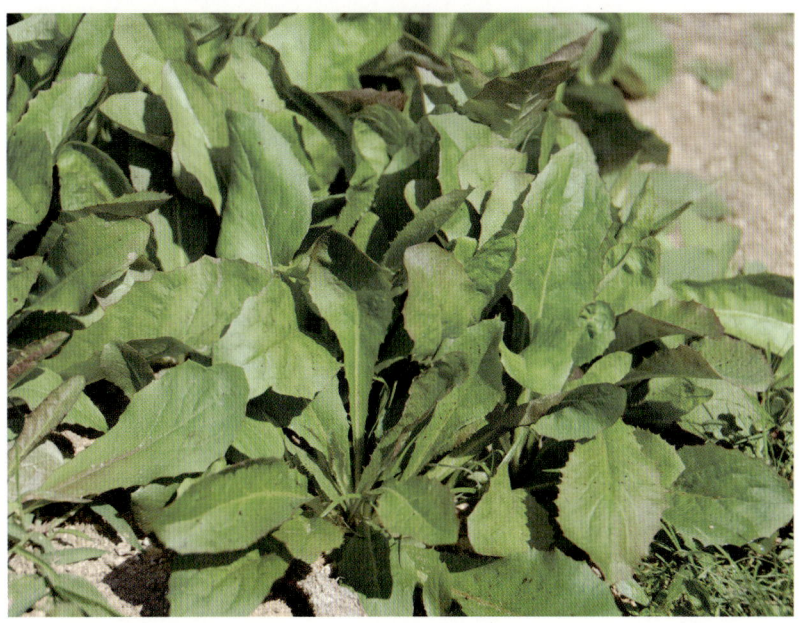
씨앗으로 번식시킨 고들빼기. 잎이 크고 부드러우며 연한 녹색이다.

2장 | 암을 이기는 맛있는 산나물 81

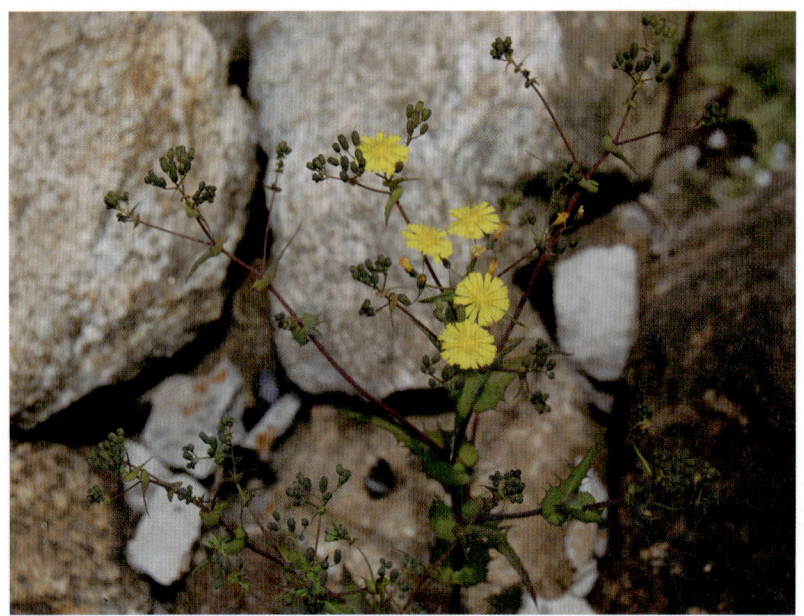

고들빼기 꽃

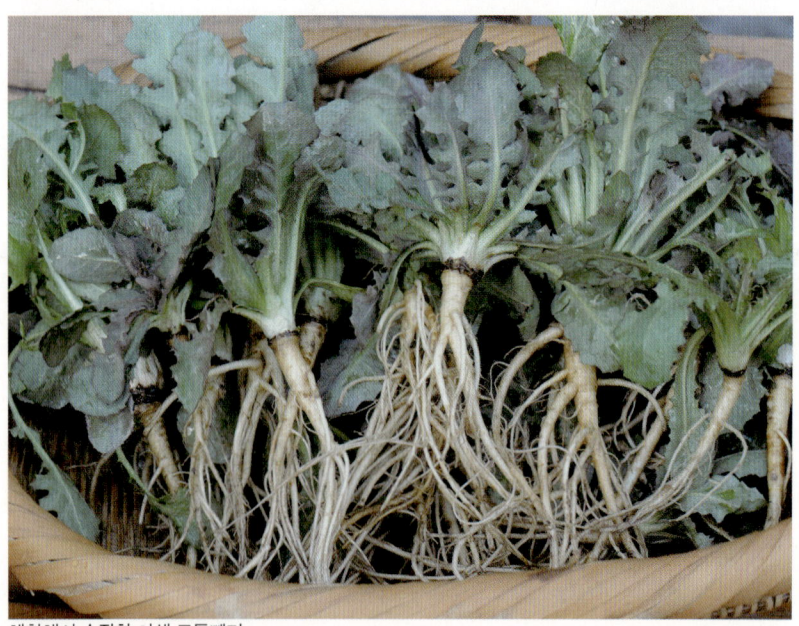

채취해서 손질한 야생 고들빼기

고들빼기(날것)의 영양 성분(가식부 100g당)

단위 mg

일반 성분	칼로리(kcal)	수분	단백질	지질(지방)	회분	탄수화물	
						당질	섬유소
	40	85.8	3.5	0.6	1.1	7.5	1.5

단위 mg

기능성 성분	무기물					비타민			
	칼슘	인	철	나트륨	칼륨	베타카로틴(㎍)	B₁	B₂	니아신	C
	101	69	6.6	10	250	670	0.09	0.12	0.7	19

출처 : 농촌진흥청, 1997

의 경우 20.7~85.2%의 억제 활성을 나타냈다.

약용·식용법

뿌리를 약재로 쓰는데, 봄에서 여름 사이에 채취하여 햇볕에 말려서 쓰거나 날것을 그대로 쓴다.

달여서 마신다 말린 약재를 1회에 5~10g씩 200㎖의 물에 넣어 반으로 줄게 달여서 복용한다. 종기를 치료하려면 생뿌리를 짓찧어 환부에 붙인다.

식용할 때의 손질법 이른 봄에 고들빼기를 캐서 잔뿌리를 떼고 잘 다듬어 끓는 물에 데친 뒤 찬물에 담가 쓴맛을 우려낸다. 오래 담가 두면 향미가 없어지므로 주의한다.

고들빼기나물 데친 고들빼기의 물기를 꼭 짠 뒤 된장·고추장·파·마늘·참기름·깨소금을 넣고 무쳐 먹는다.

쌈으로 먹는다 쓴맛을 좋아하는 사람은 날것 그대로 쌈으로 먹기도 한다. 잎이 큰 것을 골라 쌈장에 찍어 먹는다.

고들빼기김치 늦가을에 고들빼기를 캐어 며칠간 물에 담가 쓴맛을 우려낸 뒤 김치를 담근다. 입맛을 돋우고 소화에 도움이 된다.

고비

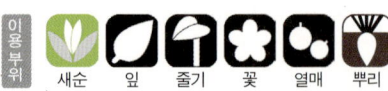

고비과

학명/별명	*Osmunda japonica* THUNB. / 미채 · 고비나물
채취 시기	봄, 깊은 산에서는 초여름까지. 말린 잎이 펴지기 직전까지가 나물 시기
먹는 방법	주로 말려서 묵나물로 이용, 볶음 · 된장국
효 용	유행성 감기에 효과

    고비는 고사리와 함께 대표적인 산나물로서 어린순을 꺾어 물에 삶아 말려 묵나물로 먹는다. 다 자라면 높이가 1m 정도로 고사리보다 키가 크며, 어린잎은 흰 솜털로 덮여 있다가 자라면서 적갈색으로 변한다. 평안도와 함경도를 제외한 우리나라 전역의 습한 들판이나 야산에 군생하며, 지리적으로는 동아시아의 온대 지역인 평지에서부터 고산지대인 히말라야 산맥까지 널리 분포한다.

    도깨비고비 · 흰꽃고비 · 풀고비 · 호랑고비 등 여러 종이 있으며, 나물로 식용하는 종류는 주로 참고비와 붉은고비(팥고비)이다. 한방에서 약용할 때에는 고비 종류 대부분을 사용하지만 그중에서 약용으로 가치가 높은 호랑고비(범고비)의 뿌리를 채취해서 주로 사용하고 있다.

    잎은 영양잎과 포자엽으로 나누어지는데, 우리가 흔히 고비라고 하여 먹는 쪽은 영양엽이다. 둥글게 말려 있는 영양잎의 새싹 줄기로, 잎이 피기 시작하면 딱딱해져서 식용으로 이용할 수 없다. 영양엽의 어린잎은 아기 주먹처럼 둥글게 감겨 있다가 자라면서 풀리는데 적색 바탕에 흰색 털로 덮여 있다가 자라면서 서서히 풀려 길이 30cm를 넘는 큰 잎으로 변한다. 이 영양엽과 포자를 만드는 생식엽 2가지가 한 포기에서 돋아난다.

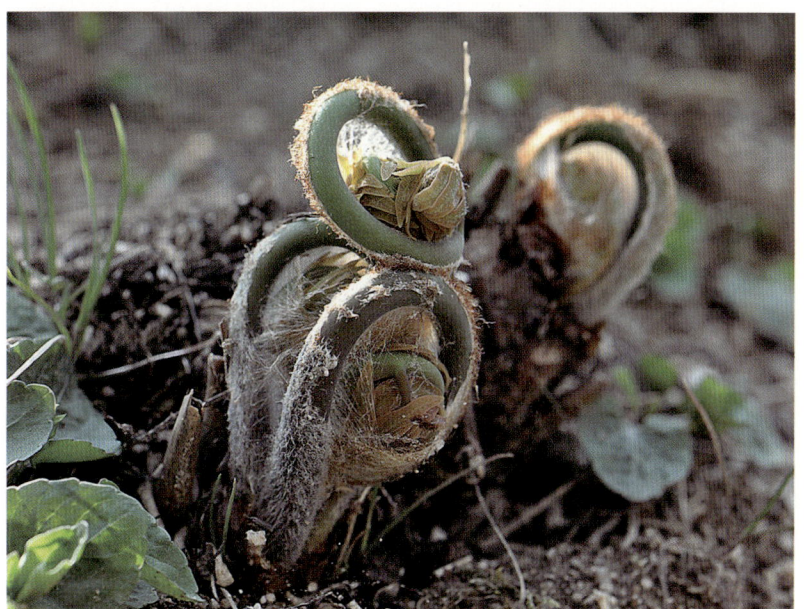
고비의 어린순은 갈색을 띠며, 잎이 말려 들어간 상태에서 어느 정도 자란다.
ⓒ 자연과 식물

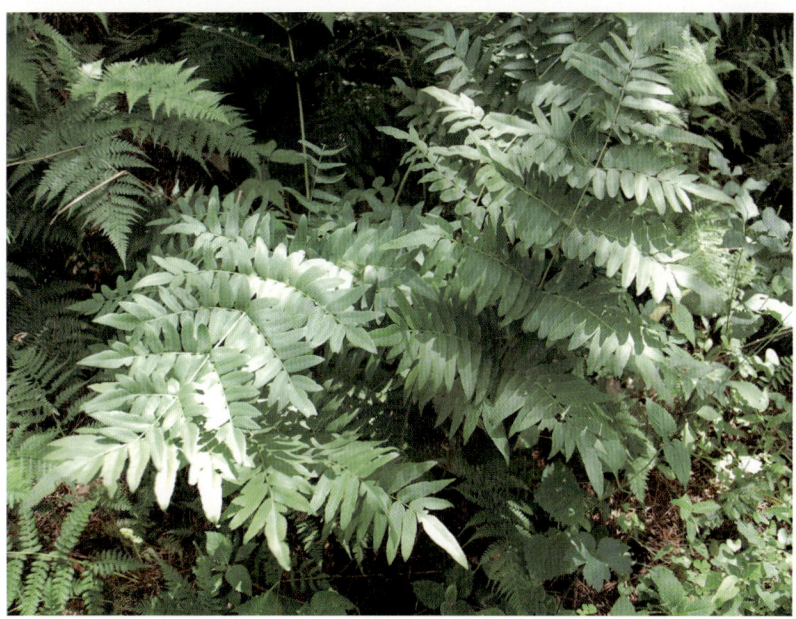
초여름에는 고비의 잎이 무성해진다.

고비(말려서 삶은 것)**의 영양 성분**(가식부 100g당)

단위 mg

일반 성분	칼로리(kcal)	수분	단백질	지질(지방)	회분	탄수화물	
						당질	섬유소
	20	92.4	1.8	0.1	0.2	3.5	1.5

단위 mg

기능성 성분	무기물					비타민			
	칼슘	인	철	나트륨	칼륨	베타카로틴(㎍)	B₁	B₂	니아신	C
	22	17	0.5	4	20	9	0	0.01	0.2	0

출처 : 식약, 1996

　고비에는 양질의 단백질·섬유소·무기물·비타민 등의 일반 성분과, 니코틴산·시토스테롤을 비롯한 수십 종류의 특수 성분이 들어 있다.

　옛부터 건위·정장·강장 및 해열 효과가 알려져 왔으며, 감기·토혈·최유·빈혈·이뇨·혈변·월경 과다·대하증·신경통·임질·각기·수종·복통 등 다양한 증상에 약재로 쓰여 왔다. 뿌리는 한방에서 임질·각기·수종·풍한·마비증·허리와 등의 동통 등에 주로 사용하고 있으며, 폐기가 손상되어 나타나는 유행성 감기나 사스와 같은 증상에 치료제로 활용하기도 한다. 민간에서는 고비 줄기를 풍한·마비증·허리 등의 동통에 사용하기도 한다.

　고비도 고사리와 마찬가지로 비타민 B₁의 흡수를 방해하는 아네우리나아제 효소가 있어서 일단 묵나물로 만들어 먹는 것이 안전하다. 일상에서 반찬으로 사용하면 몸을 이롭게 하는 작용이 크다.

약용·식용법

뿌리줄기를 약으로 달여 마신다 뿌리줄기를 가을이나 봄에 채취하여 햇볕에 말려 잘게 썬다. 말린 것 4~6g을 200㎖의 물에 넣고 반으로 줄 때까지 달여 마신다(1회 분량).

고비 나물 어린순을 꺾어 끓는 물에 삶아서 말려 두었다가 다시 끓는 물에 삶아 불려서 나물로 볶아 먹는다. 국을 끓여 먹거나 고기찜·튀김 등으로 조리해 먹기도 한다. 고사리처럼 육개장이나 비빔밥의 재료로 이용되지만 고사리에 비해 귀하고 값이 비싸 흔하게 이용하지는 않는다.

나물로 먹을 때 손질법 고비는 떫고 쓴맛이 많아 날것으로 먹지 못한다. 하얀 솜털을 제거한 뒤 끓는 물에 데쳐서 뜨거운 상태 그대로 발에 널어 말린다. 말릴 때 손으로 비벼서 말리면 훨씬 부드러워진다. 경우에 따라 삶는 물에 중조를 넣기도 한다.

말린 것을 다시 불릴 때 뜨거운 물에 담가 약한 불에 올려놓고 손으로 비벼 주면 처음처럼 말랑말랑하게 부푼다. 이것을 몇 번 물을 갈아낸 뒤에 조리한다.

원예용 재료로 이용 고비의 묵은 포기의 줄기나 수염뿌리는 까맣고 굳어 있는데, 이것을 잘게 썰어서 말린 것을 '오스만다' 또는 '오스만다루트'라고 하여 물이끼와 함께 고급 양란류의 재배에 식부 재료로 쓴다.

고사리

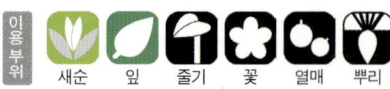

고사리과

학명/별명	*Pteridium aquilinum* var. *latiusculum* (DESV.) UNDERW. / 궐아채·용두채
채취 시기	봄부터 초여름. 어린순 끝에서 잎이 나기 전
먹는 방법	어린순을 삶아 말려 두고 나물로 먹으며, 뿌리에서 전분을 채취
효 용	이뇨·통변·부종·통경·해열·설사·황달·대하증 등에 이용

　고사리만큼 우리 민족의 역사와 함께 해 온 나물도 드물 것이다. 미끈미끈한 질감과 고소한 맛은 나물 중에서도 최고로 꼽힌다. 식용하는 어린순은 주먹을 쥔 모양이어서 '권두채(拳頭菜)'라는 별명이 있다. 한방명으로는 '궐채' 또는 '길상채'라고 한다.

　전국 각지의 고원·낮은산·들판의 햇볕 잘드는 기름진 땅에 군생하는 생명력이 강한 다년생 식물이다. 매년 같은 곳에서 나므로 성장한 잎을 발견하면 장소를 기억해 두었다가 지난해 시든 잎을 표지로 삼아 주위를 찾아보면 쉽게 채취할 수 있다. 일본·중국·시베리아 등 북반구의 온대에서 아한대에 걸쳐 널리 분포하고 있다.

　땅속에 굵은 육질의 검은 뿌리가 옆으로 기듯이 뻗어 가며 부정아가 나와서 높이 60~100㎝로 자라는데 8월에 포자가 날아간다.

　고사리는 뿌리와 줄기에 전분이 43%나 될 정도로 풍부하여 전통적으로 고마운 구황 식물이었다. 고사리를 분쇄하여 물에 담가 전분을 분리하여 만든 고사리떡은 보릿고개나 춘궁기를 넘기는 귀중한 식량이었다.

　옛부터 뿌리와 줄기를 이뇨·통변·부종·통경·해열·설사·황달·대하증 등에 이용해 왔다. 특히 뿌리는 습진이나 종양 등에 효과

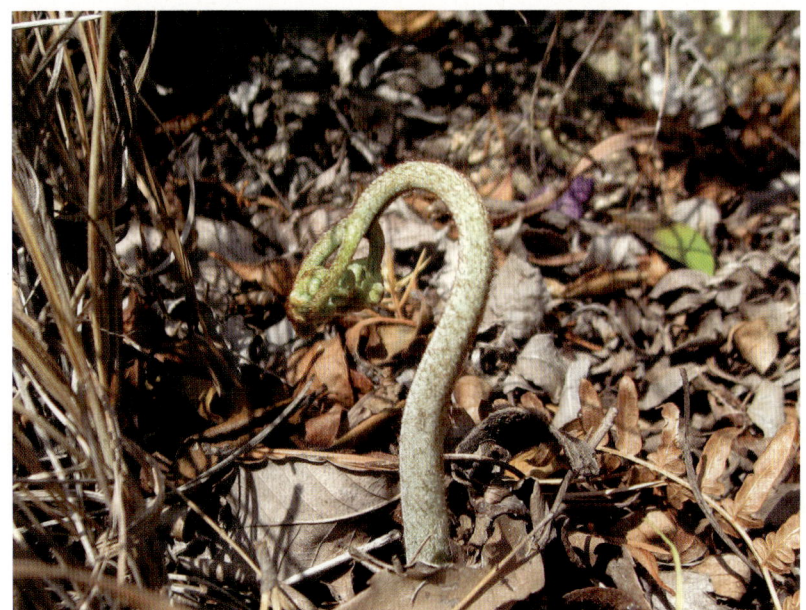

고사리 어린순
ⓒ 박주태

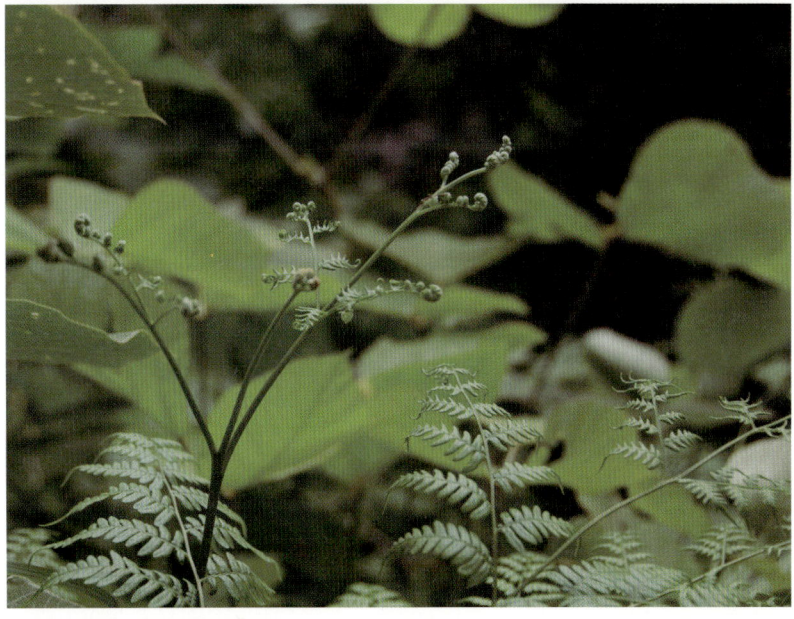

초여름 무렵에는 잎이 넓게 퍼진다.

고사리(삶은 것)의 영양 성분(가식부 100g당)

단위 mg

일반 성분	칼로리(kcal)	수분	단백질	지질(지방)	회분	탄수화물	
						당질	섬유소
	21	91.8	3.2	0.3	0.3	3.0	1.4

단위 mg

기능성 성분	무기물					비타민			
	칼슘	인	철	나트륨	칼륨	베타카로틴(㎍)	B₁	B₂	니아신	C
	15	40	1.4	5	185	41	0	0.02	0	0

출처 : 식약, 1996

있는 약재로 이용되었다.

  고사리에는 피를 맑게 하고 머리를 깨끗하게 해 주는 칼슘·칼륨 등의 무기물 성분도 풍부하여 공해로 인한 현대 문명병에 좋은 효과를 얻을 수 있다.

  최근에 브라켄톡신(푸타퀴로시드)라는 독성 물질이 있는 것으로 밝혀져 기피하는 경우가 있는데, 이 성분은 열에 약하며 산과 알칼리에서 쉽게 분해되기 때문에 삶고 요리하는 과정에서 대부분 제거된다. 쥐 실험을 통한 연구 보고에 의하면, 사람 몸무게로 환산했을 때 하루 320g을 매일 먹어야 발암성을 나타낼 수 있다고 하니 우리 식생활 습관상 염려할 일이 못 된다. 실제로 고사리를 삶아서 물에 담가 쓴맛 성분을 우려내고 실험한 결과 오히려 발암 물질에 대해 억제 효과를 나타냈다. 이와 같이 고사리에는 독성 물질이 들어 있다 하더라도 삶아서 물에 담가 두는 과정에서 대부분 제거되며, 물에 녹지 않는 성분들은 발암 억제 효과를 나타낸다.

  또 고사리의 아네우라제라는 특수한 효소는 내열성이 강한 비타민 B₁을 파괴하므로 함께 먹은 식품의 비타민 B₁을 파괴시켜 비타민 B₁ 결핍증에 걸려 몸이 나른하고 피로하기 쉬우며, 심하면 각기병에 걸릴 수가 있는 것으로 알려져 있다. 하지만 이 역시 나물 반찬으로 먹는 정도면 걱정할 것이 없고, 식생활에 미치는 고사리의 영양상 이점이 매우 크다.

고사리는 해열·이뇨 효능이 있어서, 설사·황달·열이 나는 중세·대하증 등에 써 왔다.

약용 · 식용법

채취하는 법 주먹처럼 말려 있는 새싹을 식용하는데, 손으로 구부렸을 때 자연스럽게 꺾이는 부분이 있으므로 그렇게 채취하면 달리 다듬을 필요가 없다. 채취한 고사리는 손의 온기에 의해 금세 딱딱해지므로 절단면을 아래쪽으로 향하게 하여 바구니 등에 넣는다.

야뇨증에 약용 적당한 양의 고사리를 물로 진하게 달여서 한 번에 한 컵씩 하루에 세 번 식전에 먹는다. 꿈이 많으면서 잠을 깊이 들지 못할 때는 양념을 하여 반찬으로 먹는다.

나물 손질법 일반적으로 고사리를 물에 삶아서 손질하지만 삶으면 부드러워져서 씹는 맛이 없어지므로 뜨거운 물을 부어 쓴맛을 빼기도 한다.

일본 사람들의 손질법 나뭇재나 중조를 뿌리고 고사리가 잠길 만큼 뜨거운 물을 부어 하룻밤 두었다가 물로 헹군다. 쓴맛이 남아 있을 때는 물을 버리고 다시 뜨거운 물을 부은 다음 그대로 식힌다.

고사리 조리법 감칠맛이 있는 재료와도 궁합이 좋다. 고사리만 단독으로 나물로 볶아 먹기도 하지만 생선이나 조개류와 함께 조림 요리를 하기도 한다. 육개장에 빠지지 않는 재료이다.

곤드레나물

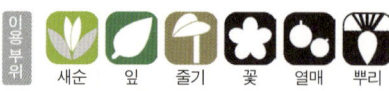

국화과

학명/별명	*Cirsium setidens* NAKAI / 도깨비엉겅퀴 · 고려가시나물
채취 시기	5월이 적기. 봄에 나는 순을 먹지만 가을까지 생장점의 순을 먹을 수 있다
먹는 방법	곤드레밥 · 묵나물 · 국거리 · 볶음용
효 용	지혈 · 소염 · 이뇨 작용 및 혈액 순환 개선

곤드레나물의 표준어는 고려엉겅퀴로, 우리나라에만 있는 토종 식물이다. 곤드레나물의 큰 잎이 바람에 이러저리 흔들리는 모습이 마치 술에 취해 곤드레만드레하는 몸짓과 비슷하다 하여 붙여졌다고 한다.

줄기가 곧게 서고 많은 가지가 나와 사방으로 퍼진다. 잎은 어긋나고 잎가장자리에는 잔가시가 나 있으며, 잎끝은 뾰족하지만 잎밑은 다소 넓다. 꽃은 가지 끝에 두상(頭狀) 꽃차례로 무리져 달리는데 7~10월에 보라색으로 핀다. 봄철에 어린순을 뜯어 나물로 먹는데, 5월이 채취하기에 적기로 알려져 있다.

어린잎과 줄기를 데쳐서 우려내어 묵나물 · 국거리 · 볶음용으로 이용한다. 무기물과 비타민 등 각종 영양소를 함유하고 있어 맛이 좋은 산나물이며, 보릿고개 시절에는 죽을 끓여 먹었던 유용한 구황 식물이기도 하다. 우리나라의 산나물이 500여 종이나 되지만, 곤드레나물은 특히 중요한 위치에 있던 나물이었다.

곤드레는 맛이 부드러우며, 향기가 없는 것이 특징이다. 특히 단백질을 비롯하여 인과 비타민 A가 풍부하게 들어 있어 비타민과 무기물의 보급원이기도 하다.

곤드레를 쌀과 섞어서 밥을 지어 양념장과 곁들여 비벼 먹으면 그

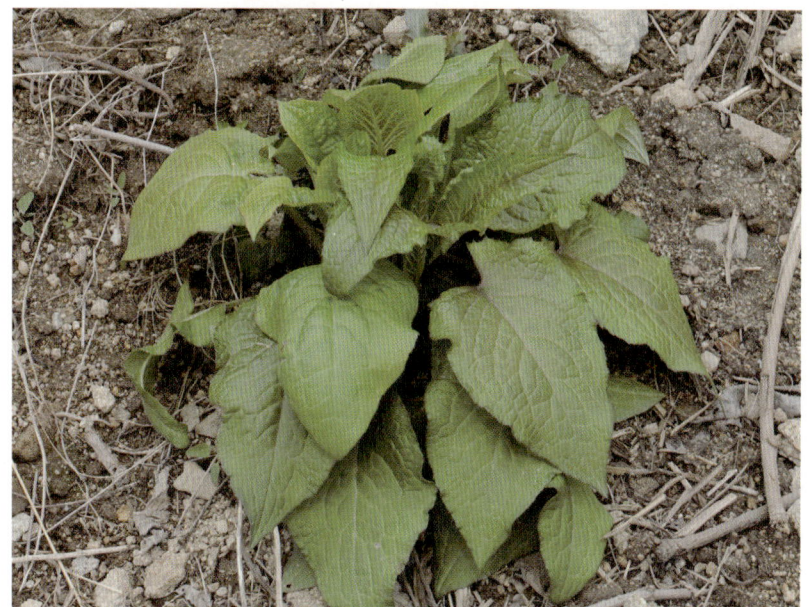
곤드레 어린순

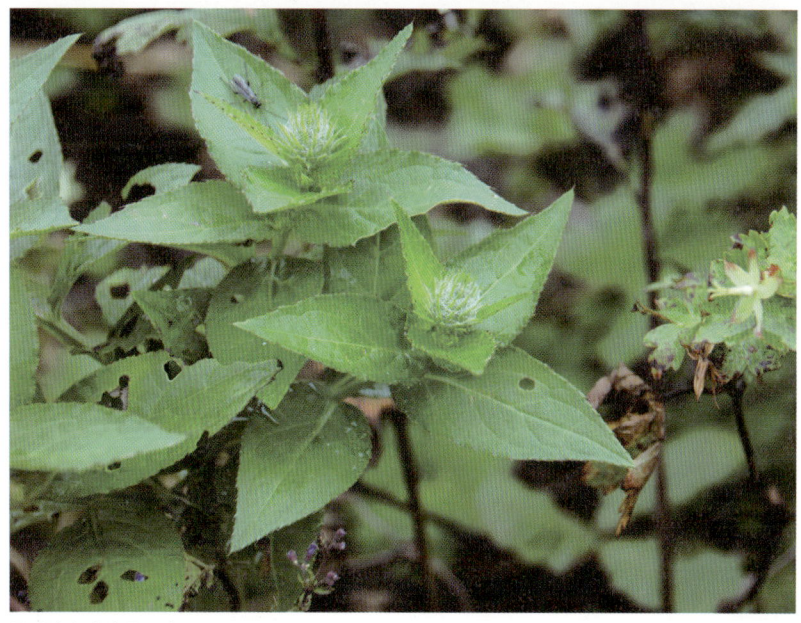
곰배령의 야생 곤드레

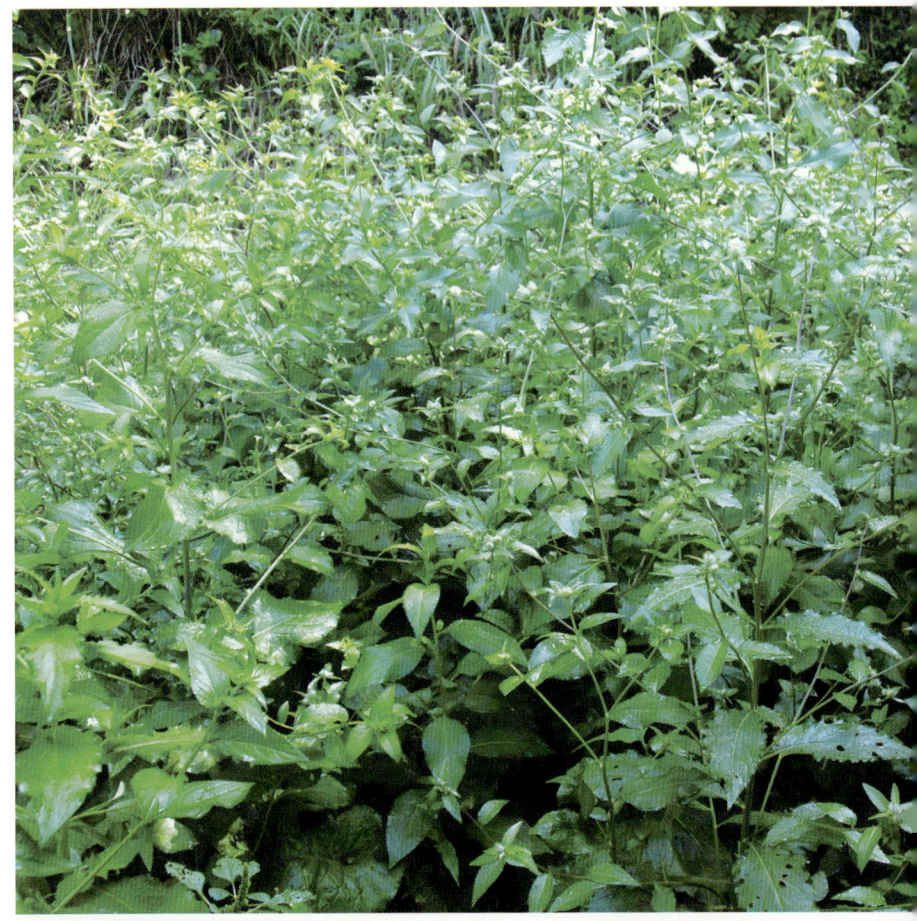
농가에서 재배한 곤드레

맛이 일품이며, 최근에 특히 건강식으로 좋은 호평을 받고 있다. 곤드레나물은 민간에서 곰취와 같은 용도로 약용에 사용되어 왔으며, 주로 부인병에 사용되어 왔다. 지혈·소염·이뇨 작용이 있으며, 혈액 순환 개선으로 당뇨병·고혈압 등의 생활습관병을 치료하고, 정맥을 확장하여 정맥종을 치료하는 효과가 있다고 알려져 있다.

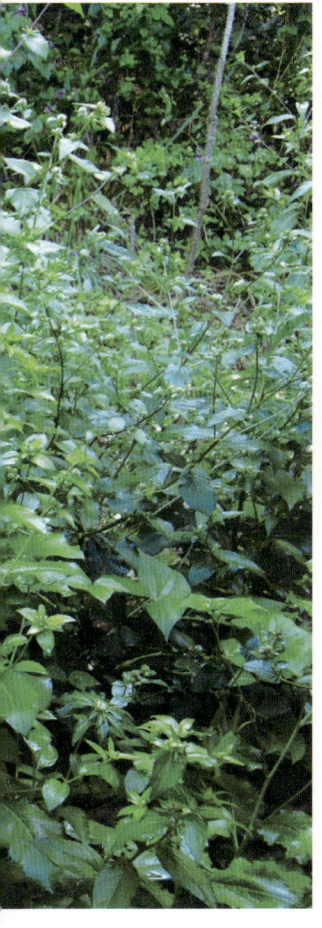
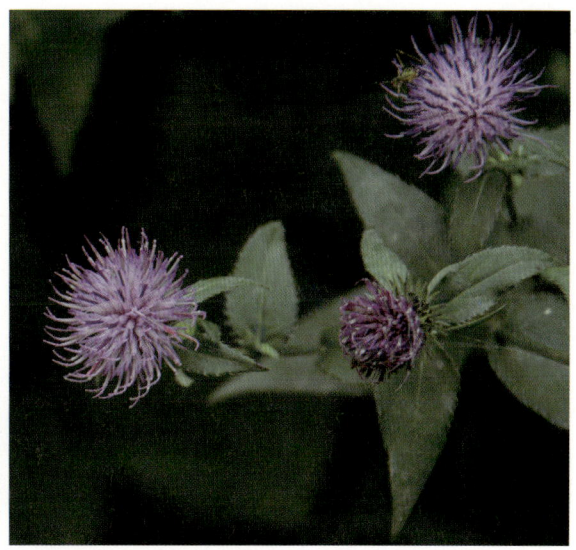

곤드레나물 꽃. 엉겅퀴 꽃과 닮았다.

약용 · 식용법

향이 별로 없어 생으로 먹기보다는 삶아 데친 뒤에 여러 가지로 조리하는 것이 일반적이다.

곤드레나물밥 곤드레 말린 것을 더운 물에 30분 정도 불려 뜸 들일때 밥 위에 얹어 익히면 되고, 전기 밥솥인 경우는 처음 쌀을 안칠 때 나물을 같이 넣으면 된다. 밥에 넣을 때 곤드레나물을 소금과 들기름으로 양념하면 더 맛있다. 이것을 갖은 양념을 한 양념장에 비벼 먹는데, 향기 있는 다른 나물과 섞어도 되고, 콩나물이나 고사리를 넣기도 하며, 마른 김에 싸 먹어도 색다른 맛이 있다.

곤드레된장찌개 일반적인 방법으로 된장찌개를 끓이다가 맨나중에 데친 나물을 충분히 넣으면 되는데, 나물밥과 잘 어울린다.

곰취

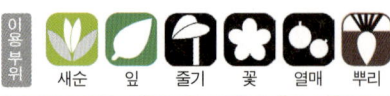

국화과

학명/별명	*Ligularia fischeri* (LEDEB) TURCZ. / 곤달비
채취 시기	봄. 재배한 것은 연중
먹는 방법	생으로 쌈, 데쳐서 나물, 말려서 묵나물
효 용	대표적인 산나물. 가래 삭이는 데 특효, 발암 물질 억제

곰취는 국화과에 속하는 다년생 식물로 키가 약 1m 정도까지 자란다. 깊은 산기슭 풀밭의 약간 습한 곳에서 자생한다.

취나물 중에서도 가장 대표적인 산나물로, 풀 가운데서 가장 큰 잎을 가지고 있으며, 줄기에 붙은 잎은 위로 갈수록 작아지며 잎자루는 줄기를 감싼다. 별명으로는 곤달비라고 불리며, 종류가 제법 다양하여 긴잎곰취·왕곰취·갯곰취·어리곰취·새뿔곰취·화살곰취·왕가시곰취 등이 있다. 꽃은 7~10월 사이에 개화하며, 빛깔은 노랗다.

뿌리 줄기는 짧고 굵으며 가늘고 긴 수염뿌리가 많이 나 있다. 심장 모양의 뿌리잎은 잎자루가 길고 가장자리에는 톱니가 나 있다. 보통 여름철 7~9월에 줄기 윗부분에 노란색 꽃이 촘촘히 모여 핀다.

곰취는 한자로 '웅소(熊蘇)'라고도 하는데, 곰이 유난히 좋아하는 나물이기 때문에 이 이름이 붙여졌다고 전해진다. 또 잎의 모양이 말발굽과 비슷하여 마제엽(馬蹄葉)이라고도 한다.

곰취는 옛날 춘궁기의 구황 식물로, 어린잎을 식용으로 이용해 왔다. 어린잎을 날것으로 쌈을 싸 먹기도 하고 삶아서 쌈을 싸 먹기도 하는데, 상추쌈을 제쳐 두고 즐길 수 있는 별미가 있어 옛부터 산간에서 귀하게 여겼다. 삶은 것은 쌈 외에도 무침·볶음·국거리·찌개 등으

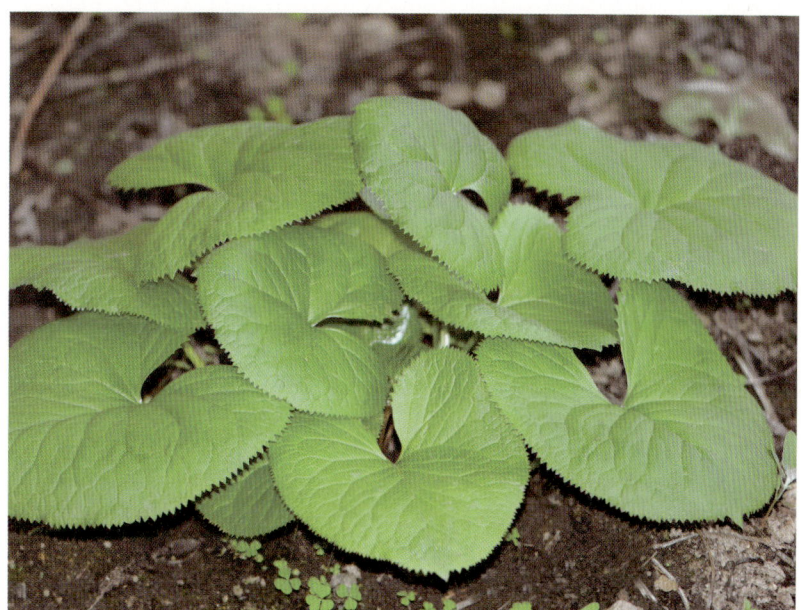
곰취 어린잎

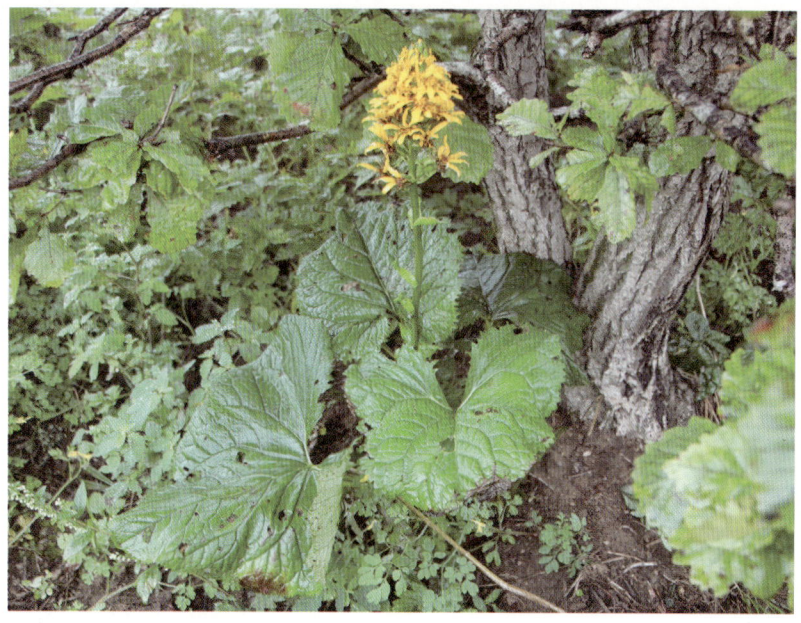
강원도 인제 곰배령 기슭의 곰취. 가을

곰취(날것)의 영양 성분(가식부 100g당)

단위 mg

일반성분	칼로리(kcal)	수분	단백질	지질(지방)	회분	탄수화물	
						당질	섬유소
	37	86.0	2.9	0.4	2.3	6.7	1.7

단위 mg

기능성성분	무기물					비타민			
	칼슘	인	철	나트륨	칼륨	베타카로틴(μg)	B₁	B₂	니아신	C
	241	65	5.7	2	778	4,681	0.09	0.50	0.4	28

출처 : 농촌진흥청, 2002

로 다양하게 조리해 먹을 수 있으며, 말렸다가 묵나물로 이용하기도 한다. 또한 소금에 절여 저장해 두었다가 물로 씻어 나물로 무쳐 먹을 수도 있다. '취'라는 글자가 뒤에 붙은 국화과 산나물들은 모두 '취나물'로 통용되는 경우가 많지만 유독 곰취만은 제 이름을 불러 주는 이유는 크기나 맛, 약효 면에서 워낙 독보적이기 때문일 것이다.

곰취는 약용 효과도 다양하다. 한방에서는 진해·거담·보익·혈액 순환을 원활하게 하는 효능이 있는 것으로 보아, 기침·백일해·천식을 다스리는 치료약으로도 쓴다. 또한 요통·관절통 등에도 효과가 있는 것으로 알려져 있어 민간약으로 널리 쓰인다.

곰취의 뿌리는 산자원(山紫苑)이라 하여 약으로 쓴다. 우리나라에서는 나물로 많이 먹지만 중국에서는 약용으로 더 많이 쓰이는 것으로 알려져 있다. 북한에서 펴낸 《동의학 사전》에서는 곰취의 효능을 다음과 같이 기록하고 있다.

'가을에 뿌리를 캐서 물에 씻어 햇볕에 말린다. 맛은 달고 매우며 성질은 따뜻하다. 기혈을 잘 돌게 하고 기침과 통증을 멈추며 담을 삭인다. 타박상·기침·요통·다리 통증·기침이 나고 숨이 찬데·백일해·폐옹 등에 쓴다. 하루 3~9g을 끓이거나 가루 내어 먹는다.'

곰취는 폐를 튼튼히 하고 가래를 삭히므로, 기침·천식 및 감기의 치료제로 이용되고, 민간에서는 황달·고혈압·관절염·간염 등에 쓴다.

현대 의과학에서도 곰취의 성분 중에 항염·지혈 작용이 있는 것으로 밝혀졌다.

최근에 곰취의 에탄올·메탄올·물 추출물에 대한 돌연변이 억제 효과 실험에서 직접 변이원 물질인 MNNG에 대하여 71~84.7%의 억제 효과를 나타냈으며, 4NQO 변이원에 대해서는 56~77.9%의 돌연변이 억제 효과를 나타냈다. 한편 쥐를 이용한 유전 독성 억제 실험에서는 에탄올 추출물의 경우 최고 57%의 억제 효과를 나타냈고, 메탄올 추출물의 경우는 최고 58%의 억제 효과를 보였다.

한편 에탄올과 메탄올 추출물에 대한 항암 활성을 간암세포를 이용하여 비교 실험한 결과, 각각 79.2%와 89.4%의 높은 암세포 성장 억제 효과를 나타냈다. 특히 에탄올 추출물을 더욱 용매 분획하여 실험한 결과, 에틸아세테이트 분획물에서 94%의 높은 항암 활성을 나타냈고, 자궁암세포에 대해서 에탄올 추출물이 50~56%의 억제 활성을 나타냈다. 특히 폐암세포에 대해서는 91%의 높은 억제 활성을 나타냈다. 이와 더불어 곰취 추출물의 항산화 효과가 높게 나타남으로써 의학계와 식품업계 전반에서 큰 관심을 끌고 있다.

약용·식용법

약으로 쓸 때는 뿌리줄기와 잔뿌리를 함께 약재로 사용하는데, 가을에 캐어서 줄기를 잘라 버리고 물로 깨끗이 씻어서 햇볕에 말린다.

달여서 마시기 말린 약재를 잘게 썰어 1회에 2~4g씩 200㎖의 물로 달이거나 곱게 가루로 빻아 복용한다.

곰취쌈 연한 잎을 채취하여 물에 깨끗이 씻어서 물기를 털고 된장이나 고추장 또는 쌈장을 얹어 쌈을 싸 먹는다. 특히 구운 고기를 먹을 때 상추와 깻잎 대신 먹으면 향기가 좋고 항암 효과가 있다. 어린이들이 날것을 싫어한다면 끓는 물에 살짝 데쳐서 찬물에 얼른 헹군 뒤 물기를 꼭 짜서 쌈으로 먹여도 좋다. 하지만 날것으로 먹을 때 향기와 씹는 질감이 가장 좋다.

곰취장아찌 곰취를 물에 깨끗하게 씻어서 물기를 잘 뺀 뒤 장아찌 용기에 담는다. 냄비에 간장·물·맛술(또는 산야초 효소액)·식초·설탕 약간을 넣어 끓여서 식힌 뒤에 곰취에 붓고 뜨지 않게 눌러 담아 냉장 보관한 뒤 다음날 간장물을 따라내어 다시 끓여서 식혀 곰취에 붓고 1개월 간 냉장 보관으로 숙성시킨다.

냉이

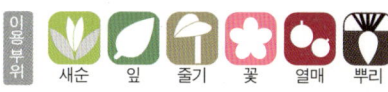

십자화과

학명/별명	*Capsella bursa-pastoris* (L.) MEDICUS / 나상구·나숭개·나시·나생이
채취 시기	땅이 녹자마자. 2~3월에 뿌리째 캔다
먹는 방법	전초를 데쳐서 나물로 먹으며, 된장국에 넣으면 향미가 좋다
효용	춘곤증 없애고 입맛 돋워 주며, 이뇨·해열 작용, 안질·변비에도 효과

봄의 일곱 가지 풀의 하나로, 옛부터 구황 식물로 이용되어 왔다. 지방에 따라 나상구·나숭개·나시·나생이 등으로 불리며, 호생초라고도 한다. 한의학에서는 냉이 씨를 약재로 쓰는데 이를 석명자 또는 제채자라고 한다.

빈터나 길가, 밭이나 초지 등 어디서나 자라는 10~50cm의 두해살이 식물로, 풀 전체에 털이 있으며 곧게 자라고 가지가 많이 갈라지며 뿌리가 곧고 백색이다. 5월에 흰 꽃이 피는데 한국과 일본 그리고 북반구의 온대 지방에 분포한다.

냉이는 간을 튼튼하게 하고 눈을 밝게 하며, 기운을 돋우어 주고 위장을 튼튼하게 하며, 소화를 잘되게 하고 소변을 잘 나오게 하며 출혈을 멎게 하는 데 효력이 있다.

이른 봄에 몸이 나른하고 기운이 없으며 입맛이 없을 때 냉이를 잘게 썰어서 죽에 넣어 끓여 먹으면 곧 기력을 되찾을 수 있다.

냉이에는 비타민이 많이 들어 있는데 비타민 A는 잎에 많다. 비타민 A는 항암 효과가 있기 때문에 봄의 신선한 냉이를 나물로 무쳐 되도록 많이 섭취하는 것은 대단히 바람직하다. 한편 비타민뿐만 아니라 단백질은 나물·채소 중에서 가장 많은 편에 속하며, 칼슘과 철분이 많아 춘

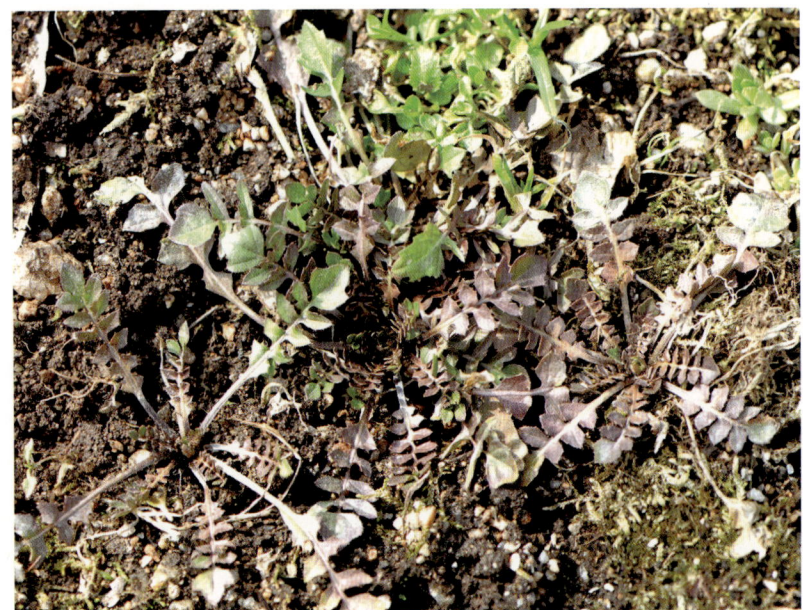

이른 봄 먹기 알맞은 냉이. 이때가 가장 뿌리가 실하고 맛이 좋다.

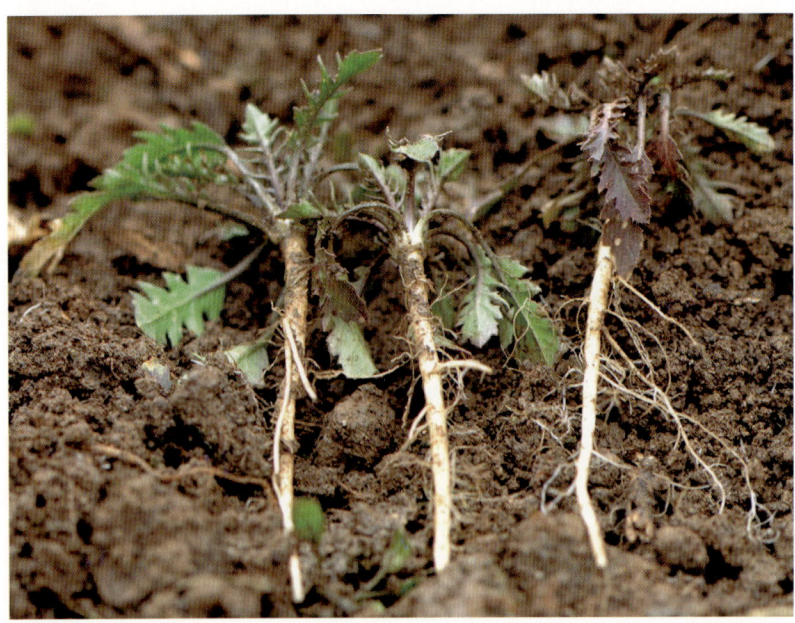

밭에서 캔 냉이

냉이(날것)의 영양 성분(가식부 100g당)

단위 mg

일반 성분	칼로리(kcal)	수분	단백질	지질(지방)	회분	탄수화물	
						당질	섬유소
	31	87.8	4.7	0.7	1.4	3.8	1.6

단위 mg

기능성 성분	무기물					비타민			
	칼슘	인	철	나트륨	칼륨	베타카로틴(㎍)	B₁	B₂	니아신	C
	145	88	5.2	15	288	1,136	0.18	0.32	1.3	74

출처 : 식약, 1996

곤증을 없애 주며 입맛도 돋우어 주는 알칼리성 식품이다. 채취는 2~3월쯤 잎이 쇠기 직전에 뿌리째 캔다.

　냉이는 성질이 따뜻하고 맛은 달며 독성은 없다. 비장을 좋게 하며 특히 간장 질환에 좋다. 몸이 차가워서 생기는 이질을 치료하는 효과가 있으며, 이뇨 작용이 있어 전신이 붓고 소변을 잘 못 보고 소변 색깔이 우윳빛인 증상에 효과가 있으며, 토혈·대변 출혈·자궁 출혈 및 생리의 양이 지나치게 많은 증상에 지혈 효과가 있다. 또한 눈이 충혈되고 아픈 증상을 치료하고, 출산 후 나타나는 부종에 효과가 있다.

　최근 연구 결과 각종 변이원 물질에 대해서 냉이 생즙이 45.8~95.2%의 높은 억제 활성을 나타낸다는 사실이 밝혀졌다.

약용·식용법

이른 봄에 언 땅이 녹자마자 캐는 것이 가장 맛있다. 꽃대가 올라오기 시작하면 잎이 푸석해지고 뿌리에 심이 생겨 질겨지므로 잎의 색이 보랏빛이 돌고 윤기가 있을 때 부지런히 캐어 먹는다.

　약용으로 쓸 때 뿌리를 포함하여 모든 부위를 약재로 쓴다. 꽃이 필 때 채취하여 햇볕에 말려서 쓰거나 날것으로도 쓰는데, 날것은 녹즙

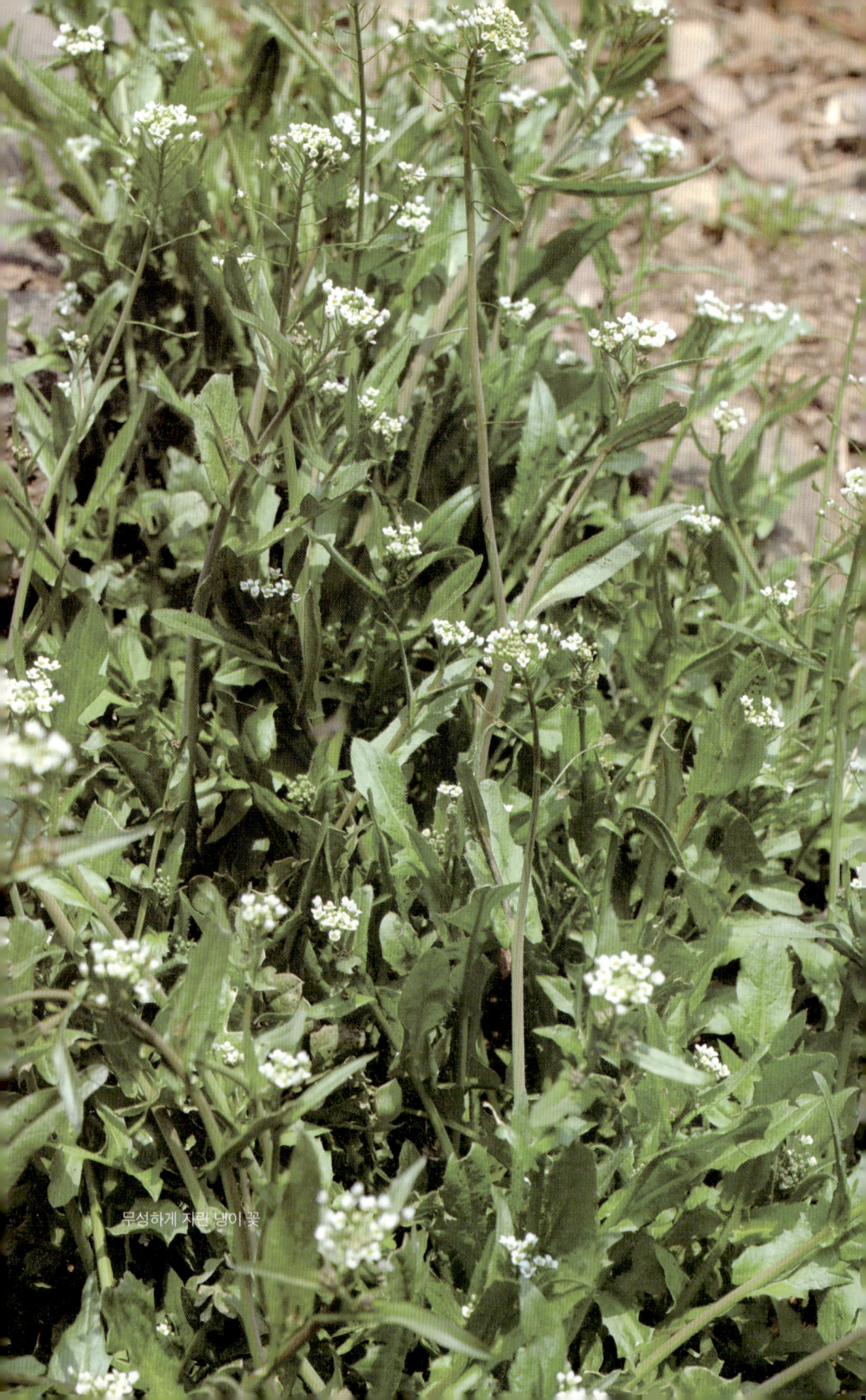

무성하게 자란 냉이 꽃

에 많이 사용한다. 말린 것은 쓰기 전에 잘게 썰어서 이용한다. 말린 약재를 1회에 4~8g씩 200㎖의 물로 달이거나 가루로 빻아 복용한다.

식용할 때의 손질법 냉이는 봄철 입맛을 살리는 데 매우 좋은 나물이다. 꽃이 피기 전에 뿌리째 캐서 깨끗이 다듬어서 이용한다. 뿌리가 실한 것이 더 부드럽고 단맛이 많이 난다.

뿌리가 굵은 것은 잎과 뿌리를 나누어 뿌리를 길이대로 반으로 찢어서 손질한다.

냉이국 밥을 해 먹을 쌀을 씻을 때 깨끗한 쌀뜨물을 받아 놓는다. 냄비에 쌀뜨물을 담고 된장을 삼삼하게 푼 뒤 손질하여 씻은 냉이를 넣고 끓인다. 이때 영양 성분 중의 무기물은 파괴되지 않으나 열에 약한 비타민 B_1이나 C는 많이 파괴되므로 지나치게 익히는 것은 좋지 않다. 모시조개를 넣어 끓이면 더욱 좋다.

냉이나물 손질한 냉이를 물에 데쳐 찬물에 헹구어 물기를 꼭 짠 뒤 고추장양념(고추장·된장·마늘·파·참기름·깨소금)으로 무친다.

노루귀

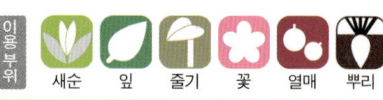

미나리아재비과

학명/별명	*Hepatica asiatica* NAKAI / 노루귀풀 · 파설초 · 설할초
채취 시기	봄
먹는 방법	연한 잎을 데쳐서 나물로 먹는다
효 용	진통 작용, 치통 · 복통 등에 효과

 미나리아재비과에 속하는 다년생 식물로서, 전국 각지에 분포하며, 높은 산의 나무 밑이나 숲속에서 잘 자란다. 옛부터 약용 · 관상용 · 식용으로 이용해 왔다. 봄에 어린잎을 나물로 먹고, 이른 봄에 피어나는 꽃이 아름다워 관상용으로 많이 심는다. 한방명은 '장이세신'으로, 옛부터 진통 작용이 있어서 두통 · 창종 · 충독 · 치통 · 복통 · 장염 등에 효과를 보여 왔다. 민간에서는 8~9월에 포기째 채취하여 두통과 장 질환에 약으로 쓴다.

 우리나라 말고도 중국 헤이룽강 등지에 분포한다. 북아메리카 동부 지역에서 흔히 볼 수 있는 종류로는 잎에 비단과 같은 털이 나 있는 헤파티카 아메리카나가 있다. 유럽과 북아메리카에서 흔히 자라는 헤파티카 노빌리스는 독을 지니고 있는데 때때로 호흡기 질환을 치료하는 약초로 쓰인다.

 우리나라에는 3종이 자라는데 노루귀가 가장 흔하며, 끼노루귀는 남쪽 섬에서만 자라고, 섬노루귀는 울릉도에서 자란다.

 꽃은 새 잎이 나오기 전인 이른 봄부터 4월 사이에 자주색, 옅은 자주색, 파란색, 분홍색 또는 하얀색으로 피는데, 잎보다 먼저 긴 꽃대 위에 1개씩 붙는다. 꽃 지름은 약 1.5cm이다. 총포는 3개로 녹색이고 흰

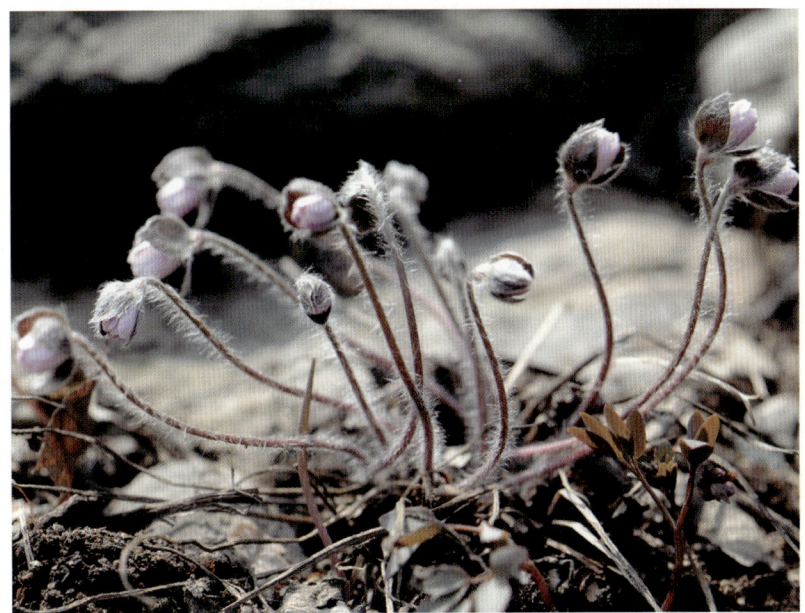

꽃은 푸른 잎보다 먼저 긴 꽃대 위에 한 개씩 붙는다. 꽃이 아름다워 관상용으로 많이 심어 가꾼다.

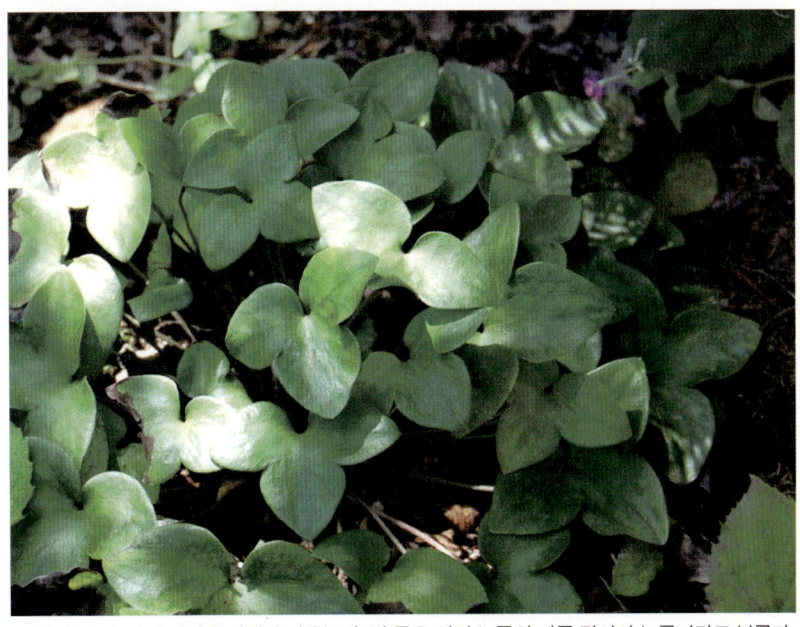

꽃이 진 뒤 세 갈래 잎이 뿌리에서 나오는데, 털 돋은 잎이 노루의 귀를 닮아서 노루귀라고 부른다.

2장 | 암을 이기는 맛있는 산나물 107

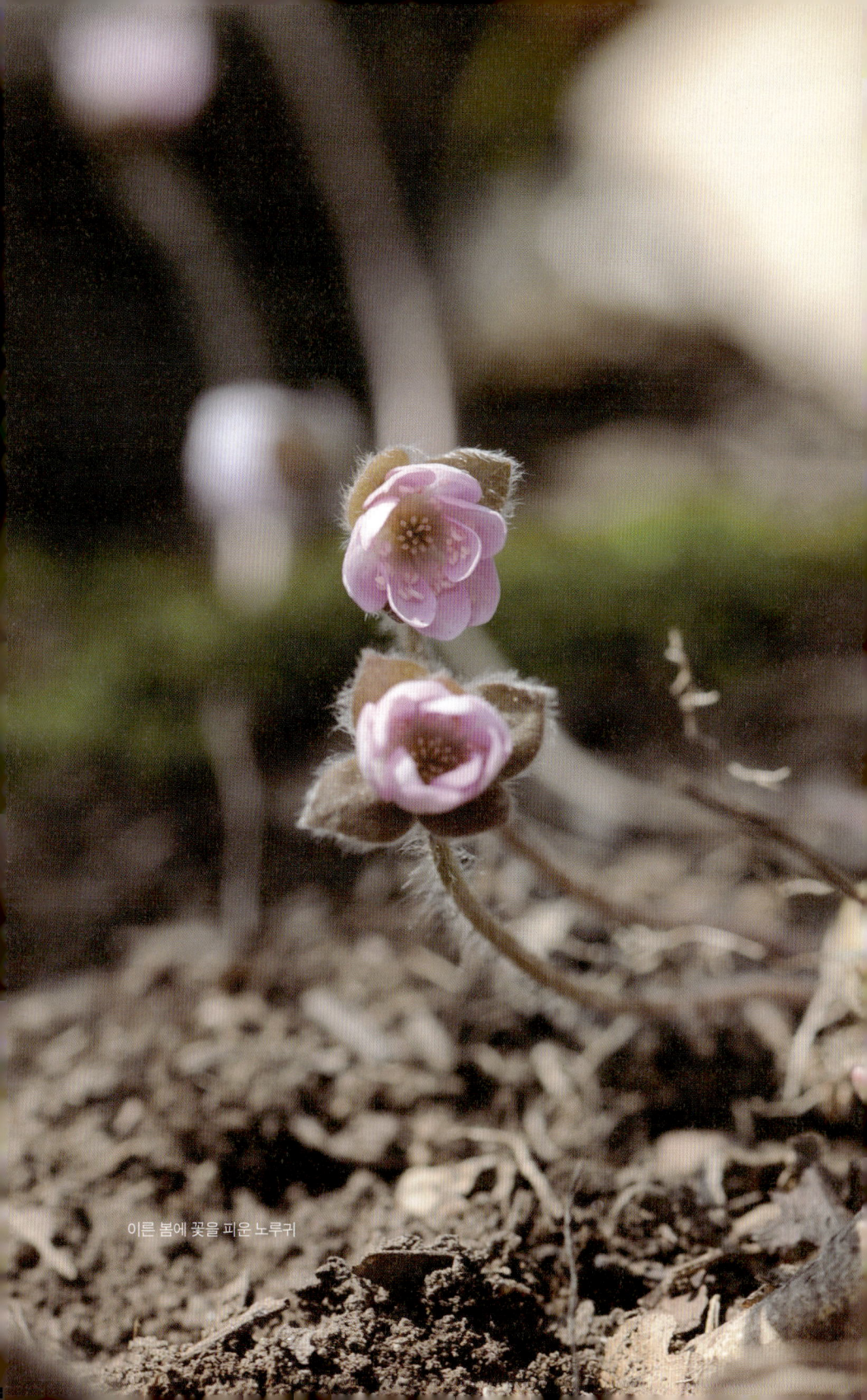

이른 봄에 꽃을 피운 노루귀

털이 빽빽이 난다. 꽃잎은 없고 꽃잎 모양의 꽃받침이 6~8개 있다. 꽃받침은 대부분 연한 자줏빛이며 수술과 암술이 여러 개 있다.

꽃이 진 다음에 토끼풀 비슷한 세 갈래 잎이 뿌리에서 나오는데, 털이 돋은 잎이 나오는 모습이 노루의 귀 같다고 해서 노루귀라고 부른다. 줄기가 없고 키가 작은데, 많은 마디가 있는 짤막한 뿌리줄기에서는 여러 개의 잎이 뭉쳐 나고 긴 잎자루가 있으며 3개로 갈라진다. 갈라진 잎은 달걀 모양이고 끝이 뭉뚝하며 뒷면에 솜털이 많이 난다. 잎몸 길이 5cm 정도, 잎자루 길이는 약 25cm 정도로 길다. 열매는 수과로서 털이 나며 6월에 총포에 싸여 익는다.

노루 잎에는 각종 일반 성분 외에도 잎에 배당체인 헤파트릴로빈과 서당, 인베르틴이 함유되어 있다. 잎에는 사포닌이 없으나, 뿌리에는 사포닌·탄닌이 들어 있어 여러 가지 약리 작용을 나타낸다.

노루귀 추출물은 진경·담즙 배출 작용을 한다.

약용 · 식용법

꽃·뿌리·어린잎 등 전초를 약재로 쓰는데, 여름에 채취하여 잘 말려 두었다가 쓰기 전에 잘게 썰어 이용한다. 노루귀 종류는 모두 쓰임새가 같다.

전초를 말려서 달여 마신다 노루귀 말린 것을 2~6g을 물 200㎖에 넣고 반으로 줄 때까지 달여 마신다(1회분).

봄철에 연한 잎을 나물로 먹는다 잎에는 쓴맛이 있으므로 잎을 뜯어다가 끓는 물에 데쳐 쓴맛을 살짝 우려낸 뒤 가볍게 양념하여 먹는다. 뿌리에는 약간의 독성이 있으므로 뿌리는 먹지 않는 것이 안전하다.

다래나무 · 다래순

다래나무과

학명/별명	*Actinidia arguta* PLANCH. / 다래덩굴 · 미후도
채취 시기	어린순은 봄. 열매는 가을
먹는 방법	어린순은 나물로, 열매는 생식 · 과실주 · 잼, 덩굴 줄기의 즙은 음료로
효 용	위암 · 식도암 · 유방암 · 간염 · 관절염에 효과

다래나무는 다래나무과에 속하는 덩굴 나무이다. 줄기는 다른 나무를 휘감으며 20m까지 뻗어 나간다. 흔히 산속에 들어가면 계곡에서 팔뚝만큼 굵은 다래나무 덩굴이 나무를 감고 올라가는 모습을 볼 수 있다. 봄철 줄기에서 수액을 받아서 먹기도 하는데, 항암 작용이 뛰어나고, 부종 · 신장병에 효험이 크다고 전해진다. 다래나무 덩굴 수액은 봄부터 초여름까지 받을 수 있다.

다래나무 잎은 넓은 달걀 모양이고 가시톱니가 있다. 쥐다래나무는 꽃필 때 잎이 보라색 및 빨간색을 띠며, 개다래나무 잎은 엽록소가 없어지면서 흰색을 띤다. 이른 여름에 작은 흰 꽃이 피고, 가을철에 둥근 열매가 익는다. 동부 아시아와 인도에 약 25종이 분포되어 있으며, 우리나라에는 4종류인 다래 · 개다래 · 쥐다래 · 섬다래가 있다.

다래나무 열매는 녹색의 타원형으로, 키위와 모양과 맛이 비슷하다. 손으로 눌러 봐서 부드러운 것은 생식하고 딱딱한 것은 종이 봉지에 넣어 익을 때까지 기다린다. 잘 익은 다래는 먹기가 좋도록 물렁하면서 맛이 꿀맛처럼 달다. 한방에서는 성질을 차다고 본다.

다래나무 잎과 줄기에는 사포닌과 플라보노이드가 많이 들어 있다. 연한 잎을 채취하여 말려서 차를 만들어 마시거나 묵나물로 먹는다. 민

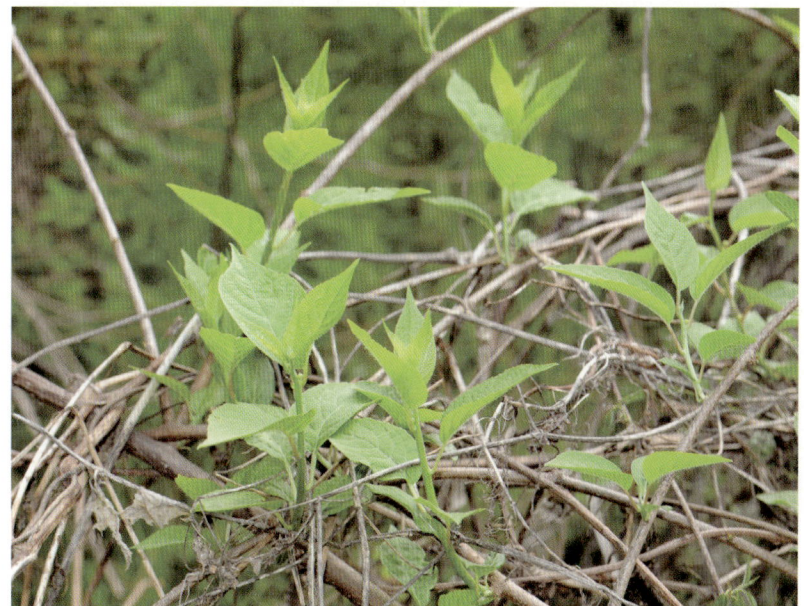
다래나무 순

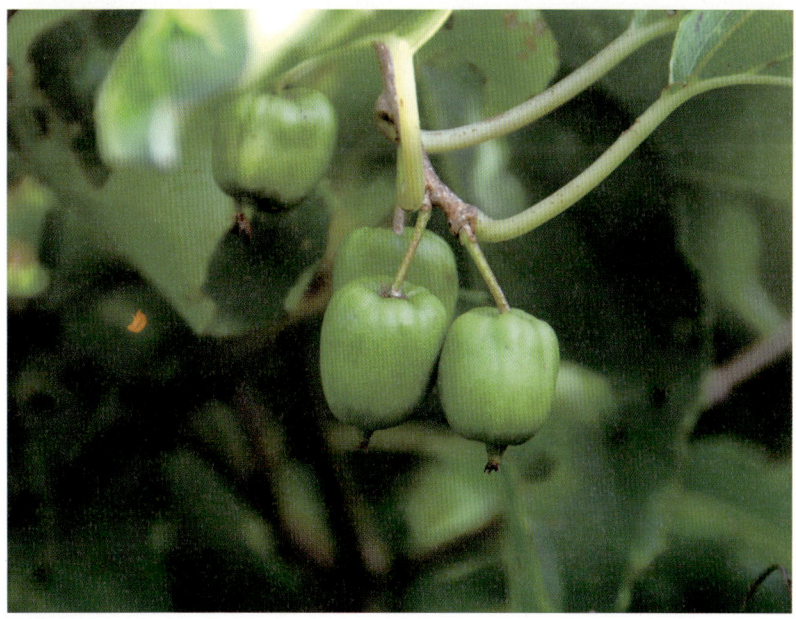
다래 열매

간에서는 가지와 잎을 촌충을 없애는 데 쓴다.

열매에는 탄수화물·아스코르브산·단백질·지질·당질·비타민 C·유기산·색소·타닌·펙틴 등이 함유되어 있으며, 씨에도 지방과 단백질이 들어 있다. 해열 및 갈증 해소 효과가 있고, 가슴이 답답하면서 열이 많은 증상을 치료하고 소갈증을 제거한다. 급성 전염성 간염에도 효험이 있으며, 식욕 부진이나 소화 불량에 말린 열매 80g을 물로 달여서 복용한다.

최근의 연구 결과 다래나무 뿌리에는 놀라운 항암 성분이 들어 있는 것이 밝혀졌다.

다래나무 열매를 가리켜 미후도·다래·등리·목자·미후리 등으로 부른다. 북한에서 펴낸 《동의학 사전》에서는 다래나무 열매에 관해 "다래나무는 각지 산골짜기의 나무숲 속에서 자란다. 가을에 익은 열매를 따서 말린다. 맛은 시고 달며 성질은 차다. 열을 내리고 갈증을 멈추며 소변이 잘 나오게 한다. 열이 나면서 가슴이 답답한 데, 소갈·황달·석림·치질·반위·부종 등에 쓴다. 비타민 C가 있으므로 괴혈병의 예방 치료에도 쓴다. 하루 30~60g을 물로 달여서 먹는다. 비위가 허한데는 주의하여 써야 한다."라고 적고 있다.

역시 《동의학 사전》에서는 다래나무 뿌리에 관해서 "봄부터 가을 사이에 뿌리를 캐서 햇볕에 말린다. 맛은 약간 달고 성질은 서늘하며 독이 조금 있다. 열을 내리고 소변이 잘 나오게 하며 혈을 잘 돌게 하고 부종을 내린다. 다래나무 뿌리는 위암·식도암·유방암 등에 항암 효과을 나타낸다. 소변 불리·황달·부종·상처·연주창·대하·간염·관절염 등에도 쓸 수 있다.

하루 15~30g을 달여 세 번에 나누어 먹되 10~15일을 1치료 주기로 하며 1치료 주기가 끝나면 며칠 동안 쉬고 다시 쓴다. 4치료 주기까지 쓴다. 소양증·발진·고창·구토·설사 등 부작용이 나타나면 약을 끊어야 한다."고 적고 있다.

다래나무 열매는 미각을 돋우어 주고, 잎은 나물로, 줄기 속의 수액은 천연 음료수로, 뿌리는 항암제로 어느 것 하나 버릴 것 없이 사람에게 큰 유익을 주고 있다.

약용·식용법

열매를 설탕·레몬과 함께 소주에 담가 3개월 정도 숙성시킨 뒤에 과실주로 먹는다. 열매를 믹서로 갈면 주스가 되고, 조리면 잼이 된다.

다래순나물 말려 둔 다래나무 순을 끓는 물에 데쳐 물에 담갔다가 꼭 짜서 집간장·파·마늘·들기름을 넣고 조물조물 무친 다음 프라이팬에 살짝 볶는다. 구수한 맛이 겨울철 별미다.

달래

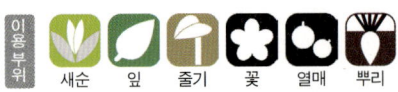

백합과

학명/별명	Allium monanthum MAXIM. / 달롱(강원 영서) · 달롱개 · 꿩마늘(제주)
채취 시기	이른 봄~가을
먹는 방법	생채 · 된장국 · 부침개, 알뿌리와 비늘줄기로 약술을 담근다
효 용	피부 보호 · 동맥 경화증 예방, 강장 식품

우리나라 전국 각지, 양지 바른 산기슭과 들판에 잘 자란다.

4월 중순에 꽃이 피며 겨울에서부터 봄에 걸쳐 전초를 알뿌리까지 채취하여 식용한다. 여름에는 줄기와 잎이 말라 죽고 땅속의 둥근 뿌리(비늘줄기)가 휴면한다. 둥근 알뿌리는 둥글고 지름이 1㎝ 안팎으로, 온몸에서 마늘과 흡사한 냄새와 매운맛을 내지만 마늘보다 작고 뚜렷하게 구별되어 소산(小蒜)이라 불린다. 땅속 뿌리는 일년 내내 채취해서 먹을 수 있는데, 잎이 마를 때 줄기 뿌리가 가장 알차고 실하다.

달래를 캘 때 잎을 잡고 뽑으면 중간에서 끊어져 버리므로 모종삽으로 파내는 것이 좋으며, 작은 것은 다시 묻어 준다.

고서 《식료본초》에는 "각종 벌레독을 제거하며, 부스럼 · 종기 · 독창을 치료한다. 달래는 성질이 따뜻하여 여름철 토사곽란과, 명치부터 배까지 더부룩하고 아픈 증상을 치료하고, 종기와 독충에 물린 것을 가라앉힌다. 협심통에 이 약물에 식초를 넣고 끓여서 복용한다. 성분은 스코로도스(scorodose)가 함유된 것으로 확인되었다. 특히 알릴(allyl) 계통의 화합물이 함유되어 있다.

달래는 수분이 풍부하고, 단백질 · 지방 · 당질 · 섬유 · 회분 및 비타민과 무기물이 풍부한 알칼리성 식품이다. 특히 비타민 C는 부신피

달래(날것)의 영양 성분(가식부 100g당)

단위 ㎎

일반 성분	칼로리(kcal)	수분	단백질	지질(지방)	회분	탄수화물	
						당질	섬유소
	27	89.6	3.3	0.4	1.1	4.3	1.3

단위 ㎎

기능성 성분	무기물					비타민			
	칼슘	인	철	나트륨	칼륨	베타카로틴(㎍)	B₁	B₂	니아신	C
	12466	1.8	5	379	0	1,823	0.09	0.14	1.0	33

출처 : 식약, 1996

질 호르몬의 분비와 조절에 관여하여 항산화 작용뿐만 아니라 세포 사이를 잇는 결합 조직의 생성과 유지에 중요한 구실을 하여 노화 방지 및 면역력 증강에 도움이 된다.

달래와 비슷한 파나 마늘은 채소이면서 산성 식품인 데 비해, 달래는 맛은 비슷하지만 알칼리성 식품이다. 이는 함유 성분 중 인보다 칼슘의 함량이 많기 때문이다. 그래서 옛부터 달래를 강장 식품으로 이용해왔다.

달래에는 특수 성분으로서 지토게닌·스미라게닌·티고게닌을 함유하며, 에틸알콜·프로필알콜·페닐에탄올·헥사날·아릴알콜·핵사놀·옥타놀·티몰 등도 검출되었고, 이 밖에 47종류의 성분들이 확인되었다.

달래를 많이 먹으면 빈혈에도 효과가 있으며, 강장 작용이 강화되고, 동맥 경화증 예방 효과가 있으며, 부종·중풍·골절통·신경 불안·빈혈·종기·신장염·식욕 부진 등을 개선하는 데 도움이 된다.

최근 연구 결과 달래 생즙이 여러 가지 변이원 물질에 대해서 34.5~98.2%의 높은 억제 활성을 나타내는 것이 확인되었다.

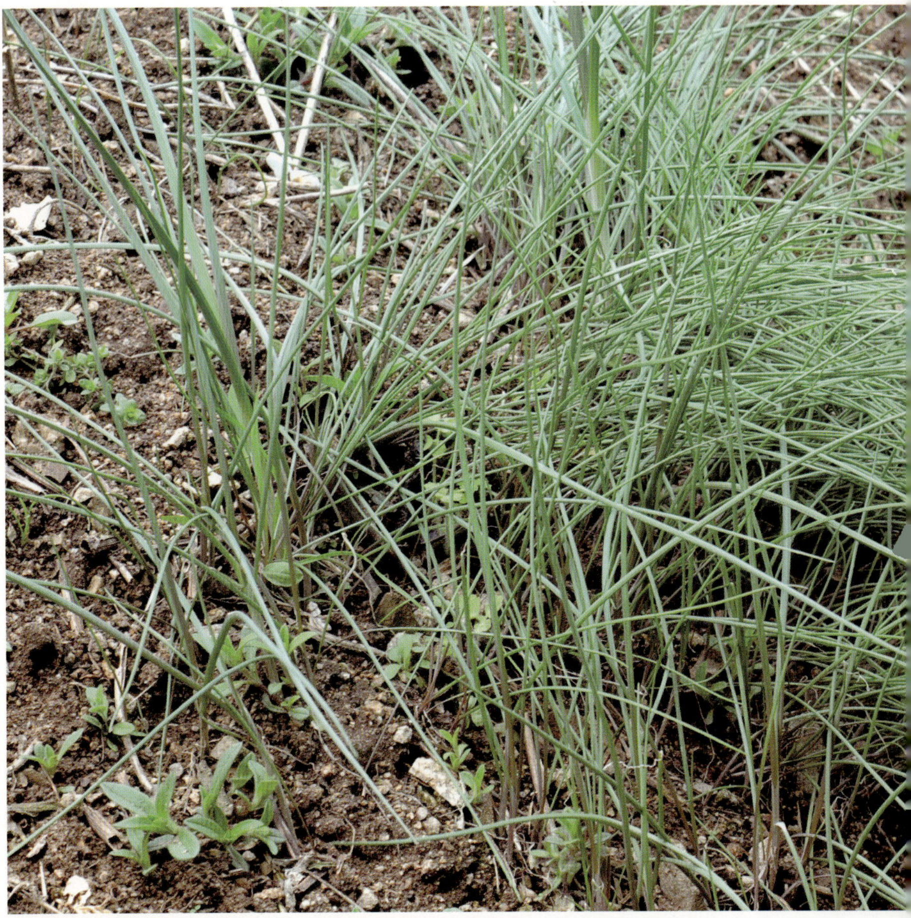

무성하게 자란 달래

약용·식용법

위장 카타르·불면증·자궁 혈종·월경 불순·신경 항진 등의 질환에 뿌리를 날것으로 먹거나 검게 태워서 하루 5g씩 3회로 나누어 물로 마신다. 짓찧어 벌레 물린 상처에 붙이면 가려움증이 사라진다.

약술 만들기 수염뿌리까지 잘 씻어서 말린 다음 입이 넓은 병에 담아 밀폐하여 어두운 곳에 저장해 두었다가 2~3개월 뒤에 마신다.

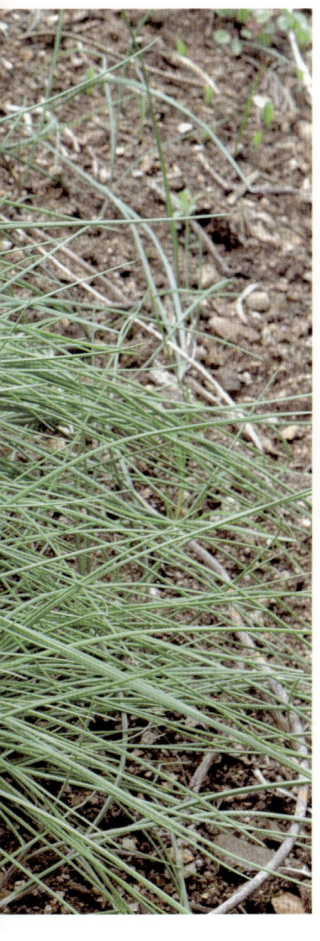

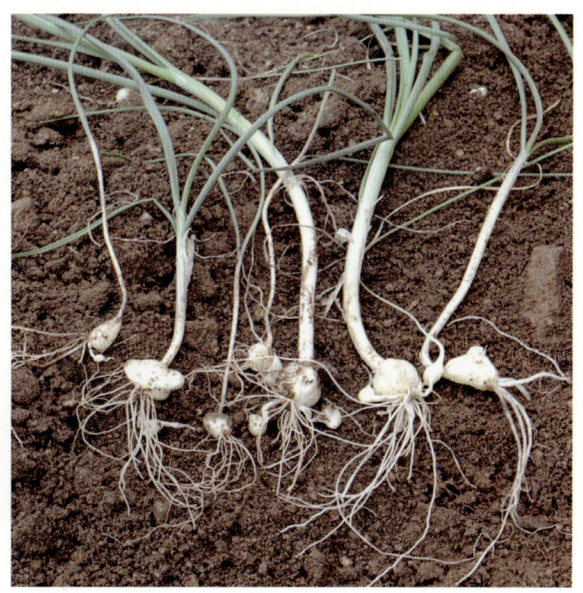

달래 뿌리

하루에 소주잔으로 1~2잔 정도 복용한다. 음위에는 데친 뒤 무쳐서 매일 반찬으로 이용하면 좋다. 비늘줄기 약술은 정력 증진·초조감·노이로제에 효과가 있다.

식용할 때의 손질법 뿌리의 얇은 껍질을 한 겹 벗기고 잔뿌리는 지저분한 것만 제거한다. 잎과 알뿌리를 생채나 부침 재료로 애용한다. 된장국·찌개에 곁들이면 감칠맛이 일품이다.

생으로 먹기 이른 봄에 잎과 알뿌리를 캐서 된장이나 고추장에 찍어 먹으면 향기와 맛이 좋다.

달래간장 조선 간장과 진간장을 섞은 뒤 달래를 잘게 설어 넣고 고춧가루와 깨소금을 넣어 섞은 뒤 기호에 따라 참기름이나 식초를 첨가한다.

더덕

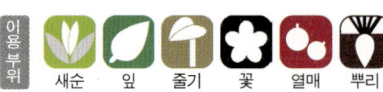

도라지과

학명/별명	*Codonopsis lanceolata* (S. et Z.) TRAUTV. / 사삼 · 대두삼
채취 시기	봄부터 가을 언제든지
먹는 방법	고추장양념구이 · 생채 · 튀김 · 장아찌
효 용	사포닌 함유하여 인삼과 비슷한 작용, 폐 기능 강화시켜 거담 · 해열 특효

　도라지과에 속하는 여러해살이 덩굴 식물로서 오래 전부터 식용 · 약용 · 관상용으로 이용해 왔으며, 한방명으로는 사삼 · 토당삼 · 백삼으로 불리기도 한다.

　전국 각지의 습기 있는 깊은 산 어디에나 분포하는데, 군락을 이루는 특성이 있다. 덩굴은 2m 이상 자라면서 다른 풀이나 나무를 감아 올라간다. 장타원형의 잎은 서로 어긋나게 나오며, 줄기의 곳곳에 4매의 잎을 낸다. 줄기의 잔가지 끝에 얇은 종 모양의 꽃이 피는데, 꽃 지름은 2.5cm 정도이고 겉은 초록빛이며 안쪽에 자갈색의 반점이 있다. 꽃이 진 후에 원뿔 모양의 열매를 맺는다.

　더덕 뿌리를 캘 때는 조심스럽게 파내고 자원 보호를 위해서 덩굴이 붙어 있는 일부분을 남겨 묻어 둔다.

　더덕은 뿌리를 채취한 후 껍질을 제거하여 식용 · 약용으로 하는데, 향이 매우 독특하고 강하며, 맛은 달면서도 씁쓸하다. 생채 · 구이 · 튀김 · 장아찌 등 다양하게 이용되는 고급 식재료이다.

　수분 · 단백질 · 지방 · 당질 · 섬유소가 풍부하며, 무기물과 비타민이 골고루 함유되어 있다.

　더덕 뿌리에는 사포닌이 들어 있는데 이 사포닌은 인삼의 주요 성분

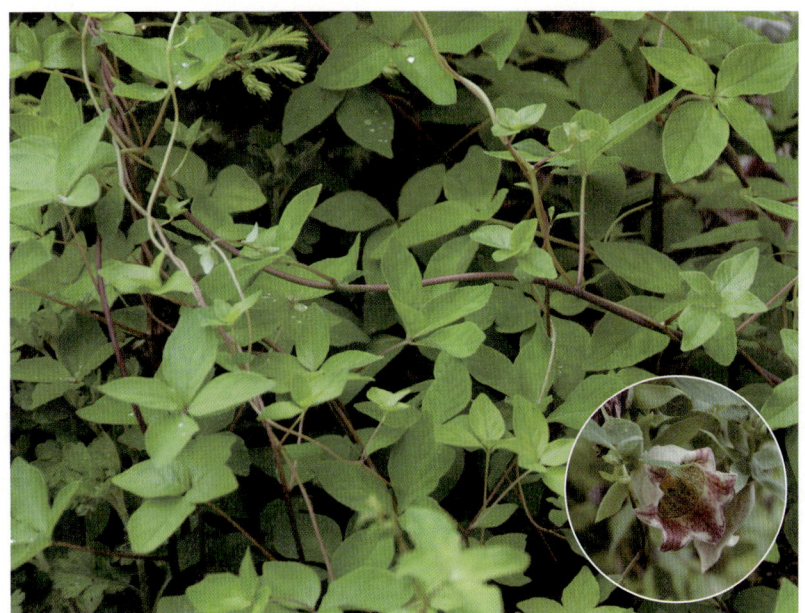

더덕 덩굴. 그림 원 안은 더덕 꽃

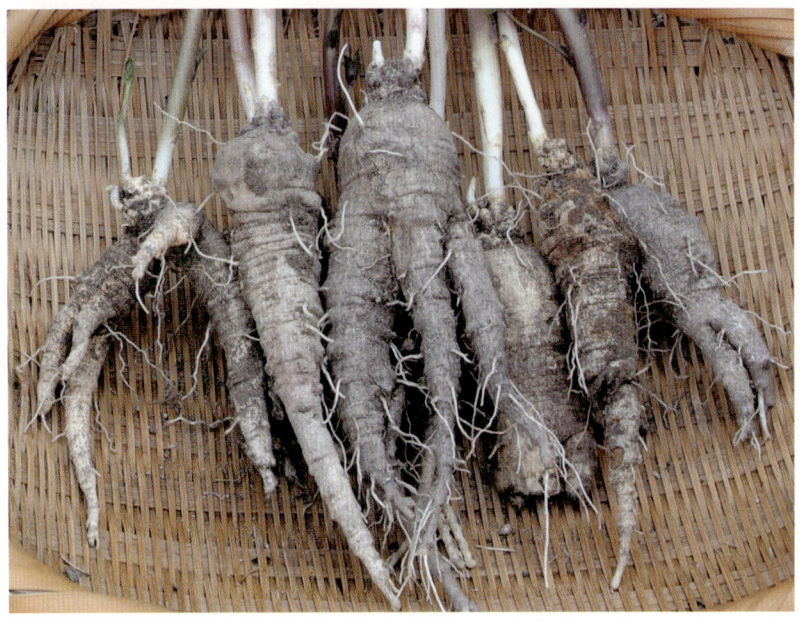

더덕 뿌리

2장 | 암을 이기는 맛있는 산나물 119

더덕(날것)의 영양 성분(가식부 100g당)

단위 mg

일반성분	칼로리(kcal)	수분	단백질	지질(지방)	회분	탄수화물	
						당질	섬유소
	55	82.9	3.8	0.3	0.7	10.8	1.5

단위 mg

기능성성분	무기물				비타민				
	칼슘	인	철	나트륨	칼륨	베타카로틴(㎍)	B_1	B_2	니아신	C
	24	102	2.0	7	203	0	0.13	0.20	0.5	6

출처 : 식약, 1996

으로서 물에 잘 녹고 거품이 일어나는 물질이다.

특수 성분으로는 피토데린·레오이틴·아피게닌·루테오린·시나로이드·펜토산 등이 밝혀졌고, 그 밖에 여러 종류의 유기산과 지방산도 함유되어 있어 여러 가지 약리적인 작용을 나타낸다.

더덕은 옛부터 인삼·현삼·단삼·고삼과 함께 오삼의 하나로, 건위제·강장제로 쓰였으며, 거담·천식·보익·해열 등에 써 왔다. 또한 폐·신장·비장 등을 튼튼하게 해 주는 식품으로, 폐의 열을 내리고 폐 활동을 강화하여 기능을 원활하게 할 뿐만 아니라 가래를 없애 주는 작용을 하는 기능성 식품이다. 또한 교감 신경을 자극하여 신경 불안증을 안정시키며 내장의 농양과 종기의 독을 감소시키는 작용도 한다. 임상적으로는 신경성 고혈압에 효과가 있다.

최근 더덕 70% 에탄올 추출물 및 그 분획물들에 대한 실험에서 높은 항산화 효과와 뛰어난 환원력을 나타냈고, 특히 에틸아세테이트 분획물에서 가장 높은 항산화 효과를 보였다.

약용·식용법

약용으로 할 때 가을에 채취하여 줄기와 잔뿌리를 제거하고 물로 깨끗이 씻은 다음 햇볕에 말려 두었다가 쓸 때에 잘게 썰어서 쓴다. 용법으로는 말린 약제를 1회에 4~10g씩 200㎖의 물로 달이거나 가루로 빻아 복용한다. 간 기능 강화를 위해 쪄서 나물로 무쳐 먹기도 한다.

식용할 때의 손질법 물에 깨끗이 씻어서 물기를 닦고 껍질을 벗긴 뒤 나무방망이로 두들겨서 찬물에 담가 쓴맛을 우려낸다.

더덕구이 손질하여 쓴맛을 뺀 더덕의 물기를 없애고 고추장 양념을 발라 구워 먹는다.

더덕자반 손질한 더덕에 찹쌀풀을 발라 말려 두었다가 기름에 지진다.

더덕장아찌 껍질을 벗긴 더덕을 꾸덕꾸덕하게 말린 뒤 고추장 속에 넣어 장아찌로 하기도 한다.

더덕술 더덕 날것이나 말린 것을 3~5㎝ 정도 잘게 썰어 항아리에 넣고 더덕의 3배량의 소주를 붓고 서늘한 곳에서 숙성시킨다. 향미가 손실되지 않도록 뚜껑을 밀폐해야 한다. 이 술은 자양 강장 효과가 크다.

더위지기

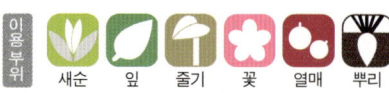

국화과

학명/별명	*Artemisia iwayomogi* KITAMURA / 생당쑥 · 인진호
채취 시기	봄~여름
먹는 방법	말려서 차, 엿처럼 고아 쑥환으로
효 용	항암 작용으로 천연 암 치료제, 간 기능 개선 효과

    더위지기는 '약쑥'으로 잘 알려져 있는데, 모양이 풀처럼 생겼지만 겨울에도 줄기가 죽지 않고 다음해 새싹을 돋아 내므로 '사철쑥'으로도 불리며, 우리나라에서 자라는 쑥 종류 중 유일하게 나무로 분류되는 식물이다. 줄기와 잎을 한자로 '한인진(韓茵蔯)'이라 부르며 고려 시대부터 약으로 사용했다는 기록이 있다.

    더위지기는 햇볕이 잘 드는 산과 들에서 높이 1m 정도로 자란다. 잎은 어긋나며 깃 모양으로 깊게 두 번 갈라진다. 꽃은 8~9월에 작은 노란색으로 가지 끝에서 핀다. 잎을 손으로 비볐을 때 쑥 향기가 진하게 난다. 잎은 이뇨 · 이담 · 간염 · 황달에 효능이 있는 것으로 알려져 왔다.

    더위지기는 무더운 여름철 더위를 이기게 하는 효능이 있다고 해서 붙여진 이름이며, 댕강쑥 · 더위직이 · 사철쑥 · 생당쑥 · 인진호 · 인진 등으로 다양하게 불린다. 옛부터 질 좋은 쑥이 많이 나는 강원도 남설악의 양양 지역 주민들은 여름에 식욕이 떨어지고 피로할 때 더위지기로 엿을 만들어 먹었고, 지금도 집안의 상비약으로 이용하고 있다.

    일반 산나물에 비해 칼륨의 함량이 높은 알칼리성 식품으로, 양질의 섬유소와 무기물이 풍부하여 장의 연동 운동을 촉진함으로써 배변 장

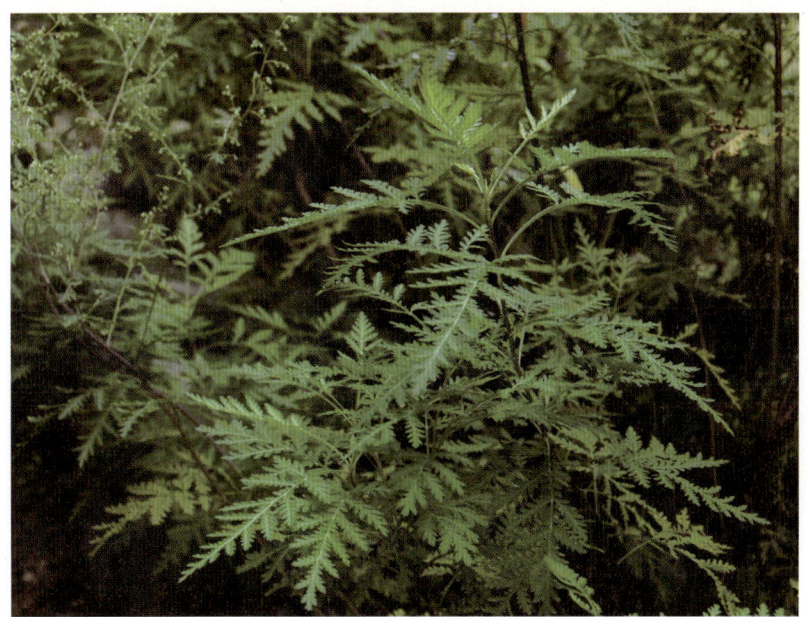
한여름에 산그늘에서 자라고 있는 더위지기

애를 개선하고 피부 미용 효과가 있다.

주요 성분은 쿠마린·클로로겐산·카페인이며, 정유 성분이 들어 있어 독특한 향기를 내고 소화액의 분비를 왕성하게 하여 소화를 돕는다. 주로 쓸개즙 분비를 촉진하는 작용이 있어 담석증·담낭염·황달·간장 질환·소화 불량·열성질환 등의 약재로 쓰인다. 최근엔 더위지기를 가루로 만들어 환으로 만든 것을 '인진쑥환'이라고 하여 건강식품으로 팔고 있다.

최근 더위지기 생즙과 에탄올 추출물 및 물 추출물에 대한 발암 물질 억제 실험을 했는데, 직접 발암 물질인 MNNG에 대해서 생즙의 경우 83%의 높은 억제 효과를 나타냈으며, 섬유육종암세포에 대해서는 에탄올 추출물이 90%, 위암세포에 대해서는 에탄올 추출물이 68%의 암세포 성장 억제율을 보였다.

암세포 사멸(死滅) 효과 실험에서 폐암세포인 A549에 더위지기 추출물을 투여한 결과 최고 89%의 효과가 있는 것으로 나타났으며, 유방암세세포인 MCF7에 대해서는 에탄올 추출물에서 91%, 생즙 76%, 물 추출물에서 30%의 암세포 성장 억제 활성을 보였다. 또 콜레스테롤 저하 효과 실험에서 더위지기 에탄올 추출물을 투여했을 때 13~30%의 저감 효과가 있는 것으로 나타났다. 한편 더위지기 에탄올 추출물은 간 기능을 보호하는 효과가 있음이 밝혀졌다. 중독성 간염에서 병적으로 증가하는 요소들을 효과적으로 통제하여 간 기능 개선과 알코올성 간염·심근 경색 등에 효과가 있다.

이 밖에도 혈청 지방질을 평균 30% 감소시켜 동맥 경화증과 고혈압을 예방하고 비만·뇌졸중 등의 순환기 질환 예방에도 효과가 높았다.

약용·식용법

봄에 어린 싹의 높이가 3치가 되었을 때 채취하여 불순물을 제거하고 햇볕에 말린다. 맛은 쓰고 매우며 성질은 서늘하고 독이 없다. 간장·비장·방광경에 작용한다. 열을 내리고 습을 제거한다. 습열·황달·소변이 잘 나오지 않는 증상을 치료한다.

도라지

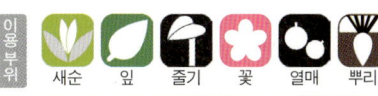

초롱꽃과

학명/별명	Platycodon grandiflorum (JACQ.) A. DC. / 도랏 · 길경채 · 백약 · 산도라지
채취 시기	봄. 잎이 나오기 시작할 무렵
먹는 방법	뿌리는 말려 약으로, 어린순은 나물로, 뿌리는 생채나 튀김 등으로
효 용	기관지에 특히 좋아 '작은 인삼', 항돌연변이 효과로 항암 작용

　굵은 뿌리를 가지고 있는 다년생 식물로, 우리 민족과 친숙한 산나물이다. 거의 가지를 치지 않고 자라며 7~9월 곧은 줄기 끝에 종모양의 보라색 꽃이 피어 관상용으로도 인기가 있다. 이전에는 산비탈 풀밭 등에서 눈에 잘 띄었으나, 근래 들어 자생종은 찾아볼 수 없게 되었고 단지 재배가 널리 성행하고 있다.

　어린잎은 나물이나 튀김을 해 먹으며, 성숙한 잎은 말렸다가 차 대용으로 끓여 마시고, 뿌리를 가을에 캐어서 나물로 먹고 약으로도 쓴다. 약으로 쓸 때는 껍질을 벗겨서 햇볕에 말려 사용한다. 뿌리가 가지고 있는 독특한 향미가 좋아서 생채 · 나물 · 정과 · 산적 등의 요리를 만들어 먹는데, 젯상에 반드시 올리는 삼색 나물의 하나다. 싹이 성장하기 전인 이른 봄이나 줄기가 시든 늦가을에 뿌리를 캐어 나물로 이용하는데, 껍질을 벗기고 햇볕에 말려 두면 사철 내내 이용할 수 있다.

　한방에서는 '길경'이라 불리는데 건위 · 진정 · 진통 · 해열 · 항궤양 · 항히스타민 · 항염증 · 거담 · 저혈압 · 항부종 · 이뇨 · 강장 · 호흡기능 개선 등의 묘약으로 알려져 있다. 또 도라지 뿌리는 작은 상처에도 곪기 쉬운 체질을 개선해 주고, 오래된 피를 몸 밖으로 배출시키는 작용을 한다. 자주 먹으면 여드름이 개선된다.

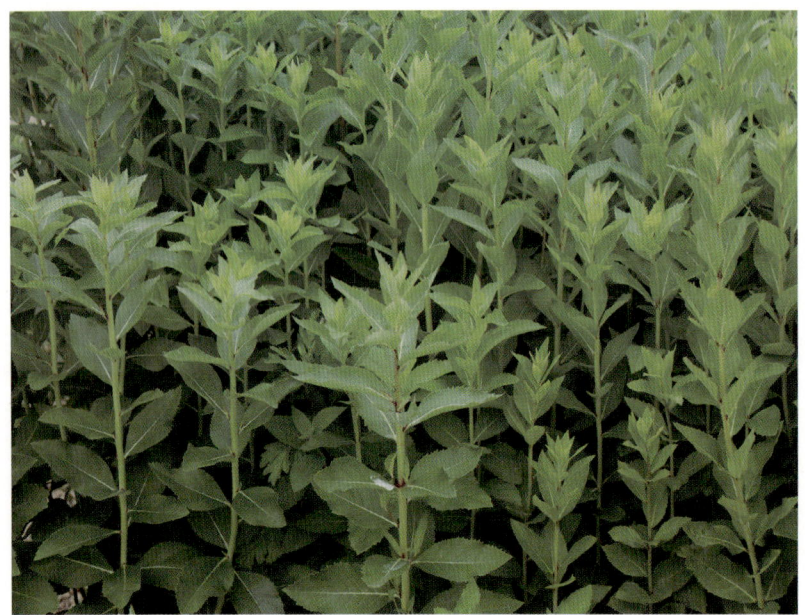

도라지순. 줄기가 곧게 자라며 잎이 위쪽에 모여서 난다.

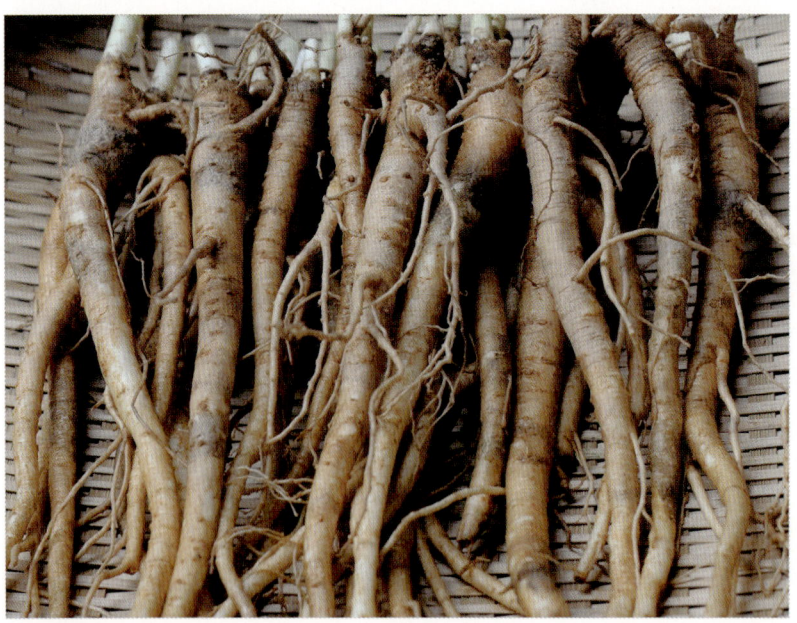

도라지 뿌리

도라지 뿌리(날것)의 영양 성분(가식부 100g당)

단위 mg

일반 성분	칼로리(kcal)	수분	단백질	지질(지방)	회분	탄수화물	
						당질	섬유소
	96	72.2	2.4	0.3	1.0	22.6	1.5

단위 mg

기능성 성분	무기물					비타민			
	칼슘	인	철	나트륨	칼륨	베타카로틴(µg)	B₁	B₂	니아신	C
	35	95	4.1	23	453	0	0.10	0.14	0.7	27

출처 : 농촌진흥청, 2005

도라지 뿌리(말린 것)의 영양 성분(가식부 100g당)

단위 mg

일반 성분	칼로리(kcal)	수분	단백질	지질(지방)	회분	탄수화물	
						당질	섬유소
	249	24.2	2.4	0.1	1.5	62.9	8.9

단위 mg

기능성 성분	무기물					비타민			
	칼슘	인	철	나트륨	칼륨	베타카로틴(µg)	B₁	B₂	니아신	C
	232	189	6.2	43	1,138	0	0.10	0.36	7.8	0

출처 : 국립보건원, 1977

　도라지에 풍부한 사포닌은 혈압을 낮추기도 하며 고름을 빨아 내는 성질이 있고 거담 작용을 한다. 기관지염에 좋아 '작은 인삼'으로 불릴 정도로 가래·기침·기관지염에 특효가 있으며, 발열·천식·폐결핵 등에도 좋은 식품이다. 최근에는 도라지에서 종양 억제 물질을 분리해 냈으며, 항돌연변이 효과가 확인되었다. 또 거친 호흡을 조절하고 구강 질병의 보호에도 효과가 있음이 밝혀졌다.

　도라지는 단백질·당분, 무기물과 비타민 B군이 들어 있는 알칼리성 식품이다. 특히 날것과 말린 것을 비교했을 때, 말린 것이 전반적으로 무기물의 함량이 높아지므로 말려서 이용하는 것이 영양 면에서 효율을 높일 수 있다.

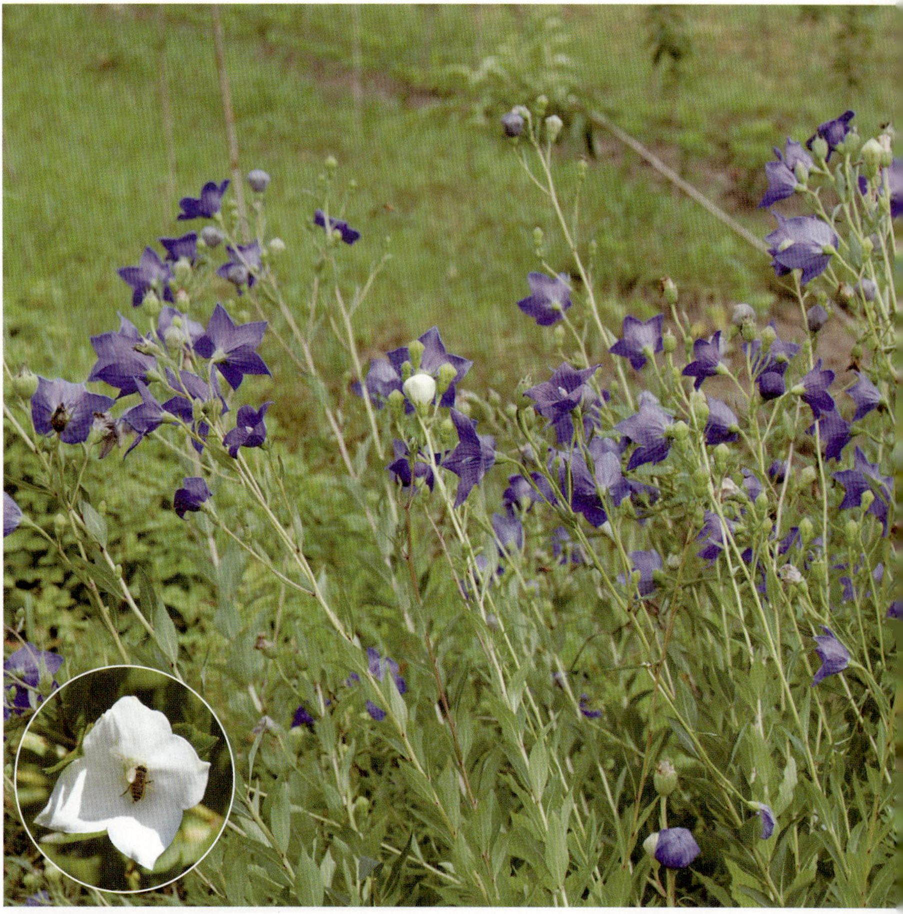

도라지 꽃. 시원한 보라색의 꽃잎이 다섯 갈래로 갈라져 있다. 그림 원 안은 백도라지 꽃

최근 간암세포를 이용한 실험에서 도라지 에틸 아세테이트 추출물이 높은 항산화 효과를 나타냈으며, 산화적 스트레스로부터 세포를 보호해 준다는 사실이 밝혀졌다.

약용·식용법

약용으로 쓰는 도라지는 늦가을에 2~3년 묵은 것을 캐서 쓰는 것이

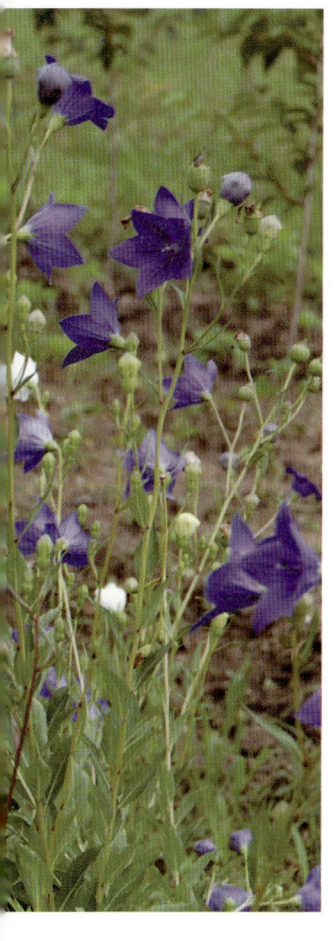

효과적이다.

도라지 가루 말린 도라지 뿌리를 갈아 가루로 만들어 한 번에 2~4g씩 먹으면 빈혈에 좋다.

도라지차 도라지차는 식독과 주독을 풀어 주므로 가정에서 상비할 만한 약차다. 기침·가래에 도라지 6~12g에 2컵의 물을 붓고 반으로 줄 때까지 달여 하루 세 번 먹는다. 편도선염·목감기에는 도라지 12g과 감초 4g에 2컵의 물을 붓고 반으로 줄 때까지 달여 먹는다.

도라지귤차 도라지와 귤 껍질을 가루로 만들고 꿀과 설탕을 섞어 재워 둔 뒤 10일이 지나면 끓인 물 1컵에 1찻숟가락을 풀어서 마신다.

도라지술 굵은 산도라지를 구해 껍질을 벗기지 말고 이물질만 깨끗이 씻어낸 뒤 물기를 제거한 뒤 소주에 담가 두었다가 6개월 이상 숙성시킨 뒤 소주잔으로 한 잔씩 마시면 위장에 좋다. 술을 담글 때 감초를 조금 정도 넣으면 복용하기 좋다.

식용할 때의 손질법 도라지 껍질을 벗긴 뒤 굵은 것을 길이로 반을 갈라 찬물에 담가 아린 맛을 우려낸다. 이때 굵은 소금을 물에 타면 아린맛이 잘 빠진다. 물에 담글 시간이 부족할 때는 급한 대로 소금을 넣고 주물러 쓴맛을 뺀다.

도라지생채 손질한 도라지에 고춧가루·마늘·파·설탕을 넣고 조물조물 무친다.

도라지나물 손질한 도라지에 소금·참기름·파·마늘·설탕(약간)을 넣고 조무조물 주무른 뒤 프라이팬에 기름을 살짝 두르고 볶아 낸다.

돌나물

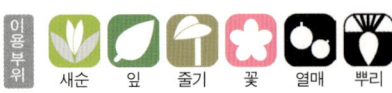

돌나물과

학명/별명	*Sedum sarmentosum* Bunge. / 돈나물·수분초
채취 시기	봄~가을에 걸쳐 새로 돋는 연한 순을 언제든지
먹는 방법	생즙·물김치·샐러드
효 용	각종 감염성 염증을 없애는 데 효과

　돌나물의 학명은 Sedum sarmentosum로, 'Sedum'은 라틴어로 '앉는다', 'sarmentosum'은 '덩굴 줄기'라는 의미가 있다고 한다. 즉 '앉아 있는 덩굴 줄기'라는 학명을 가진 식물이다. 실제로 채송화를 닮은 줄기가 땅 표면을 기어나가며 성장하고, 5~6월에 노란 꽃이 핀다.

　돌나물에는 비타민과 무기물이 풍부한데, 특히 칼슘의 함량은 우유의 2배에 달한다. 그래서 갱년기에 가장 큰 증상 중 하나인 골다공증에 매우 효과적인 식품이다. 또 수분도 풍부하여 수박보다 많은 것으로 알려져 있다. 특히 갱년기에는 에스트로겐이 감소하면 좋은 콜레스테롤 수치는 낮아지고 나쁜 콜레스테롤의 수치는 높아지게 된다. 그래서 그 전까지 남성보다 4배나 낮던 심장 질환이 갱년기 때는 오히려 남성보다 더 많이 일어나게 되는데, 돌나물은 갱년기에 이런 콜레스테롤 수치를 낮춰 주는 훌륭한 효능을 가지고 있다.

　돌나물에는 일반적으로 식욕을 돋워 주고 피를 맑게 하는 효능이 있으며, 혈행을 좋게 한다. 간과 신장에 좋고, 체내의 독소를 제거하는 성분이 함유되어 있어 인스턴트 음식으로 인한 식중독과 각종 균을 제거하는 효과가 있다. 살균·소염·소종·담즙 배출 촉진 작용이 뛰어나며, 급성 기관지염·인후염 등 각종 감염성 염증을 없애는 데 효과가 있

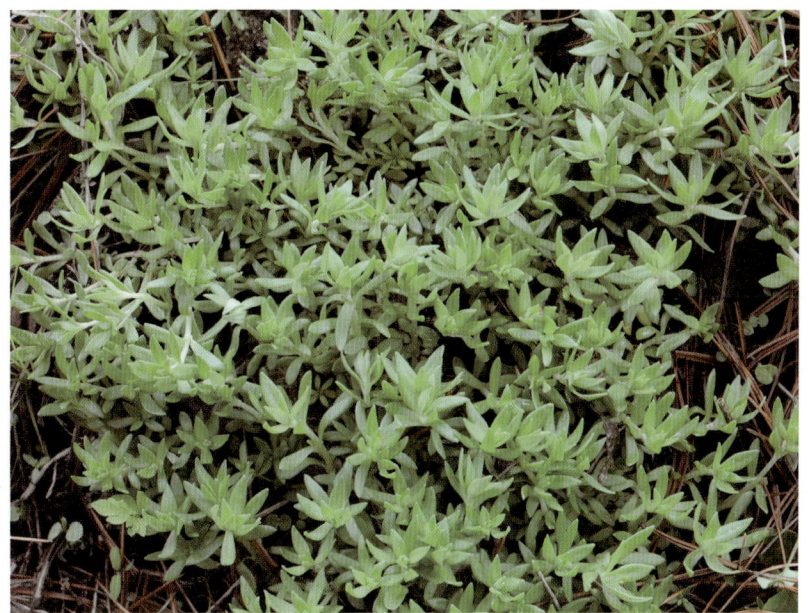
돌나물. 얼핏 보면 채송화 잎을 닮았다.

다. 담석증·고혈압·대하증 등에 효과가 있는 것으로 알려져 있다.

한방에서는 불갑초(佛甲草)라고 하여 해열·해독·타박상·간경변·뱀이나 독충에 물린 데에 사용하였다. 민간에서는 잎의 즙을 곪은 상처에 붙이거나 식욕 부진·볼거리에 사용해 왔다. 최근에는 간암에 대한 항암 작용이 알려져 간암의 치료제로 이용되고 있다. 《동의학사전》에도 돌나물이 전염성 간염에 효과가 좋은 것으로 기록되어 있다.

최근 돌나물 생즙에 대한 발암 물질 억제 실험 결과, 육류를 높은 온도로 구울 때 생성되는 변이원(Trp-P-1)에 대하여 80% 이상의 억제 활성을 나타냄으로써 관심을 끌고 있다.

약용·식용법

타박상이나 볼거리에 돌나물 생잎을 그대로 6g 정도 찧어 붙이면 곪

2장 | 암을 이기는 맛있는 산나물 131

돌나물(날것)의 영양 성분(가식부 100g당)

단위 mg

일반 성분	칼로리(kcal)	수분	단백질	지질(지방)	회분	탄수화물	
						당질	섬유소
	11	95.4	1.3	0.3	0.8	1.6	0.6

단위 mg

기능성 성분	무기물					비타민			
	칼슘	인	철	나트륨	칼륨	베타카로틴(㎍)	B_1	B_2	니아신	C
	212	26	2.3	14	154	717	0.05	0.06	0.3	26

출처 : 식약, 1996

는 것을 막을 수 있으며, 이미 곪았을 때에도 사용 가능하다.

돌나물로 만든 음식은 열을 내리고 독을 풀어 주며, 편도선과 황달에도 좋다.

돌나물녹즙 돌나물을 깨끗이 씻어 물기를 없앤 뒤 녹즙기에 넣어 갈아 마신다. 간염·간경화증에 좋다.

돌나물생채 돌나물을 깨끗이 다듬어 씻어서 물기를 빼 놓는다. 간장·고춧가루·파·마늘·설탕·깨소금·참기름을 골고루 섞어 양념장을 만든 뒤 무침 그릇에 돌나물과 함께 담고 키질하듯 섞는다. 열을 내리고 독을 풀어 준다. 또한 편도선과 황달에도 좋다.

돌나물고추장샐러드 돌나물을 깨끗이 다듬어 씻어서 물기를 빼고 접시에 담은 뒤 초장을 살짝 뿌리고 깨를 뿌린다.

돌나물김치 재료로 돌나물 300g, 고춧가루·다진 생강 1큰술씩, 다진 마늘 2큰술, 굵은 파·풋고추·홍고추 적당량, 밀가루, 소금을 준비한다. 돌나물은 소금에 살짝 절이고 밀가루로 묽게 풀을 쑤어 식힌 뒤 고춧가루·생강·마늘을 넣고 양념한 뒤 고추와 파를 썰어 넣고 모두 섞어 물김치를 담근다.

두릅

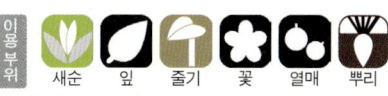

오갈피나무과

학명/별명	*Aralia elata* SEEM. / 드릅나무 · 구롱목
채취 시기	봄부터 초여름 . 가지 끝의 첫번째 새순이 5~6㎝ 자랐을 때
먹는 방법	특유의 향기와 촉감이 산나물의 왕. 데쳐서 무침 요리, 생으로 전 · 튀김
효 용	해열 · 강장 · 위궤양에 효과, 말린 나무껍질은 위장병 · 당뇨병에 효과

    두릅은 두릅나무과에 속하는 낙엽 활엽의 관목으로 전국 산지의 양지에서 자생하는데 비옥한 토지보다는 벌채지 등에서 더 잘 자란다. 높이 2~6m 가량이고 줄기에 가시가 나 있다.
    줄기는 곧게 자라 별로 가지를 붙이지 않으며, 전체적으로 날카로운 가시가 나 있다. 잎은 이중 깃 같은 모양의 복엽으로 가지끝에 방사상태로로 나온다. 꽃은 8월 무렵, 가지 끝에서 자라난 꽃대에 큰 우산꼴로 뭉쳐진다. 다섯 장의 꽃잎을 가지고 있으며 지름이 3㎜ 정도이고 빛깔은 흰색이다.
    두릅나무는 옛부터 식용 · 약용 · 관상용으로 이용해 왔으며, 나물로 먹는 두릅은 두릅나무의 어린순으로 향기와 촉감이 뛰어나 '산나물의 왕'으로 불린다. 봄부터 초여름에 가지 끝에 난 새순을 따서 식용하는데, 가지 한 개당 새순은 몇 개밖에 나지 않는다. 새순을 모두 채취해 버리면 그 포기는 시들어 버리므로 맨 끝에 있는 첫번째 새순만 따고 두번째, 세번째 새순은 남긴다.
    가지에는 날카로운 가시가 있으므로 채취할 때 상처를 입지 않도록 주의한다. 새순에도 가시가 있지만 조리하면 괜찮다.
    나무껍질을 벗겨서 말린 것을 총백피라 하고, 뿌리의 껍질을 총근

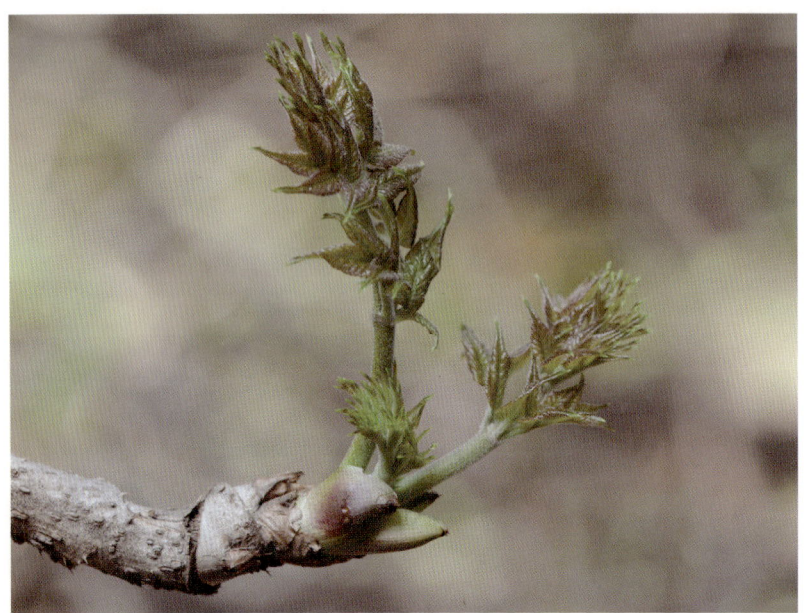
가지에는 날카로운 가시가 있다. 어린순은 붉은 색을 띠며, 밑동은 껍질로 덮여 있다.

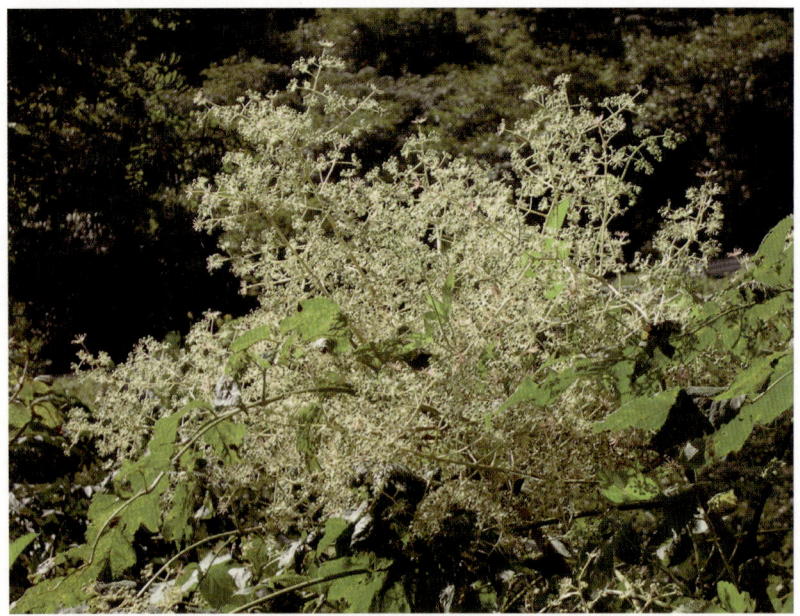
두릅나무 꽃. 늦여름에서 초가을 사이에 작은 꽃이 많이 핀다.

두릅(데친 것)의 영양 성분(가식부 100g당)

단위 mg

일반 성분	칼로리(kcal)	수분	단백질	지질(지방)	회분	탄수화물	
						당질	섬유소
	39	88.2	3.2	0.2	0.8	7.6	1.4

단위 mg

기능성 성분	무기물				비타민			
	칼슘	인	철	나트륨	칼륨	베타카로틴(㎍)	B₁	B₂	니아신	C
	32	84	1.4	5	341	122	0.06	0.12	0.4	3

출처 : 농촌진흥청, 1993

피라 하여 같은 목적에 쓰인다. 한방에서는 강장·강정·신경안정제로 신경 불안·류머티즘성 관절염·당뇨병·음위 등에 처방 배합된다. 민간에서는 총백피를 위장병·신경통·당뇨병에 달여서 마시고, 총근피를 당뇨병의 묘약으로 쓴다.

가시를 달여서 마시면 고혈압증에 효과가 크다고 하며 잎은 건위·정장제로 쓴다.

가을이나 이른 봄에 뿌리 껍질 또는 나무껍질을 벗겨 그늘에 말린 것을 하루분 15~20g 정도로 하여 강한 불로 달여 식사 후에 마시면 당뇨병·위장병·신경통·건위·부황 등에 효과가 뛰어나다고 한다. 또한 이 달인 즙은 위암에도 효과가 있다고 전해져 오기도 한다.

두릅에는 수분·단백질·지질·당질·섬유소, 무기물과 비타민이 들어 있는데 특히 단백질이 많은 편이다. 특수 성분으로는 올레아노린산, 알파타랄린, 베타타라딘, 아라로시드 A·B·C 등을 함유하며 그 밖에 프로토카테퀸산·트리테르펜·사포노시드 등이 알려져 있다.

이와 같이 두릅은 산나물류 중에서 영양적으로 우수하며 약효로는 해열·강장·건위·이뇨·진통·수렴·거풍·거담·강정 등의 효능이 있으며, 적용 질환으로 위궤양·위경련·신장염·각기·수종·당뇨병 · 신경 쇠약 · 발기력 부진 · 관절염 · 위암 등에 사용해 왔다.

약용 · 식용법

두릅나무 껍질 달임물 나무껍질과 뿌리를 약제로 쓰는데 봄에 채취하며 나무껍질의 경우에는 가시를 제거하여 햇볕에 말려 잘게 썰어서 사용한다. 말린 껍질 10g을 2.5컵의 물에 넣고 뭉근한 불에서 반으로 줄 때까지 달여 1일분의 양으로 하며 1일에 3회, 식전에 마신다.

두릅튀김 두릅 날것에 소금으로 엷게 간 한 뒤 튀김옷을 입혀 튀긴다. 튀기면 쓴맛이 빠지고 감칠맛이 더해져서 혀에 와 닿는 특유의 향기가 일품이다.

두릅나물 끓는 물에 살짝 데쳐서 소금 · 간장 · 참기름 · 깨소금을 넣고 무친다.

두릅숙회 끓는 물에 살짝 데쳐서 초고추장을 찍어먹는다.

두릅볶음 기름이나 버터에 볶아도 맛있다.

두릅양념구이 석쇠를 뜨겁게 가열한 다음 두릅을 얹어 놓고 서서히 굽는다. 사기그릇에 된장 · 설탕 · 청주 약간을 넣고 섞어서 양념을 만든 뒤 구운 두릅에 발라 먹는다. 호두나 땅콩 가루를 곁들이면 궁합이 좋다.

머위

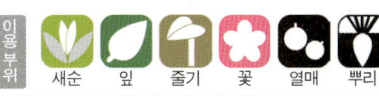

국화과

학명/별명	*Petasites japonicus* (S et. Z.) MAXIM / 머우 · 머구 · 머굿대 · 멍우
채취 시기	꽃은 이른 봄~초여름, 줄기와 잎은 초여름~초가을까지
먹는 방법	어린순이나 줄기를 데쳐서 나물로 먹고, 굵은 줄기는 장아찌
효 용	천식 · 해열 · 당뇨병에 효과

    국화과의 암수 그루가 다른 다년생 식물로서 지방에 따라 머구 · 머우 · 멍우 등으로 불린다.

    산지의 그늘진 습지나 집 근처의 그늘진 빈터에서 자라며 전국 각지에 널리 군생한다. 연못이나 계곡 등의 습기가 많은 곳에서 부드럽고 질 좋은 머위가 자란다. 줄기는 연하고 굵으며, 아래쪽이 붉은 것이 좋다.

    이른 봄부터 여름에 걸쳐서 채취하며 주로 줄기 부분을 식용으로 한다. 잎은 둥글고 엽병은 굵고 길다. 줄기 높이는 보통 30㎝ 가량 자란다. 눈이 채 녹기도 전에 땅속에서 잎이 나오기 전에 꽃이 먼저 피고 그 후에 잎이 자란다. 잎과 줄기가 길게 뻗으면서 성장하여 크고 둥근 잎이 펼쳐진다. 솜털이 달린 종자가 생기기 시작하면 꽃자루가 자란다. 꽃자루도 잎 · 줄기와 마찬가지로 이용할 수 있다.

    머위는 수분 · 단백질 · 지질 · 당질 · 섬유소가 함유되어 있고, 무기물과 비타민이 들어 있는데, 특히 비타민 A가 많다.

    머위는 건위 · 진해 · 거담 · 해독 · 해열 · 이뇨 효과가 있어서 기침 · 가래 · 천식 · 인후염 · 편도선염 · 기관지염 · 생선 중독 · 종기 · 뱀이나 독충에 물린 상처 치료 · 식욕 부진 등을 개선해 주며, 피로 회복

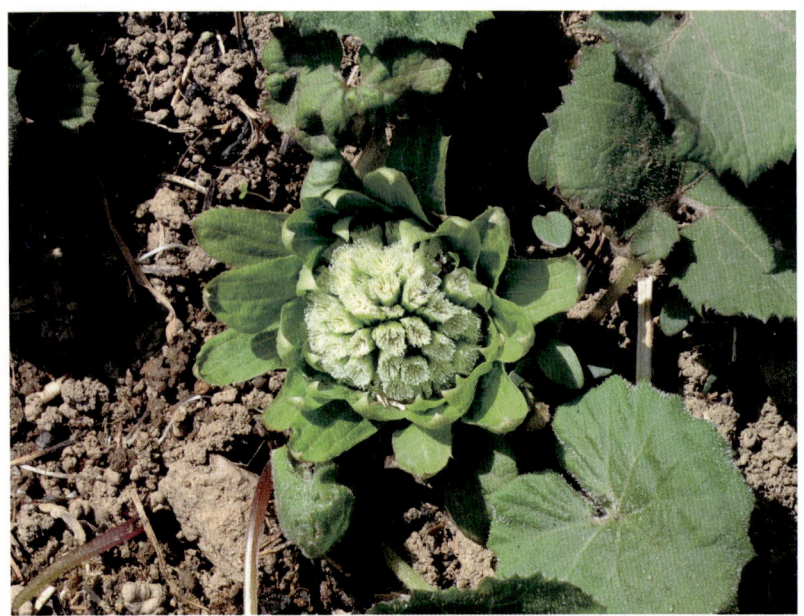

머위 꽃은 추위에 제일 먼저 봄을 알려주는 꽃으로 사랑받는다.

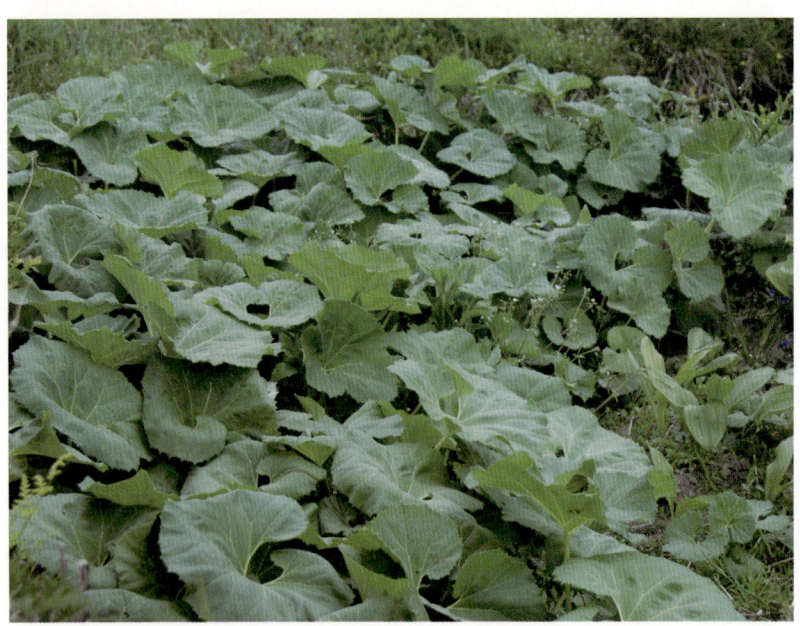

군락을 이루어 자란 머위. 습기가 있는 곳에서 잘 자란다.

머위(날것)의 영양 성분(가식부 100g당)

단위 mg

일반 성분	칼로리(kcal)	수분	단백질	지질(지방)	회분	탄수화물	
						당질	섬유소
	27	88.9	3.5	0.4	1.7	4.3	1.2

단위 mg

기능성 성분	무기물					비타민			
	칼슘	인	철	나트륨	칼륨	베타카로틴(㎍)	B₁	B₂	니아신	C
	88	68	2.6	18	550	4,522	0.03	0.17	1.5	28

출처 : 식약, 1996

에도 도움이 되고 당뇨병에도 약으로 쓰여지고 있다.

최근 연구 결과, 머위 생즙이 여러 종류의 변이원에 대해서 50.4~94.3%의 높은 항돌연변이 효과가 밝혀졌다.

머위는 날것으로 먹지 않는 것이 좋은데, 그 이유는 머위 자체의 떫은맛이 입맛에 맞지 않기도 하지만, 페타시테닌 및 후키노톡신이라는 발암성 물질이 미량 들어 있기 때문이다. 이 성분은 수용성이고 열에 약하여, 삶아서 물에 담가 우려내는 조리 과정에서 모두 사라지므로 걱정할 필요가 없다. 실제 삶아서 물에 우려낸 머위에 대한 연구에서 오히려 항돌연변이 효과가 인정되었다.

약용 · 식용법

약용할 때에는 머위 꽃줄기를 채취하여 그늘에서 말려 쓰거나 가을에 캐어서 햇볕에 말려 두었다가 잘게 썰어서 쓴다.

머위약차 감기에는 말린 머위 10~20g을 400㎖의 물에 넣어 반으로 줄 때까지 달여서 하루 3회 나누어 마신다. 건위 또는 정장을 위해서도 달여서 마신다.

머위녹즙 머위 날것 소량을 손질하여 녹즙기에 다른 채소와 함께 넣고 즙을 짜서 마신다.

식용할 때의 머위 손질법 머위순을 삶을 때에는 끓는 물에 줄기 아래쪽을 먼저 담그고 잠시 후 전체를 완전히 잠기게 하여 2~3분 가량 삶는다. 파랗게 변하면 재빨리 꺼내어 찬물에 넣어 식힌다. 성숙한 머위 줄기를 삶을 때도 굵은 밑동부터 먼저 넣고 잠시 있다가 나머지를 다 밀어 넣어야 연한 줄기 윗부분이 지나치게 물크러지는 것을 방지할 수 있다. 데친 머위 잎이나 줄기는 찬물에 하루 정도 담가 우려낸다.

머위잎쌈 이른 봄에 머위 잎이 초등학생 손바닥 만하게 자라면 줄기째 채취하여 물에 삶아 쌈장을 곁들여 쌈으로 먹는다.

머위순조림 어린 머위 줄기의 껍질을 벗기고 연한 잎을 잘게 썰어서 설탕을 넣은 간장물에 넣고 졸여 먹는다.

머위순초간장무침 어린순을 끓는 물에 데쳐서 찬물에 우려낸 뒤 물기를 빼고 초간장양념(식초 3 : 간장 2 : 설탕 1)으로 무친다.

머위줄기나물 데쳐서 손질한 머위줄기의 물기를 꼭 짠 뒤 소금·집간장·파·마늘·들기름(또는 참기름)을 넣고 조물조물 무쳐 간이 배게 한 뒤 깊고 두꺼운 프라이팬에 넣고 볶는다.

명아주

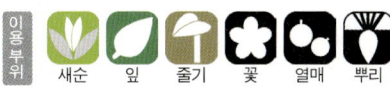

명아주과

학명/별명	*Chenopodium album* var. *centrorubrum* MAKINO. / 는장이 · 는재
채취 시기	봄, 어린순이 막 나왔을 때~잎이 질겨지기 전까지
먹는 방법	데쳐서 된장국 · 나물, 시금치처럼 먹는다
효 용	생잎을 비벼 짠 즙을 벌레에 물렸을 때 이용

　명아주는 명아주과의 일년생 식물로, 기본 종은 어린잎이 적색으로 변하지 않는 흰명아주이며, 집 주변의 빈 텃밭이나 공터에서 흔히 자생한다. 종류도 다양하여, 바늘명아주 · 취명아주 · 참명아주 · 청명아주 · 버들명아주 · 좀명아주 등이 있으며, 여(藜) · 여회(藜灰) · 홍심려(紅心藜) · 학정초(鶴頂草) · 연지채 · 는장이 · 는쟁이 · 도트라지 라는 이름으로도 불리고 있다. 한국 · 일본 · 중국 북동부 등지에 분포한다.

　키는 1m 정도로 무늬가 있는 부드러운 마름모꼴의 잎이 있으며 새잎에는 아름다운 홍자색의 분상물이 맺히는데 흰색 분말이 있는 것을 '시로자'라고 한다. 어린잎은 가루로 덮여 있는데, 이 가루가 붉은 것이 명아주, 흰 것이 흰명아주이다. 잎은 중앙에 굵은 잎맥이 있고 가장자리에 물결 모양의 톱니가 있다. 여름부터 가을 무렵에 줄기 위에 황녹색의 작은 꽃을 원추형으로 피워 열매를 맺는다. 가을에는 작은 꽃이삭이 달린다. 열매는 꽃받침으로 싸인 포과(胞果)이고 검은 종자가 들어 있다.

　우리들이 흔히 보는 길가의 명아주는 보잘것없고 키도 크지 않지만 잘 자라면 1~2m까지 자라며 줄기 둘레도 3cm 정도로 자란다. 잎은 삼각상 난형이며 열매는 꽃받침으로 싸여 있으며 씨는 검은색으로 반짝인다.

　명아주는 먹을 것이 없던 시절에 구황 식물로 사용하였으며, 어린 잎을 따서 아욱국처럼 끓여 먹거나 죽으로 만들어 먹기도 했다. 깨끗하고 어린잎을 따서 모아 살짝 데쳐 나물로 먹기도 하는데 약간 푸석한 느낌을 주는 별미이다. 풍미는 시금치와 비슷하다. 잎에 붙어 있는 가루로 인해 체질에 따라 알레르기 증상이 나타나는 경우도 있으므로 주의해야 한다.

　꽃이 피기 전에 전초를 채취하여 햇볕에 말려 묵나물로 만들어 먹기도 했으며, 약으로도 사용하였는데 청열이습(淸熱利濕) · 살충 작용이 있어 이질과 복통 설사에 사용하고 습이 많아 생기는 창진(瘡疹) 즉 부스럼과 독충에 물렸을 때도 사용해 왔다. 또한 생즙은 일사병과 독충에 물렸을 때 쓴다.

　명아주 전초에 정유 성분이 들어 있는데, 잎에 들어 있는 정유 성분 중 68%가 중성 지방으로서 팔미트산(palmitic acid) · 카나우바(carnauba) · 시토스테롤(sitosterol) · 노나코산(nonacosane) · 오레일 알콜(oleyl alchol)이고, 뿌리에는 베타인(betaine) · 스테롤(sterol) · 아미노산 · 유지가 들어 있다. 또한 씨에는 로이신 · 베타인 · 트리고넬린 등의 아미노산, 지방산 · 팔미트산 · 올레이산 · 리놀산, 비타민 A · B · C가 들어 있다.

　민간에서는 명아주대를 말려서 지팡이를 하면 가볍고 단단하며 중풍 효과가 있다는 말이 전해진다. 명아주 줄기는 속이 비어 있어 매우 가볍고 단단하면서도 질기며 껍질을 벗겨 낸 부분에 굴곡이 있어 상하로 내리치는 힘에 강하게 버티는 작용을 하여 지팡이를 만드는 재료로 각광을 받고 있다. 지팡이의 무게가 가볍기 때문에 팔이나 손목에 피로감이 전혀 생기지 않아 오래 짚어도 편하게 지낼 수가 있고 젊게 살 수

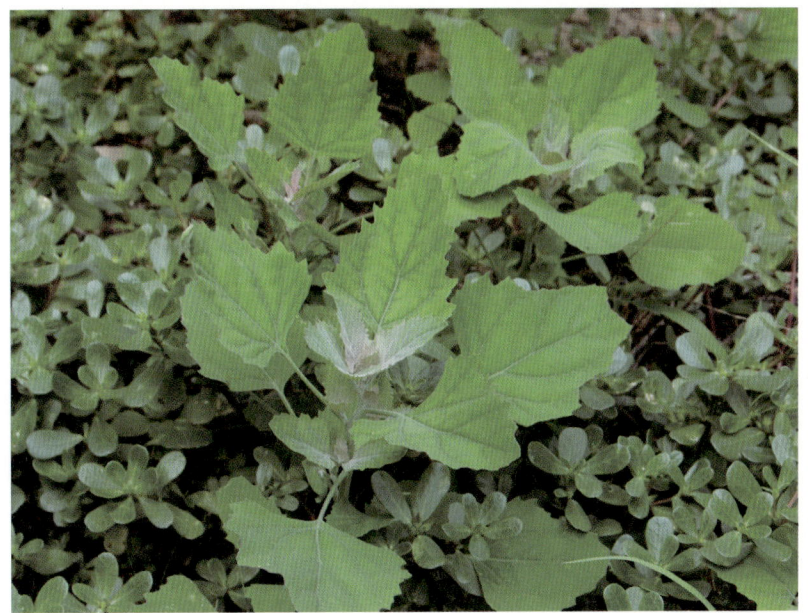
명아주

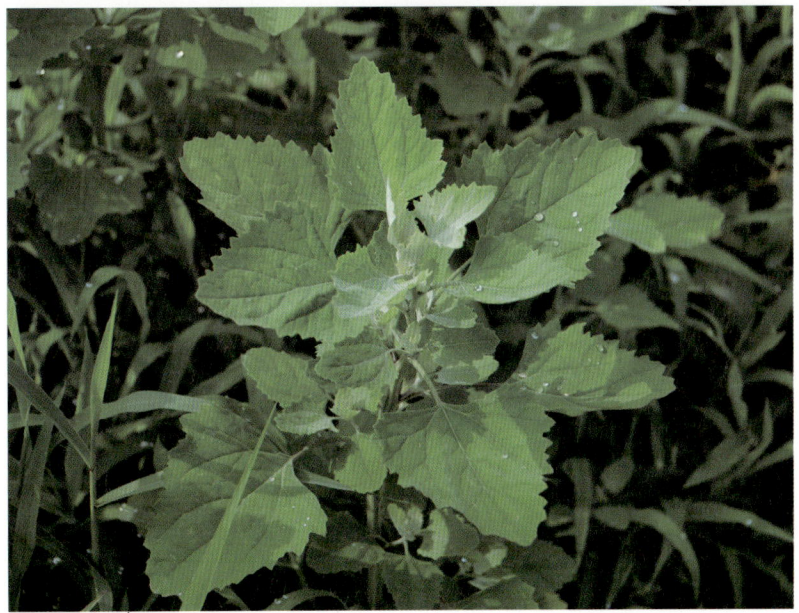
흰명아주

있는 지팡이라고 해서 청려장(青藜杖)이라 부른다.

약용 · 식용법

달여서 약용 말린 잎을 매일 20g씩 달여 하루 3회에 나누어 마시면 중풍에 좋다. 히스테리 · 신경 쇠약 · 간장 질환에도 달여서 마신다.

달인물로 찜질 종창 · 류머티즘 · 가려움증 등에는 말린 명아주 달인 물로 찜질하거나 씻는다.

식용할 때의 손질법 잎에 붙어 있는 가루를 잘 털고 씻어서 제거한 뒤 끓는 물에 살짝 데친다. 매우 연하므로 가볍게 넣었다가 건지는 식으로 한다.

명아주나물 손질한 명아주를 데쳐서 찬물에 담가 건져 꼭 짠 뒤 된장양념으로 부친다. 기호에 따라 고추장양념을 해도 좋다.

명아주볶음 시금치와 비슷하게 이용한다. 올리브유에 마늘을 넣고 베이컨과 함께 볶는다.

무릇

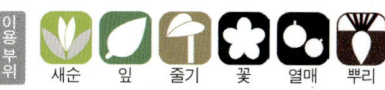

백합과

학명/별명	*Scilla scilloides* (LIND.) DRUCE / 물구·물굿
채취 시기	봄~초여름
먹는 방법	약한 불에 장시간 고아 식용
효 용	혈액 순환 개선, 발암 물질 억제 효과

　무릇은 나리과에 속하는 다년생 식물로서, 우리나라에 전국 각지에 널리 분포하고 있으며 산이나 들판의 풀밭 또는 방둑 등에서 잘 자란다.

　땅속에 2~3cm 정도 굵기의 알뿌리를 가지고 있으며 알뿌리로부터 4~5장의 가늘고 길쭉한 잎이 자라 나오는데 보통 2매씩 마주보는 상태로 자리한다. 잎의 길이는 15~16cm 정도로서 연하여 꺾어지기 쉽다. 꽃자루는 잎 사이에서 길게 자라나며 50cm 정도에 이른다. 꽃은 7~9월에 피는데 연한 홍자색을 띠며 길이는 4~7cm 내외이다. 아시아 동북부의 온대 지방에서 아열대 지방까지 널리 분포하고 있다.

　무릇의 알뿌리는 조청이나 조림을 만들어 먹을 수가 있어서 흉년에 구황 식물로 긴요하게 쓰였다. 무릇에는 섬유질이 적은 대신에 당질이 많고 함질소물과 점액질·회분·지방·인슐린 등이 함유되어 있다. 비타민 C도 많은 편이다.

　특수 성분으로는 실리피크린·실라인·실리톡신·실린·이눌린 등이 밝혀졌다.

　효능으로는 강장·강심·강근·건뇌·진통 효과가 있으며, 혈액 순환을 왕성하게 하며 부어오르는 것을 멎게 하는 효능이 있다. 그 밖

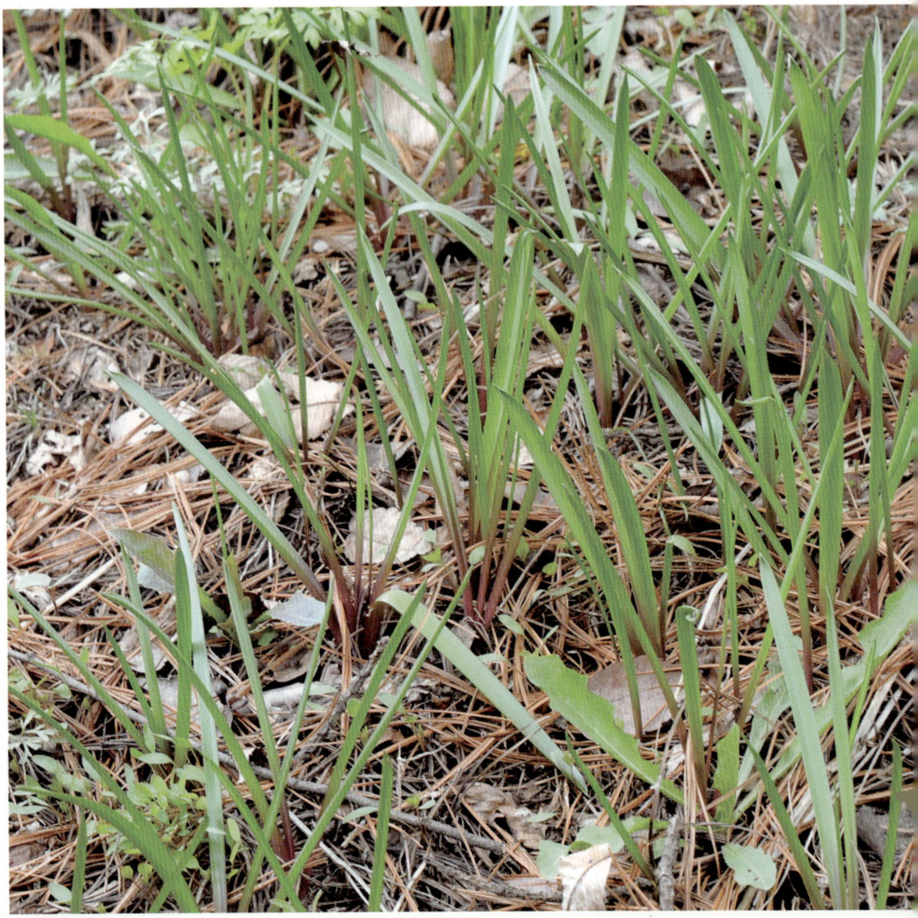

무릇의 어린순

에 종기나 타박상·근골통·유옹·소종·유선염 초기·유방염·장염·활혈·해독 등에 이용하여 왔다.

　최근 무릇의 생즙을 대상으로 한 실험 연구에서 무릇 생즙이 여러 종류의 변이원에 대해서 47.5~99.3%의 강한 돌연변이 억제 효과를 나타내어 관심을 끌고 있다.

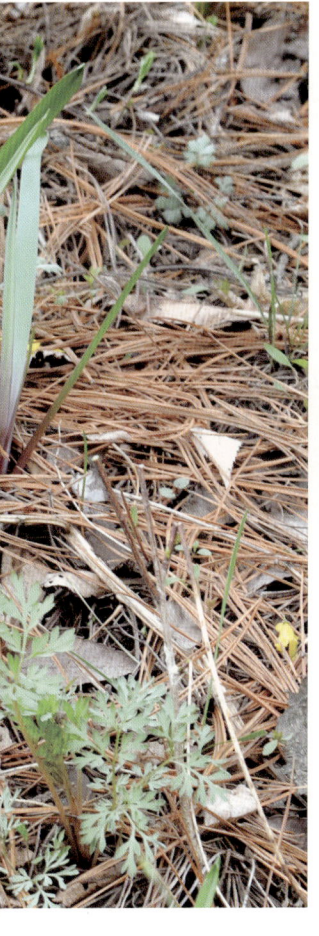
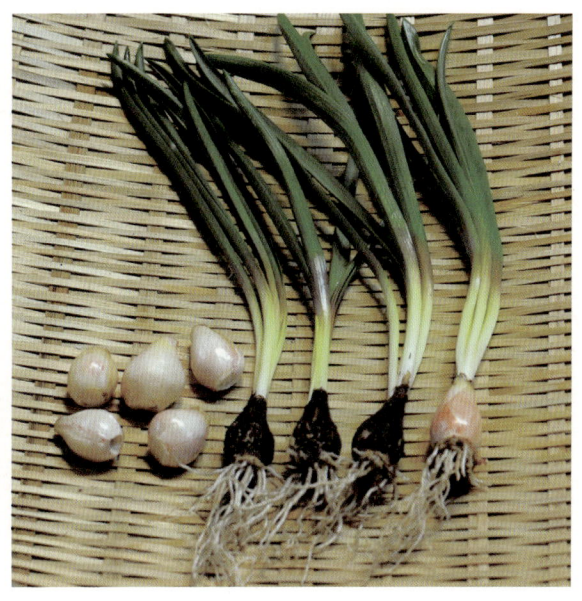

무릇의 덩이뿌리

약용 · 식용법

전초를 약제로 쓰는데 알뿌리를 사용할 경우에는 초여름 꽃 피기 전에 채취하여 말려 두었다가 사용하는데 질환에 따라 날것을 쓰기도 한다.

물에 달여 복용 말린 알뿌리를 1회에 3~4g씩 200㎖의 물로 달여서 복용한다.

환부에 팩 팔다리나 허리가 쑤시고 아픈 증세, 종기 · 유방염 · 장염 등의 증세에는 생 알뿌리를 짓찧어서 환부에 붙인다.

식용으로 이용할 때 4월 중순부터 5월 상순에 알뿌리를 캐어서 잎과 함께 약한 불로 장시간 고아서 엿처럼 된 것을 먹는다. 단맛이 나기 때문에 요즈음처럼 아이들의 군것질거리가 흔치 않았던 옛날에는 엿처럼 고아서 어린이들 간식에 즐겨 이용하였던 음식이었다.

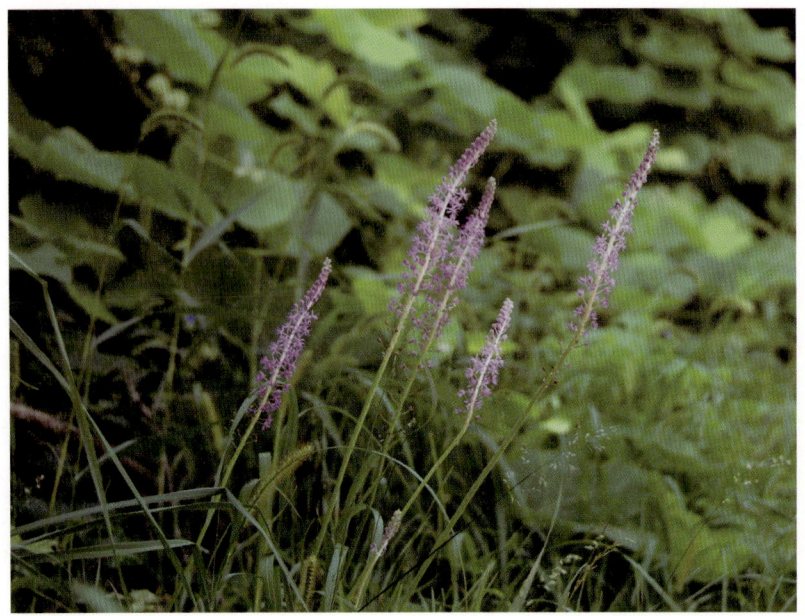
무릇 꽃

무릇조청 무릇 전초를 손질하여 짓찧어서 엿기름물과 함께 5시간쯤 삭힌 뒤 베보자기에 넣고 꼭 짜서 찌꺼기는 버리고 삭은 불로 끓인 뒤 서서히 약한 불로 조려 조청을 만든다.

무릇간장조림 봄에 무릇 알뿌리를 갈색의 껍질을 벗겨 낸 뒤에 연한 소금물에 삶은 뒤 다시 미지근한 물에 담가 3~4시간 우려내어 아린 맛을 뺀다. 이것을 간장에 조려 반찬으로 먹는다.

미나리

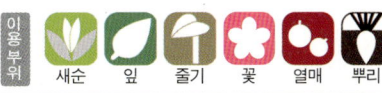

미나리과

학명/별명	*Oenanthe javanica* (BLO.) DC / 수근채
채취 시기	이른 봄부터 초여름, 심싹은 여름 중에, 꽃봉오리는 여름, 가을에 월동 싹을
먹는 방법	나물·물김치·국·전, 약으로 쓸 때는 달이거나 생즙으로
효 용	혈압 강하 효과

    나물 중에서 향기와 씹히는 맛이 좋은 미나리는 비타민이 풍부하여 봄철 식단에 어울리는 최고의 식재료로 손꼽힌다. 전국 각지의 논두렁·도랑·개천·습지 등에 군생하는 것을 볼 수 있으며, 이른 봄에 나는 대표적인 나물이다. 생약명으로 수근·수근채·근채라고 부르는데 다 자라면 높이는 80㎝ 이상으로, 줄기는 길게 진흙 속에 뻗는다. 7~8월에 흰 꽃이 피며 한국에는 80여 종이 분포하고 있는데, 크게 논미나리와 물미나리의 2종류가 있으며 모두 독특하고 강하며 상쾌한 향기가 있다.

    번식시킬 때는 줄기를 끊어 심거나 모를 옮겨 심는데 생명력이 매우 강하다. 밭에서 자라는 것은 키가 작고 줄기가 붉은색을 띠며 향기가 풍부하고, 물가에서 자라는 것은 줄기가 부드럽다.

    미나리는 입맛을 잃었을 때 먹으면 식욕을 되찾는 데 효과가 크고 다른 채소에서 맛보지 못하는 독특한 향미가 있어 김치를 담글 때 빠지지 않는 재료다. 비타민이 풍부한 알칼리성 식품이며 철분을 비롯한 무기물이 풍부한데다 겨울 동안 부족해진 비타민을 보충하기에 가장 유용한 나물이다.

    최근의 연구에 의하면 돌미나리의 생즙은 발암 물질의 억제 활성이

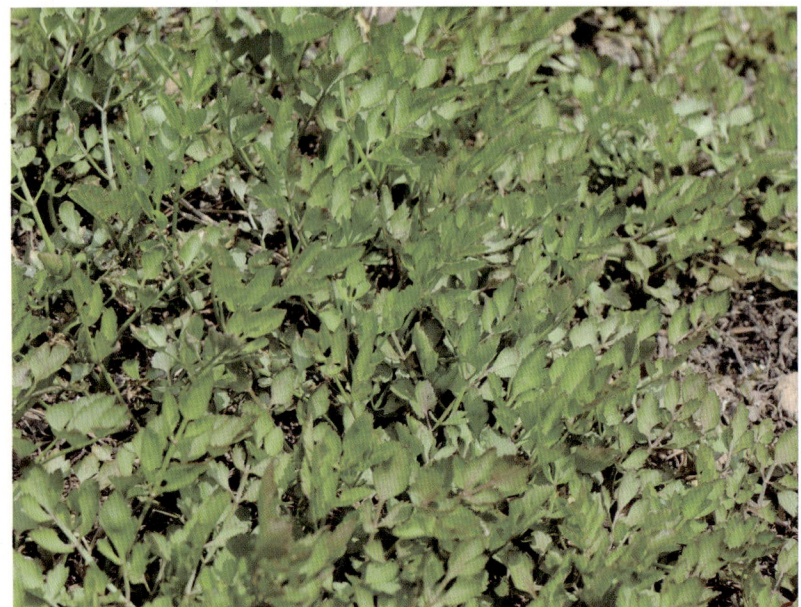

밭에 돋아난 돌미나리

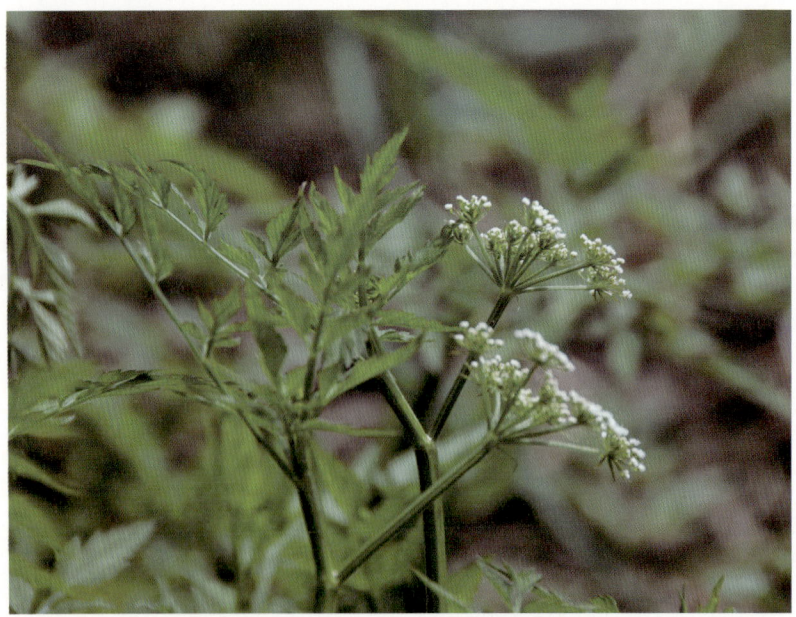

미나리 꽃. 작은 꽃이 모여 있는 반구형 송이가 줄기 끝에 여러 개 달린다.

미나리(날것)의 영양 성분(가식부 100g당)

단위 mg

일반성분	칼로리(kcal)	수분	단백질	지질(지방)	회분	탄수화물	
						당질	섬유소
	16	93.0	1.5	0.1	1.1	3.3	1.0

단위 mg

기능성성분	무기물					비타민			
	칼슘	인	철	나트륨	칼륨	베타카로틴(㎍)	B₁	B₂	니아신	C
	24	45	2.0	18	412	1,499	0.06	0.12	1.5	10

출처 : 식약, 1996

강한 것으로 나타났다. 한방에서는 옛부터 혈압 강하 · 해열 · 진정 효과 등을 인정하여, 장염 · 수종 · 고혈압, 신경통 · 방광염 · 요로 결석 · 통풍 · 혈행 장애 · 위장병 · 동상 · 구토 · 황달 · 혈뇨 · 심장병 · 간염 · 변비 · 일사병 등에 약으로 써 왔다. 풍부한 식이 섬유가 창자 내벽을 자극해서 변비를 없애고 식욕을 돋워 주며, 수분이 많기 때문에 변통을 촉진한다.

약용 · 식용법

미나리를 약재로 사용할 때는 말린 약재를 1회에 10~20g씩 300~400ml의 물로 달이거나 또는 생즙을 내어 복용한다. 생즙을 내는 경우에는 1회에 80~150g의 생풀을 재료로 쓴다. 효과를 빨리 나타내게 하려면 물에 달여 먹는 것이 좋으나 일반 식품으로 매일 섭취하면 장기적으로 효과를 얻을 수 있다.

변비로 항문이 파열된 경우나 치질에서 오는 황달과 설사 등에는 생즙을 짜서 하루 2~3회 마시면 좋은데, 황달인 경우에는 삶아 먹어도 효과가 있다. 땀띠가 심할 때는 미나리 즙을 바르고 여성의 월경불순에는 말린 미나리 4g을 물 2공기에 넣고 절반 가량이 되게 달여서 마신다. 미나리를 먹으면 정신을 맑게 하고 혈액을 보호한다고 전래되는 이유도 미나리가 갖는 특수한 정유 성분과 철분 함량 등의 영향이라고 짐작된다.

미나리 손질법 미나리를 데칠 때 지나치게 오래 데치면 색과 향미가 나빠지고 질감도 질겨지며, 영양 성분이 손실된다. 끓는 물에 담갔다가 건지는 정도로만 한다.

미나리초고추장무침 미나리를 깨끗이 손질한 뒤 물에 씻어서 물기를 털고 초고추장양념을 넣고 버무려 먹는다.

미나리강회 살짝 데쳐서 찬물에 헹궈 물기를 살짝 짠 뒤 적당한 크기로 돌돌 말아 초고추장을 찍어 먹는다. 이때 낙지나 오징어, 맛살 등을 넣고 함께 말아 먹으면 맛과 영양이 더 좋아진다.

미나리나물 데쳐서 손질한 미나리에 소금·간장·파·마늘·참기름을 넣고 조물조물 무쳐 먹는다.

미나리 김말이 데쳐서 손질한 미나리에 소금·간장·참기름을 넣고 간한다. 김을 살짝 불에 쬐어서 구운 뒤 김 발을 이용하여 미나리를 김밥 말듯이 말아서 4~5cm 크기로 잘라 먹는다.

미역취

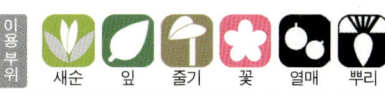

국화과

학명/별명	*Solidago virga-urea* var. *asiatica* NAKAI / 돼지나물 · 메역취 · 꽃취
채취 시기	새싹은 봄, 잎은 가을, 꽃은 여름부터 가을
먹는 방법	어린순을 데쳐서 나물로, 날것은 튀김, 꽃은 초절임
효 용	인후염 · 두통에 효과, 항균 작용, 종양 억제, 생풀 찧어 붙이면 피부염에 효과

　미역취는 우리나라 전국 각지의 햇볕이 잘 드는 산지와 풀숲에서 잘 자라는 다년생 식물로, 시골 논밭 주위에서 흔히 볼 수 있는 산나물이다. 일본 · 중국 · 사할린 등의 아시아 지역에도 분포한다.

　어린순을 나물로 먹는데, 주로 묵나물로 만들어 두었다가 나물 반찬을 해 먹으며, 성숙한 잎과 꽃도 식용 가능하다.

　한방에서는 전초를 말려 건위제 · 강장제 · 이뇨제로 쓴다. 채취할 때는 새순은 뿌리 바로 윗부분을 칼로 잘라 채취하고, 잎과 꽃은 손으로 훑어낸다.

　미역취와 비슷한 식물로 울릉도에 자생하는 울릉 미역취가 있다. 개체가 크고 생명력이 강하여 현재 울릉도 특산 산나물로 재배되어 내륙지방에 공급된다.

　미역취는 높이가 50㎝~1m 정도로, 줄기는 어두운 보랏빛을 띠며 곧게 서서 자란다. 곁가지를 별로 치지 않지만 윗부분에서 분지하는 것이 있다. 잎 가장자리에 톱니가 있으며 윗면은 녹색으로 약간의 털이 있고 뒷면은 옅은 녹색으로 털이 없다. 잎은 어긋나 있으며, 줄기 위쪽으로 갈수록 점차 작아지고 잎자루가 짧아진다. 뿌리 부근에서 나오는 어린잎은 피침형으로 둥글게 배열되어 땅을 덮는데, 지느러미 모양의

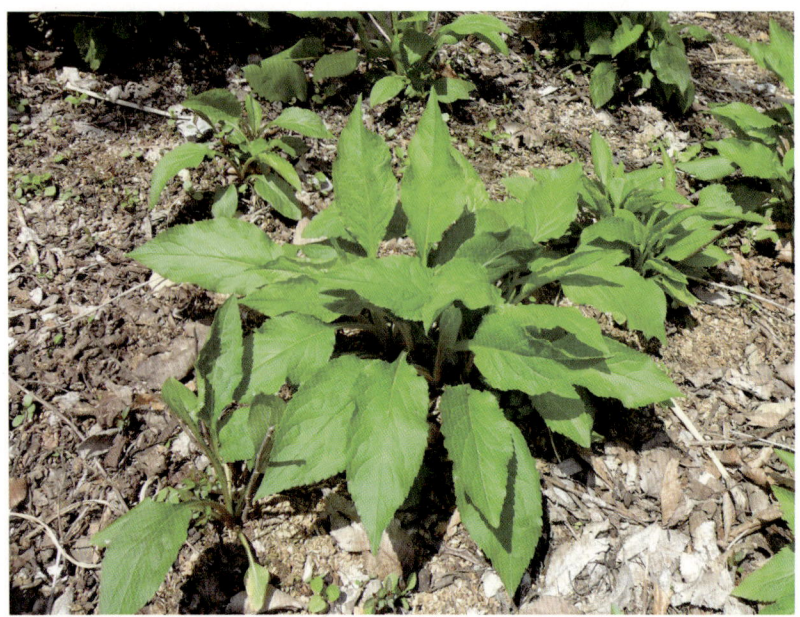
5월 초, 나물로 먹기 좋게 자란 미역취

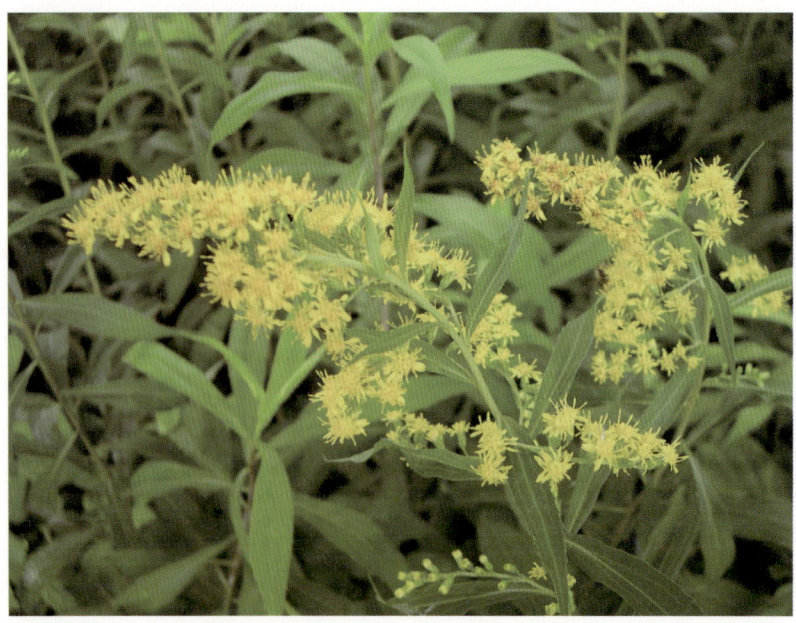
미역취 꽃

미역취(날것)의 영양 성분(가식부 100g당)

단위 mg

일반 성분	칼로리(kcal)	수분	단백질	지질(지방)	회분	탄수화물	
						당질	섬유소
	43	84.0	0.4	0.4	1.6	10.9	2.7

단위 mg

기능성 성분	무기물					비타민				
	칼슘	인	철	나트륨	칼륨	베타카로틴(μg)	B₁	B₂	니아신	C
	17	251	2.4	24	552	2,859	0.02	0.03	0.7	13

출처 : 농촌진흥청, 1987

무늬가 있다. 꽃은 7~9월에 국화꽃 같은 노란 꽃이 서로 밀착된 상태로 피어나며, 상부에서부터 순서대로 피기 시작한다.

미역취에는 단백질 · 지질 · 당질 · 섬유소 및 칼슘 · 인 · 철 등의 무기물과 비타민 A · 비타민 B₁ · 비타민 B₂ · 니아신 · 비타민 C 등이 골고루 들어 있는데, 특히 항암 효과와 관련이 있는 베타카로틴(비타민 A 전구체) 함량이 높은 것이 특징이다. 그 밖에 사포닌 · 클로로겐산 · 카페인산 · 루틴 · 아스트라갈린 · 피넨 · 펠란드렌 · 탄닌 등의 특수 성분이 함유되어 있다.

한방에서는 꽃이 피어 있을 때 전초를 채취하여 말려 두었다가 건위 · 이뇨 · 해독 · 진해 · 진통 · 백일해 · 신장염 · 방광염 · 피부염 · 감기 · 두통 · 황달 등에 이용해 왔다.

미역취의 수침액은 포도상구균 · 폐렴구균 · 이질간균 등의 활동을 억제하는 항균 작용도 있으며, 동물 실험 결과 종양 억제 효과가 있는 것으로 알려져 있다.

약용 · 식용법

말려서 달여 마신다 감기로 인한 두통, 목이 부어 아플 때 미역취 마

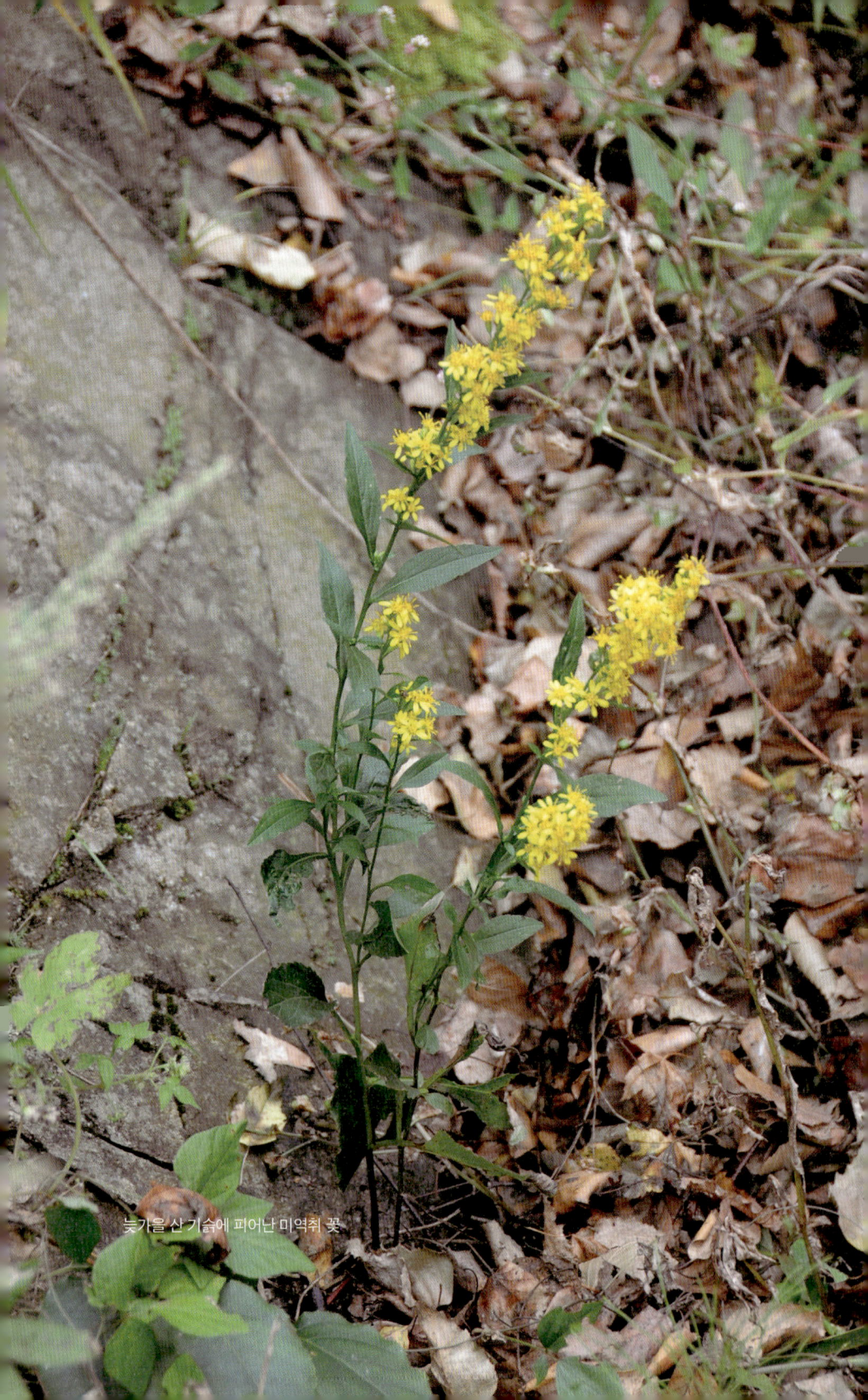

늦가을 산 기슭에 피어난 미역취 꽃

른 줄기잎 10~15g을 물 400㎖에 넣고 반으로 줄 때까지 달여 3회에 나누어 식전 30분에 복용한다. 만성 기관지염에는 마른 미역취 40~50g을 매일 달여 먹으면 도움이 된다.

피부 건선에 약용 말린 미역취 달인 물로 환부를 자주 씻으면 효과가 있다.

피부염 미역취 날것을 잘게 찧어서 환부에 붙인다.

외상 출혈 지혈 말린 미역취를 곱게 가루 내어 바르면 지혈 효과가 뛰어나다.

식용할 때의 손질법 어린순을 채취하여 살짝 데쳐서 나물로 무쳐 먹거나 볶아서 먹는다. 데쳐서 말려 묵나물로 저장해 두었다가 이용하기도 한다.

미역취튀김 어린순을 손질한 뒤 물에 씻어 물기를 털고 튀김옷을 입혀 튀김을 만들어 먹는다.

미역취나물 데친 미역취의 물기를 꼭 짠 뒤, 간장·다진 마늘·참기름을 넣고 조물조물 무친다.

미역취묵나물볶음 미역취 마른 것을 물에 충분히 불려서 삶아 헹군 뒤 물기를 꼭 짠다. 간장·다진 마늘로 양념한 뒤 속이 깊은 프라이팬에 들기름을 두르고 나물이 차분해질 때까지 볶는다.

민들레

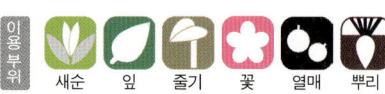

국화과

학명/별명	*Taraxacum mongolicum* H. MAZZ / 파파정·포공영
채취 시기	봄. 잎은 꽃줄기가 자라기 전. 꽃은 피고 나서. 가을. 뿌리는 종자가 생긴 후
먹는 방법	전초 식용·약용, 차로 쓸 땐 그늘에서 말려서 이용
효 용	해열·정혈·발한·건위·강장제

　세계 여러 나라에 자생하는 일반적인 다년생으로 우리나라 전국 각지에 분포하는데 들판, 길가 또는 경작지 주변 등에서 잘 자란다. 약리 작용이 크고 식용 가능한 약용 채소이다. 최근에는 관상용으로도 재배하며, 봄철의 양봉 농가의 귀중한 밀원이 되기도 한다. 도시지나 도로가 등은 노란색 꽃이 피는 서양민들레가 많고, 주로 흰색 꽃이 피는 토종 민들레는 두메산골에서 겨우 볼 수 있는 상황이다.

　잎은 둔한 주걱의 불규칙한 톱니 모양이며, 꽃은 흰색 또는 황색으로 4~5월에 핀다. 민들레는 꽃받침이 짧으며 위쪽을 향해 있는 서양종과 일반적으로 널리 자생하는 개량종이 있다.

　잎과 줄기를 꺾으면 단면에서 희고 끈끈한 유액이 나오는데, 식용하는 데 문제가 되지는 않는다.

　민들레 잎에는 수분·단백질·지질·당질·섬유소를 비롯하여 칼슘·인 등의 무기물과 비타민 B_1·비타민 C가 풍부하다.

　잎과 뿌리에 스테린류의 물질과 각종 지방산을 비롯한 특수 성분이 함유되어 있다. 꽃·잎·줄기·뿌리 등 전초에 각종 아미노산·지방산·비타민·무기물 등이 함유되어 있으며, 특수 성분으로 타라크세롤·타라크사스테롤·스테그마스테롤·시스테롤·루테인 등이 들어

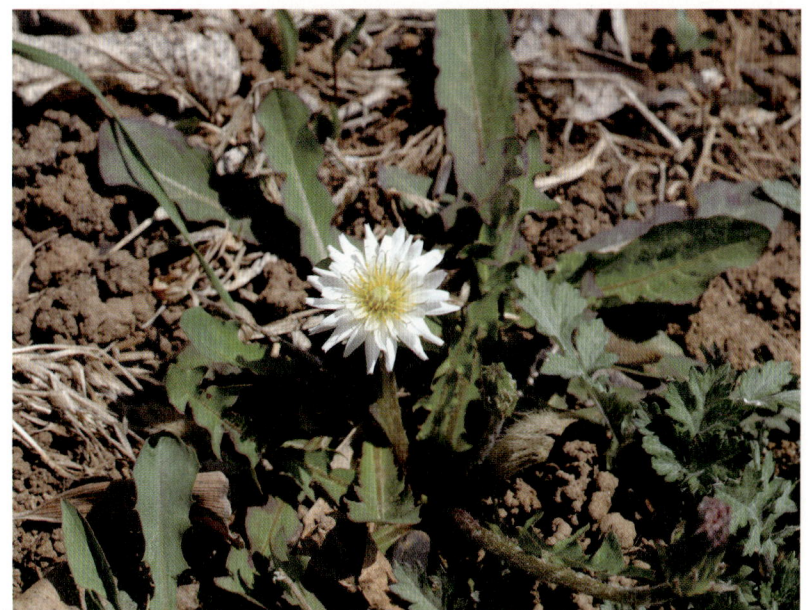

흰 꽃이 피는 토종 민들레. 요즘은 깊은 산골에서나 볼 수 있을 정도로 귀해졌다.

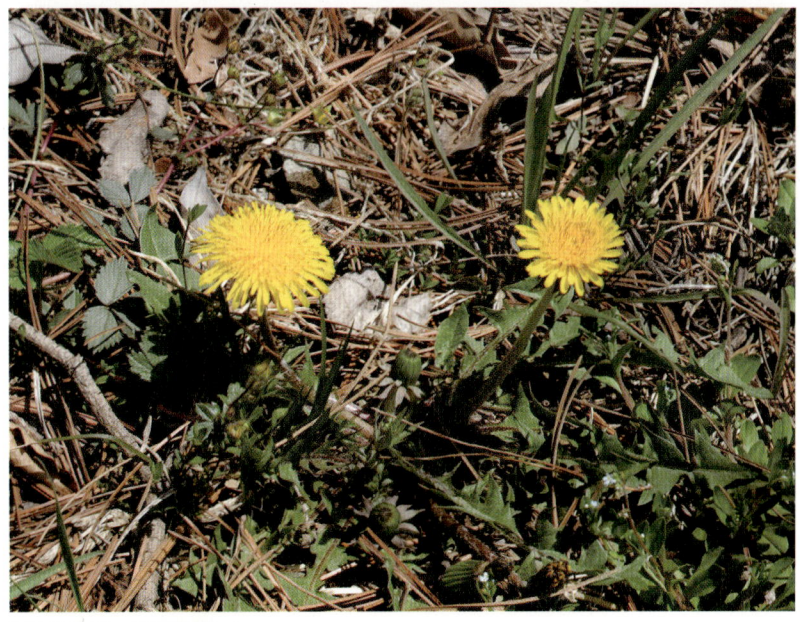

노란 꽃이 피는 서양 민들레

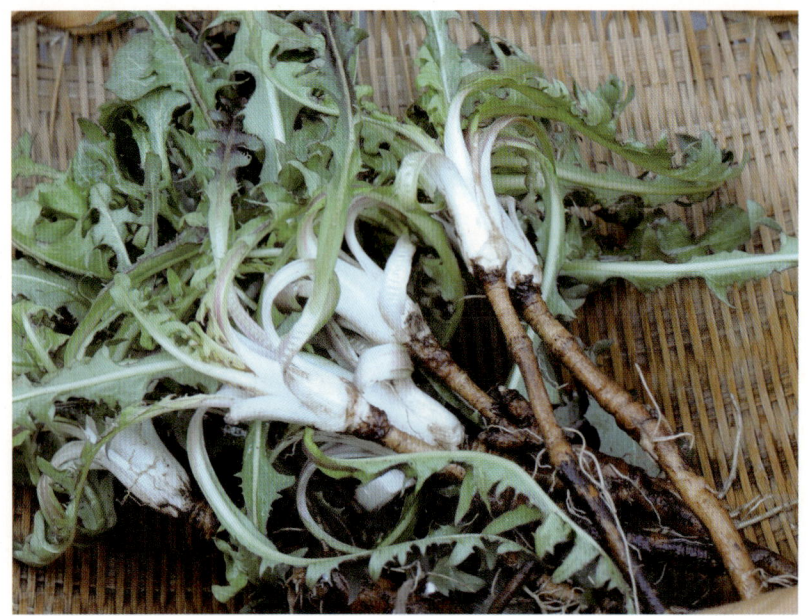
꽃이 피기 전에 채취하여 손질한 민들레. 잎과 뿌리 모두 식용·약용한다.

있다. 서양 민들레 전초에는 아르니데네디놀·아르사닌·폴라보크산틴·타라크사코시드·타라크시닌산 등의 성분이 함유되어 있으며, 황색꽃의 색소 성분은 카로티노이드의 일종인 루테인과 타라크산틴이다.

민들레는 해열·방한·건위·이뇨·해독·거담·정혈·소염·강장·진정 작용이 있으며, 변비·천식·대하증·악창·괴혈병·황달·창종·유방염·요도 감염·급성 기관지염·신장염 등에 이용해 왔다. 뿌리가 모유의 분비를 촉진하고, 간장·위장·신장에서의 소화액 분비를 촉진할 뿐만 아니라 추출물에 대한 동물 실험에서 저혈당증·진경·최담·항균·항진균·항암·항종양 작용을 나타낸다. 최근 민들레 생즙을 대상으로 한 실험에서 여러 가지 변이원에 대해 55.8 ~92.2%의 활성 억제 효과가 밝혀짐으로써 항암 효과가 입증되었다.

민들레(날것)의 영양 성분(가식부 100g당)

단위 ㎎

일반성분	칼로리(㎉)	수분	단백질	지질(지방)	회분	탄수화물	
						당질	섬유소
	28	88.2	3.5	0.2	1.9	5.0	1.2

단위 ㎎

기능성성분	무기물					비타민			
	칼슘	인	철	나트륨	칼륨	베타카로틴(㎍)	B₁	B₂	니아신	C
	108	43	1.6	11	460	1,760	0.15	0.32	1.6	28

출처 : 농촌진흥청, 1997

약용 · 식용법

뿌리를 포함한 모든 부분을 약재로 쓰는데 꽃이 피었을 때 캐어서 햇볕에 말려 두었다가 사용하기 전에 잘게 썬다. 입욕제 또는 염료로도 사용할 수 있다. 이른 봄에 어린 것을 뿌리째 캐어서 생으로 겉절이를 해 먹거나 데쳐서 물에 담가서 나물 요리나 국거리로 쓴다. 생으로는 꽃과 함께 튀김을 해 먹으며, 뿌리는 말려서 차로 이용한다.

민들레약차 민들레 전초를 캐어서 그늘에서 말린 뒤 뿌리는 5g, 잎은 10g 정도로 200㎖의 물에 달여 차로 마신다.

민들레술 민들레 꽃이나 뿌리를 준비하여 그 양의 2~3배의 소주를 넣어 20일 정도 우려내면 된다.

민들레커피 뿌리를 캐어서 깨끗이 손질하여 말려서 가루로 만들어 커피처럼 이용한다. 이미 국내외에서는 민들레를 과립차로 만들어 시판하고 있다.

민들레녹즙 민들레 전초를 채취하여 깨끗이 손질하여 물기를 없앤 뒤 녹즙기에 넣어 짜서 마신다.

바위취

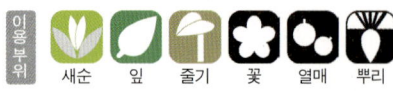

범의귀과

학명/별명	*Saxifraga stolonifera* MEERB. / 호이초 · 범의귀풀
채취 시기	연중 언제나
먹는 방법	데쳐서 나물, 날것으로 튀김
효용	해열 · 해독 효과, 중이염 · 백일해 · 심장병 · 감기 · 습진 · 이질 등에 이용

　바위취는 돌담이나 바위 부근, 정원의 담장 밑에서 잘 자라는 늘푸른 다년생 식물이다. 옛부터 관상용 · 식용 · 약용으로 이용되어 왔다.

　눈속에서도 얼어 죽지 않는 강인한 풀로, 반그늘에서도 잘 자라는데, 물이 충분해야 한다. 잎은 3~5cm 정도의 크기로 둥글며 가장자리에 둥근 톱니 또는 물결 모양의 굴곡이 있고, 양면에 거친 털이 나 있다. 표면에 흰 얼룩 무늬가 있고, 잎 뒷면은 담록색이나 보라색이다. 초여름에 작은 꽃잎이 3장, 큰 꽃잎이 2장 달린 꽃이 핀다.

　흰바위취 · 참바위취 · 구슬바위취 · 흰꽃바위취 · 톱바위취 · 둥근잎바위취 · 백두산바위취 등 여러 종류가 있는데, 생약명은 호이초 · 불이초 · 홍전초이다. 비슷한 식물로 바위떡풀이 있는데, 산속 그늘진 바위 곁에서 흔히 볼 수 있다.

　6~7월에 어린순을 따서 쌈을 싸 먹기도 하며, 쪄서 나물로 먹기도 한다. 채취할 때는 바위가 많은 곳에서 자라 뿌리가 깊지 않으므로 한 장씩 주의를 기울여 채취한다.

　민간에서는 바위취 전초를 갈아 즙을 내어 백일해 · 화상 · 동상 등에 약으로 써 왔고, 잎을 구운 것을 비벼 부스럼에 외용했다.

　5~7월 꽃 필 때에 전초를 말려서 약재로 쓰며, 필요 시에 신선한 생

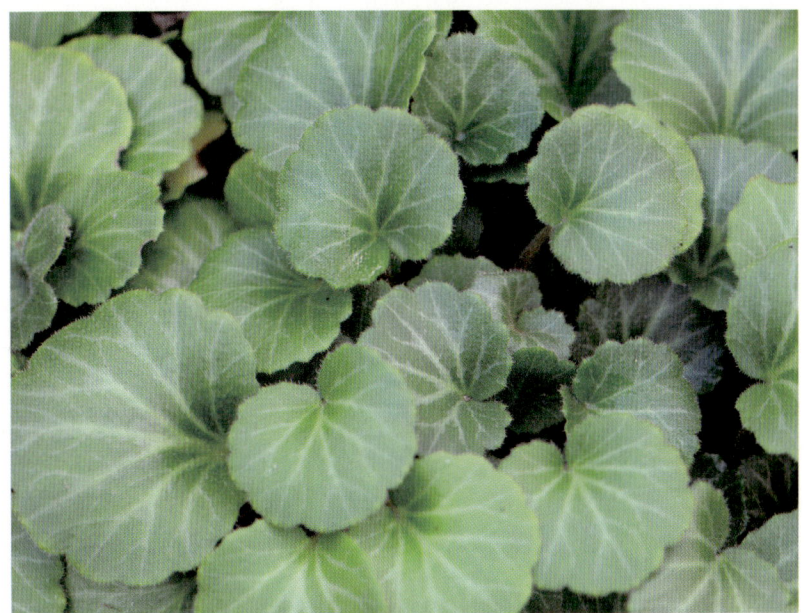

바위취는 잎과 꽃이 아름다워 관상용으로서의 가치도 높다.

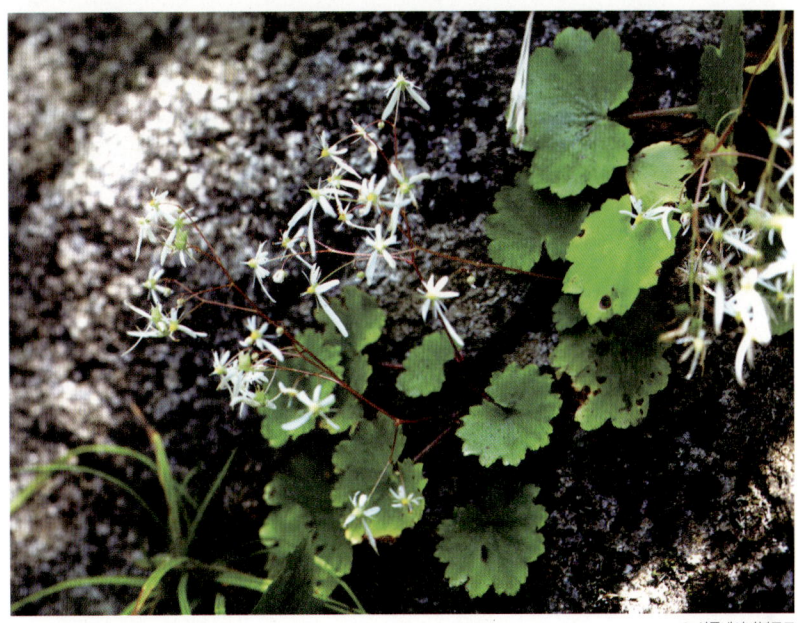

바위취를 닮은 지리산 바위떡풀. 우리나라 남부 지방 지리산에서 볼 수 있다.

ⓒ 산들네이버블로그

2장 | 암을 이기는 맛있는 산나물

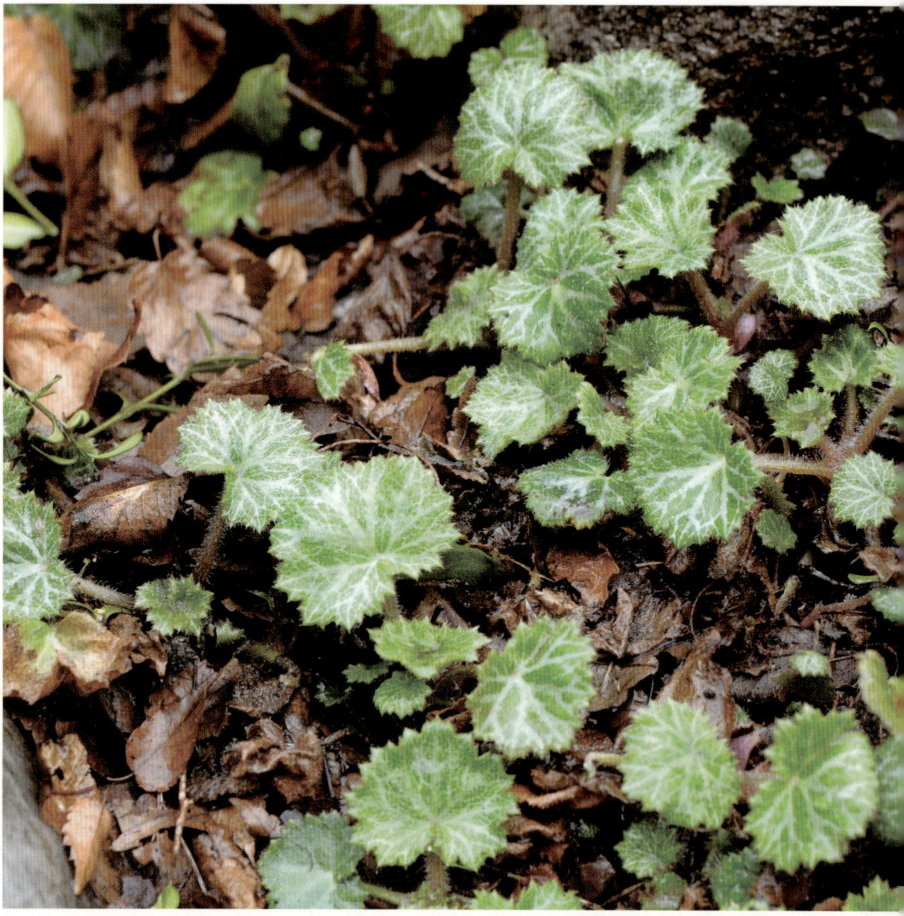

바위취는 땅 표면을 기는 줄기 끝에 새로운 싹이 생겨남으로써 쉽게 번식된다.

 잎을 이용한다. 해열·해독·염증약으로, 또 감기와 열이 심할 때에 달임약으로 복용한다. 민간약으로, 불에 구운 잎을 비벼서 부스럼에 외용한다. 신선한 잎의 액즙은 귀고름·생채기·옻오름에 좋다고 한다.
 바위취에는 탄닌과 고미질인 베르게닌과 글루코스 등이 들어 있다. 옛부터 해열·해독 효과를 인정받아 왔으며, 중이염·백일해·경련·동상·소종·심장병·신장병·감기·고열·습진·이질·간질 등에

164 항암 효과가 뛰어난 산나물 57가지

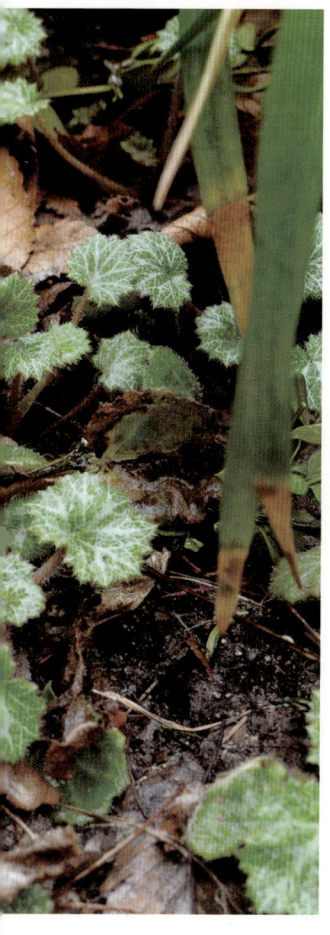

이용해 왔다.

약용·식용법

잎을 약재로 이용 주로 생잎을 쓰고, 더러는 여름에 잎을 채취해서 말려 두었다가 잘게 썰어서 이용한다. 특히 온갖 피부 질환에 쓰고 있다. 습진·두드러기·종기·심한 부스럼·급한 전염성 피부병·벌레에 물렸을 때에도 신선한 생잎을 붙이거나 또는 불에 쪼인 생잎을 환부에 붙인다. 고름이 나오는 중이염에 생잎의 즙액을 2~3방울 귓속에 떨어뜨린다. 동상이나 화상을 입었을 때에도 생잎을 이용한다. 동상 부위를 바위취 달인 물에 담갔다 뺐다 한다. 하루에 10~15g을 달여 먹는다.

바위취쌈 초봄부터 5~6월 사이에 신선하고 깨끗한 잎을 따서 쌈으로 싸서 먹는데 일반 푸성귀를 먹듯이 하면 된다.

잎튀김 생잎을 깨끗이 손질한 뒤 밀가루를 입혀서 튀기면 산뜻한 맛이 나서 먹을 만하다. 튀김을 만들 때 손질한 잎의 물기를 잘 닦은 뒤에 잎 뒤쪽에만 튀김옷을 입혀 약간 낮은 온도에서 천천히 튀기면 산뜻한 맛이 난다.

잎줄기무침 연한 잎줄기를 살짝 데쳐서 무치거나 또는 기름으로 볶아서 먹는다.

묵나물 데쳐서 말려 묵나물을 만들어 두었다가 겨울철에 볶음 요리나 국거리로 요긴하게 이용할 수 있다.

방가지똥

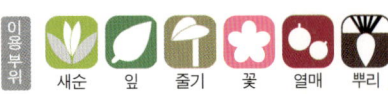

국화과

학명/별명	*Sonchus oleraceus* L. / 방가지풀
채취 시기	이른 봄, 가을, 초겨울
먹는 방법	데쳐서 물에 우려내어 나물이나 볶음 요리
효 용	해열 · 해독 · 소화 작용

　도심에서도 흔히 볼 수 있는 방가지똥은 식용 · 약용 · 사료용으로 이용되어 왔다. 늦가을과 이른 봄에 어린순을 나물과 국거리로 쓴다.

　원산지는 유럽으로, 한국 · 일본 · 타이완 · 중국 · 사할린섬 · 유럽 · 아메리카 등지에 분포한다. 도시의 길가에서도 잘 자라며, 전국의 들판, 빈터 등지에 흔하다. 높이 30~100cm 정도로 자라며, 줄기는 곧게 서고 속이 비어 있다. 가을에 싹이 트고 겨울을 난 뒤 줄기가 자라나 꽃핀 뒤 말라 죽어 버린다. 전체적인 생김새는 엉겅퀴와 비슷하지만 줄기에 가시가 없으며 연하고 부드럽다. 뿌리에 달린 잎은 작으며, 긴 타원 모양의 넓은 바소꼴로서 일찍 시든다.

　큰 잎이 깃털 모양으로 깊게 갈라지며 갈라진 잎 조각의 가장자리에는 약간의 크고 작은 톱니가 나 있다. 잎 뒷면은 희게 보이며 잎자루는 없고 잎의 밑둥이 넓어지면서 줄기를 감싼다. 개화 시기는 5~9월로, 노란색 또는 흰색의 꽃이 줄기 끝에 몇 송이 모여 술 모양을 이루며, 꽃 지름은 2cm 안팎이다. 잎이나 줄기를 자르면 흰 즙이 흘러 나오는데 쌉쌀한 쓴맛이 봄의 입맛을 돋우어 주며 소화에 도움을 준다. 민간에서는 성숙한 전초와 뿌리 말린 것을 고거채(苦苣菜)라 하여 약용한다. 베타-락투세롤 등의 성분을 함유하므로 생약으로 사용하며 꽃을 포함한 모

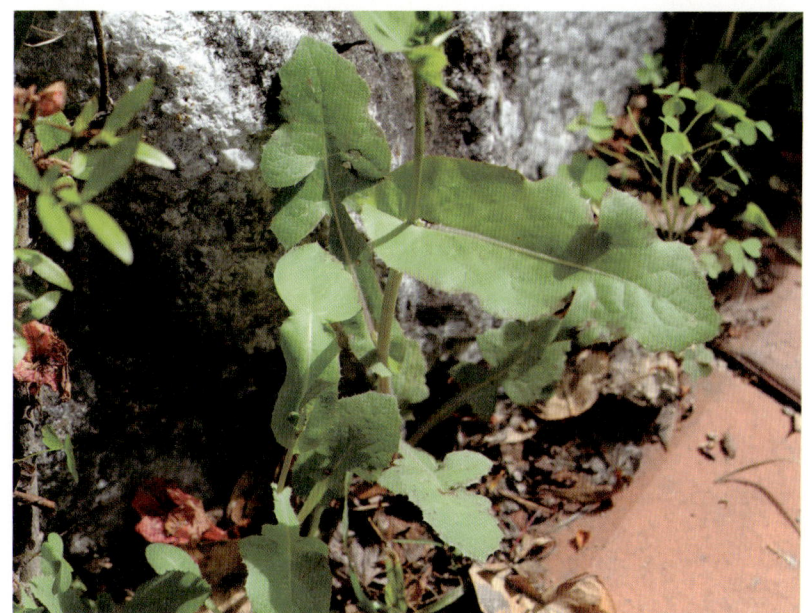

방가지똥

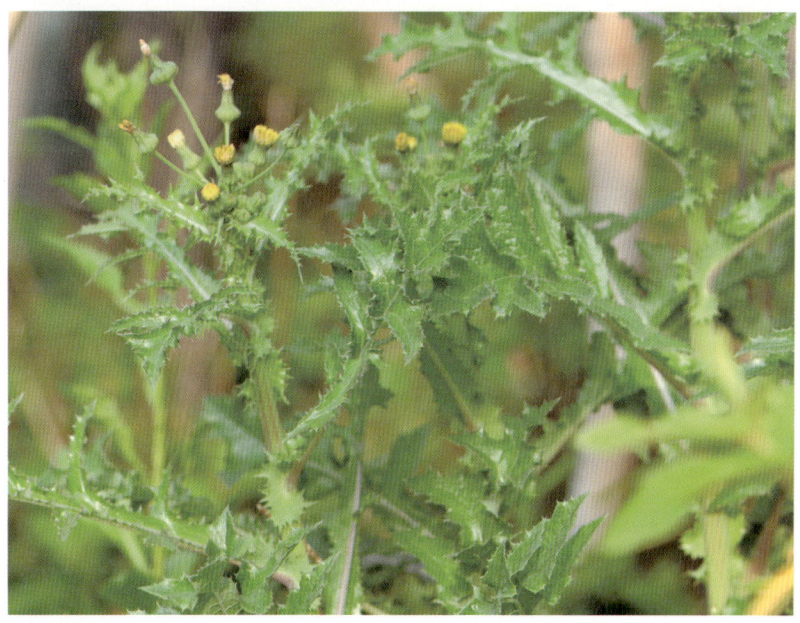

큰방가지똥

방가지똥(날것)의 영양 성분(가식부 100g당)

단위 mg

일반 성분	칼로리(kcal)	수분	단백질	지질(지방)	회분	탄수화물	
						당질	섬유소
	39	85.2	2.5	0.4	1.6	8.3	2.0

단위 mg

기능성 성분	무기물				비타민				
	칼슘	인	철	나트륨	칼륨	베타카로틴(㎍)	B₁	B₂	니아신	C
	39	34	4.4	5	324	286	0.17	0.24	0.3	2

출처 : 농촌진흥청, 1992

든 부분을 약재로 사용한다.

해열·해독·건위 등의 효능을 가지고 있어서 소화 불량·이질·어린아이의 빈혈증 등에 약으로 쓰이며, 뱀에 물렸을 때나 종기 치료에도 쓰인다. 최근 연구 결과에 의하면 여러 가지 발암 물질에 대하여 30.8~85.4%의 강한 항돌연변이 효과가 입증되었다.

약용·식용법

주로 여름에서 가을 사이에 채취하여 햇볕에 말리고 잘게 썰어서 쓴다. 말린 약제를 1회에 4~8g 정도 200㎖의 물에 달이거나 또는 생즙을 내어 복용한다.

식용할 때의 손질법 맛이 쓰므로 소금을 넣은 끓는 물에 데쳐서 찬물에 반 나절 정도 담가서 우려내어 조리한다.

방가지똥무침 데쳐서 우린 방가지똥 물기를 짜고 적당히 자른 뒤 간장양념을 해서 먹는다. 기호에 따라 고추장양념을 해도 맛있다.

방가지똥담북장무침 데쳐서 우린 방가지똥 물기를 짜서 적당히 자른 뒤 담북장에 간장과 겨자를 넣고 잘 섞어 양념을 만들어 방가지똥과 버무린다.

부추

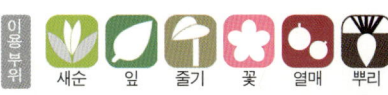

백합과

학명/별명	*Allium tuberosum* ROTH / 정구지·구채·솔
채취 시기	봄~늦가을
먹는 방법	날것으로 겉절이·김치·부추전, 데쳐서 나물·된장국
효 용	설사에 특효, 진통·해열 작용, 스태미나 증진, 간 보호 기능 뛰어나

    부추는 백합과의 다년생 식물로, 정구지·구채 등으로 불린다. 지방에 따라 부르는 이름이 다양하여, 전라도 지방에서는 '솔'이라고 부르고, 충청도 지방에서는 '졸', 경상도 지방에서는 '정구지' 또는 '소풀이'라고 부르며 서울과 경기 지방에서는 '부추'라고 부른다. 양기를 일으키는 최음 효과가 뚜렷하다고 하여 일명 '기양초(起陽草)'라고도 부르는데, 실제로 설사나 병을 앓은 뒤에 체력이 떨어지고 기운이 없을 때 부추를 먹으면 금세 온몸에 활력이 도는 것을 느낄 수 있다.

    종류로는 왕부추·원산부추·산부추 등이 있으며, 잎의 폭은 3~5㎜정도로 좁지만 길이는 20~30㎝나 된다. 잎은 매우 부드러우면서 독특한 향기가 있어 중국 요리에 많이 쓰인다. 7~9월에 잎 사이로부터 60㎝ 정도의 높이로 꽃줄기가 곧게 올라와 맨 끝에 수십 송이의 작은 꽃이 공 모양으로 둥글게 뭉쳐 핀다.

    부추는 전체를 식용·약용으로 한다. 건위·강장·정장·진통·해열·해독 효과가 있어서 하리·후종·신장염·화상 치료에 효과적이다. 《동의보감》에 '간의 채소'라고 기록되어 있을 정도로 간 기능을 강화하는 작용이 뛰어나다. 그래서 간과 관련된 질환이 있는 사람이 부추 삶은 물을 자주 마시면 병증이 개선된다고 한다. 《본초강목》에도 부추

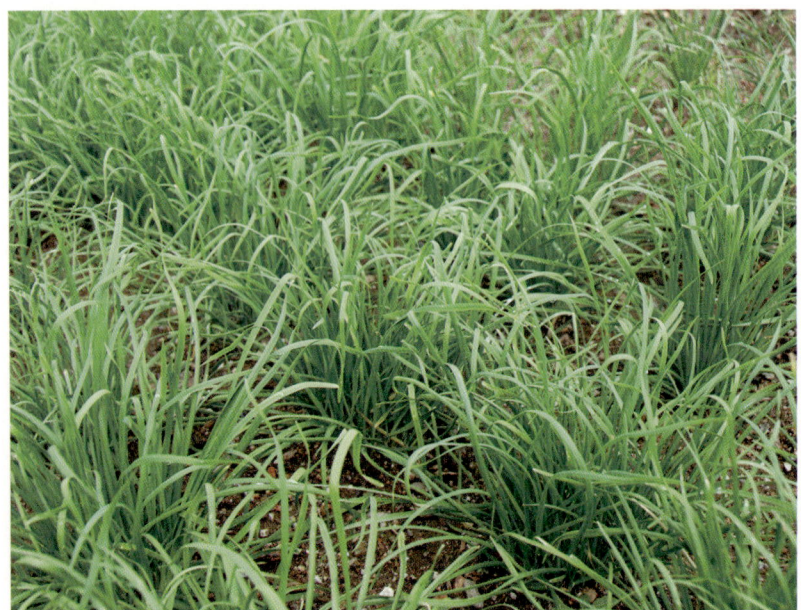
무성하게 자란 부추

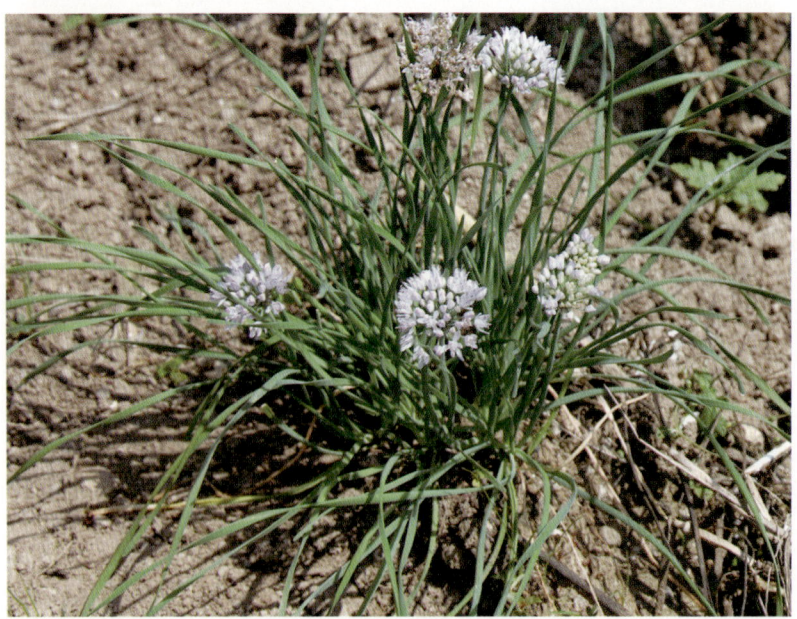
초가을에 핀 부추 꽃

는 몸을 따뜻하게 하고, 신장·고환·부신 등 비뇨 생식기 계통을 다스린다는 기록이 있다.

부산대학교 식품영양학과 박건영 교수 팀은 부추에 멸치젓국을 넣고 담근 부추김치의 항암 효과(85~90%)가 배추김치(70%)보다 월등히 높게 나타났다고 밝혔다. 이는 항암 작용을 하는 엽록소가 더 많기 때문인데 갓 담근 것일수록 효과적이라고 한다. 적당히 익히거나 시어야 항암 효과가 커지는 배추김치와는 달리 부추김치는 금방 담근 것이 효과적이라고 한다.

부추에는 수분·단백질·당질, 무기물과 비타민이 풍부하다. 특히 비타민 A의 경우는 배추의 70배가 넘는다. 무기물 중에서는 칼륨이 특히 많이 들어 있는 알칼리성 식품이다.

특수 성분으로는 알리티아민 성분이 밝혀졌다. 부추는 자극성 향미 성분은 유화아릴인데, 이 성분이 효소의 작용으로 분해되면 알리신 성분이 되고 이것이 다시 알리티아민이 된다. 알리티아민은 우리 몸 안에서 일정량 이상은 흡수되지 않는 비타민 B_1보다 흡수율이 20배나 좋다. 소화를 돕고 육류나 생선의 냄새를 없애며, 비타민 B_1의 흡수를 돕는다. 그래서 부추에 스태미나 증진 작용이 있다고 알려진 것이다. 이 유화아릴은 자율 신경을 자극해서 에너지 대사를 높여 주고 몸을 따뜻하게 해 주므로 야뇨증에 효과가 있다.

최근 부추 생즙 실험에서 여러 가지 발암 물질에 대해 21.1~90.1%의 돌연변이 억제 효과를 나타내는 사실이 밝혀졌다.

약용·식용법

달여 마신다 부추는 피의 흐름을 좋게 하고 오래된 피를 몸 밖으로 내보내는 작용이 있으므로 만성 요통에 효과가 있다. 부추 60g을 잘

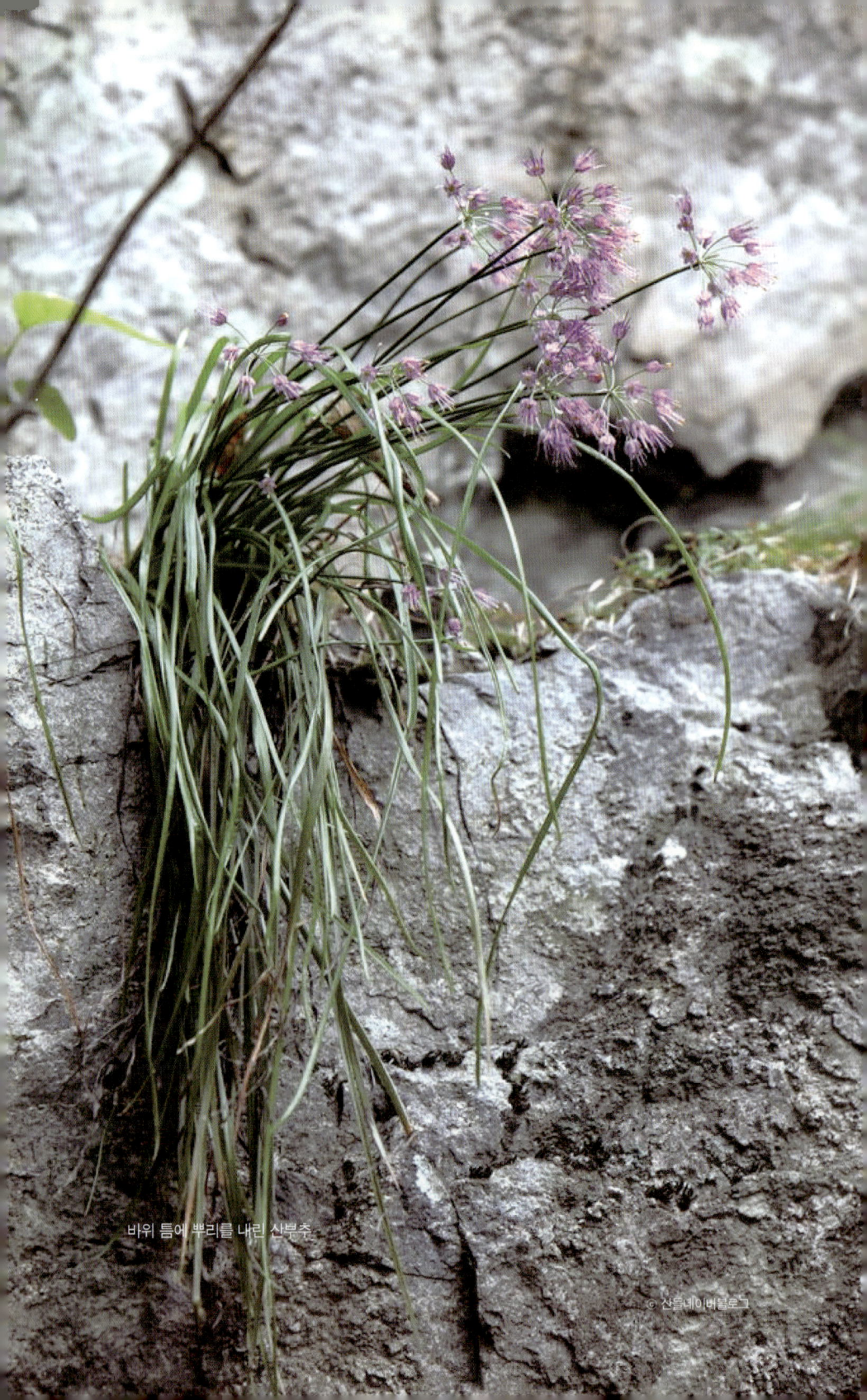

바위 틈에 뿌리를 내린 산부추

부추(날것)의 영양 성분(가식부 100g당)

단위 mg

일반 성분	칼로리(kcal)	수분	단백질	지질(지방)	회분	탄수화물	
						당질	섬유소
	12	94.0	2.0	0.1	0.8	1.8	1.3

단위 mg

기능성 성분	무기물					비타민			
	칼슘	인	철	나트륨	칼륨	베타카로틴(㎍)	B₁	B₂	니아신	C
	28	39	0.5	1	368	1,400	0.05	0.12	0.9	5

출처 : 농촌진흥청, 2001

게 썰어 냄비에 담고 부추가 잠기도록 물을 부어 달인 뒤 체에 받쳐 달인 물만 받아 청주를 조금 넣어 마신다. 단, 위장이 약한 사람, 알레르기 체질인 사람은 부추를 많이 먹으면 설사를 하므로 주의한다.

부추차 구토·산후통에 감초와 함께 끓여 먹는다. 이질과 혈변 등에도 좋다.

부추 생즙 열이 나는 경풍에 부추의 생즙을 내서 조금씩 입을 벌리고 삼키게 하면 발작이 멎는다.

부추된장국 음식에 체해 설사를 할 때 부추를 된장국에 넣어 끓여 먹으면 효력이 있다.

부추죽 부추죽을 끓이다가 찹쌀과 파를 더 넣고 끓여 먹으면 설사뿐만 아니라 통증도 예방되며 몽정과 조루증에도 좋다.

양념으로 쓰인다 부추는 양념 채소로, 오이소박이나 만두속, 육개장·영양탕과 같은 국에도 꼭 들어간다. 웬만한 음식과 궁합이 잘 맞는데 특히 육류와 잘 어울린다.

비름

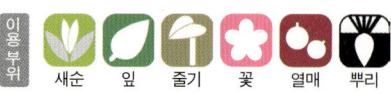

비름과

학명/별명	Amaranthus mangostanus L. / 개비름 · 털비름
채취 시기	초여름부터 가을까지
먹는 방법	데쳐서 나물, 말려서 묵나물로
효 용	항암 효과

　전국의 들판이나 길가 또는 밭둑 등 햇볕이 잘 드는 곳에 흔하게 자라는 일년생 식물로 어린순이나 부드러운 가지, 잎을 따서 식용하고, 전초를 약재로 쓰기도 한다. 인도 · 열대아시아가 원산지이며, 말레이시아 · 인도네시아 · 중국 등지에서도 채소로 재배한다.

　줄기는 곧게 서서 30~80㎝ 정도의 높이로 자라고, 가지는 여러 개로 갈라지며, 털은 없다. 잎은 서로 어긋나고 길이 4~8㎝, 폭 2~4㎝ 안팎으로 난형이며 끝이 얕게 패이고 긴 자루가 있다. 생육이 매우 빠르고 1년에 두 세대 이상 생육하는데, 개화기는 7~9월이다.

　참비름은 잎이 작으면서 윤기가 나는 반면 개비름은 잎이 크고 솜털이 나 있으며, 윤기가 없고 드세 보인다. 개비름도 먹을 수 있지만 주로 참비름을 먹는다.

　비름에는 단백질 · 지방 · 회분 · 탄수화물, 무기물과 비타민이 함유되어 있다. 시금치에 비해 칼슘은 4.6배, 철분은 1.1배, 비타민 A는 3배에 달한다. 특히 단백질과 탄수화물이 많으며 영양가가 골고루 갖추어진 산나물이다.

　옛부터 해열 · 해독 · 소종의 효능을 가지고 있으며, 감기 · 안질 · 치질 · 뱀이나 벌레에 물린 상처 · 종기 등에 이용되어 왔다. 그리고 씨

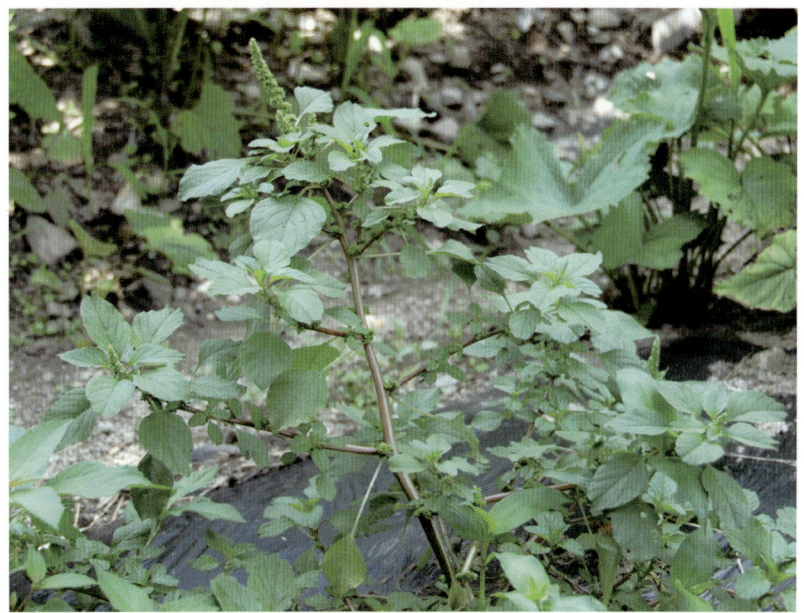

한여름 텃밭에 자란 비름

에는 이뇨·지사·통경 등의 효능이 있다.

최근 항돌연변이성 연구 결과 각종 발암 물질에 대하여 60~95%의 높은 억제 효과가 있는 것으로 나타났다.

약용·식용법

약용법 잎과 줄기를 주로 약재로 쓰지만 때로는 씨를 쓰기도 한다. 한여름에 채취하여 말리는데 때로는 생풀을 쓰기도 한다. 말린 것은 쓰기 전에 잘게 썬다. 말린 약재를 1회에 4~10g을 200㎖의 물로 달여서 복용한다. 안질의 경우는 연하게 달인 물로 닦아 내고, 치질·종기·독충에 물린 상처에 생풀을 짓찧어서 환부에 붙인다.

식용으로 할 때 손질법 많이 자란 것도 다른 나물에 비해 연한 편이므로 손으로 꺾었을 때 줄기가 꺾인다면 굵은 것도 버리지 말고 이

비름(날것)의 영양 성분(가식부 100g당)

단위 mg

일반 성분	칼로리(kcal)	수분	단백질	지질(지방)	회분	탄수화물	
						당질	섬유소
	30	89.0	3.3	0.8	1.8	4.3	0.8

단위 mg

기능성 성분	무기물					비타민			
	칼슘	인	철	나트륨	칼륨	베타카로틴(㎍)	B₁	B₂	니아신	C
	169	57	5.7	6	524	2,591	0.05	0.09	0.6	36

출처 : 농촌진흥청, 1991

용한다. 흙을 털어 내고 흐르는 물에 씻은 뒤 끓는 물에 소금을 한 줌 넣고 데쳐서 찬물에 헹구어 물기를 꼭 짜고 적당히 자른다. 비름은 쓴맛이 전혀 없으므로 데쳐서 찬물에 한 번만 헹구면 된다. 이것을 국거리나 각종 나물 반찬으로 만들어 먹는다. 참깨무침 · 참깨된장무침 · 겨자간장무침 등이 좋다.

비름나물 데쳐서 물기를 뺀 비름에 된장과 고추장을 1 : 1 비율로 넣고 조물조물 부치다가 다진 파 · 다진 마늘 · 참기름(또는 들기름)을 넣고 한 번 더 무친다.

비름튀김 깨끗하게 손질하여 씻은 비름의 물기를 말끔하게 없앤 다음 잎이 붙어 있는 줄기 끝을 잡고 뒷면에만 튀김옷을 입혀서 튀긴다. 튀김을 할 때는 특히나 더 상당히 자란 것도 이용할 수 있다. 시금치와 비슷한 담백한 맛이 난다.

사철쑥

국화과

학명/별명	*Artemisia capillaris* THUNB. / 다북쑥 · 비쑥 · 애탕쑥
채취 시기	늦은 봄~이른 여름
먹는 방법	나물과 떡으로 먹고, 말려서 달여 약으로 이용
효 용	항염증 · 항균 작용

옛부터 민간에서 애용해 온 사철쑥은 전국 각지의 냇가나 강가 모래땅에 널리 분포하고 있다. '애탕쑥'이라는 이름으로 불리며, 생약명은 인진 · 인진호 · 추호이다. 한국 · 일본 · 사할린 · 알타이 · 시베리아 지방에 분포한다.

줄기 아랫분분이 나무처럼 딱딱하고 가지를 치면서 1m 높이로 곧게 자란다. 오래된 가지는 털이 없으나 어린 가지는 회백색의 솜털이 덮여 있다. 뿌리에서 나온 잎은 깃털 모양으로 두 번 갈라지고 잎조각은 가늘다. 줄기에서 나는 잎은 서로 어긋나게 자라나고 한 번만 깃털 모양으로 갈라지며 털이 없다. 가지 끝에 많은 꽃이 피는데, 암술과 수술이 둥글게 뭉쳐서 계란꼴을 이루고, 꽃의 지름은 2㎜ 정도의 노란색이다. 《동의보감》에서는 "가을이 지나면 잎이 마르지만 줄기는 겨울이 지나도 죽지 않는다."고 기록하고 있고, 사철 산다고 해서 '사철쑥' 또는 '사절호'라고 한다.

일반 성분은 수분 · 조단백질 · 탄수화물 · 조지방 · 회분이며, 나트륨 · 칼슘 · 칼륨 · 인 · 철분 등의 무기물이 함유되어 있다.

특수 성분으로 카필라린 · 카필린 · 시네올 · 에우카립톨 · 카젬푸톨 · 아르테미시아케톤 등 다양한 성분이 들어 있다. 특히 칼륨의 함량

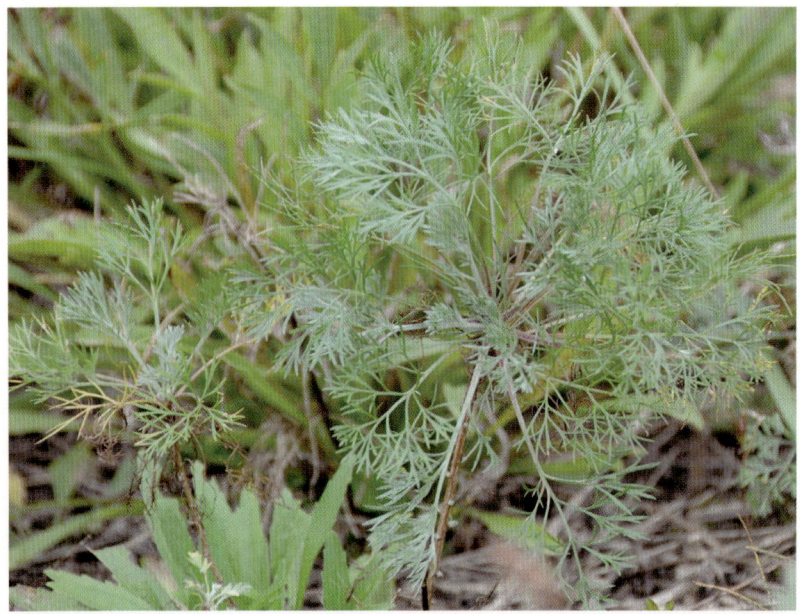

사철쑥의 어린잎

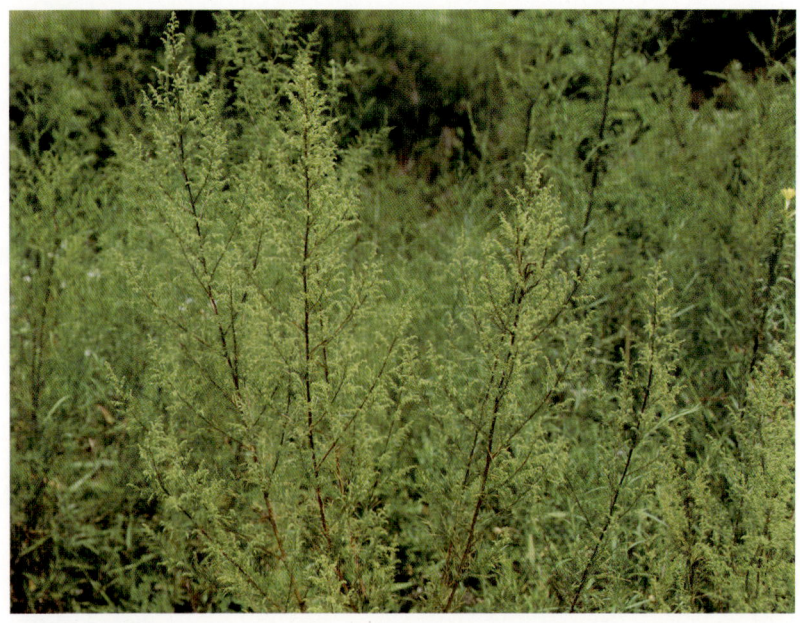

사철쑥의 꽃. 가을

이 다른 산나물에 비해 풍부하다.

소염·해열·이뇨·구충·발한·진통·원기 회복·눈을 밝게 하는 등의 효능이 있으며, 변비·풍습·안질·학질·식욕 부진·피부 가려움·정혈·창질·두통·장염·황달·요독증·급성 열병·담낭염·담석증·급성 간염·만성 간염 등에 널리 사용해 왔다. 특히 간장 개선 작용을 비롯하여 항염증 작용·항균 작용이 있어 옛부터 광범위하게 이용되어 왔으며, 중국의 《신농본초경》에는 상약으로 분류되어 있다.

최근 물 추출물과 메탄올 추출물에 대한 돌연변이 억제 효과 실험 결과 물 추출물의 경우 직접변이원 물질에 대해서는 약한 억제 활성을 보였다. 하지만 간접변이원 물질에 대해서는 80% 이상의 높은 억제 효과를 나타냈다. 특히 에탄올 추출물과 그 분획물들은 간접변이원에 대해서 83~97%의 높은 억제 효과를 나타냈다.

약용·식용법

달여서 마신다 채취하여 말려 두었다가 사용할 때 잘게 썰어 이용한다. 말린 것 4~8g을 200㎖의 물에 넣어 반으로 줄게 달여서 하루 3회 따뜻하게 마신다.

나물과 떡 봄에 어린잎을 먹는데, 쓴맛이 있으므로 물에 담가 우려내어 먹는다. 나물과 떡으로 이용된다.

※ 개사철쑥은 향기롭고 맛은 약간 쓰며 질이 연하고 녹색이며 산뜻한 향기가 난다. 봄에 어린순을 나물로 먹는다.

산마늘

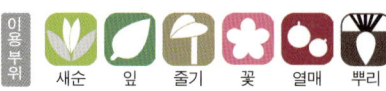

백합과

학명/별명	*Allium victorialis* var. *Platyphyllum* MAKINO · 멩이풀 · 명이나물 · 산산(山蒜)
채취 시기	새싹은 이른 봄, 잎은 봄부터 초여름, 뿌리는 언제라도
먹는 방법	장아찌 · 볶음 · 튀김, 데쳐서 나물무침 · 초된장 · 국거리
효용	자양 강장 식품

    산마늘은 백합과에 속하는 다년생 식물로, 옛부터 식용 · 약용 · 공업용으로 이용해 왔다. 우리나라에서는 지리산 · 설악산 · 울릉도의 깊은 산속의 나무 밑에 자생하며, 땅속에 길쭉한 타원꼴의 알뿌리를 가지고 있다. 봄에 알뿌리에 2~3매 정도 크고 넓은 잎이 자라나는데 잎은 파 종류로서는 보기 드물게 폭이 넓은 장 타원형으로 질이 부드럽고 담청록색으로 길이가 15~30㎝ 정도 된다. 초여름에 잎 사이에서 길게 40~50㎝ 정도 되는 꽃자루가 곧게 자라나 파꽃처럼 작은 꽃이 둥글게 뭉쳐 피어난다. 꽃의 빛깔은 일반적으로 흰색인데 때로 연보랏빛으로 피는 것도 있다.

    산마늘은 식물 전체에서 마늘과 흡사한 냄새가 나서 향신료로 오해하기 쉽다. 뿌리 · 뿌리줄기 · 새싹 · 잎 · 봉오리 등 식물 전체를 다 먹는데, 번식력이 약하므로 뿌리와 줄기는 뽑지 않고 그냥 두는 것이 좋다. 채취할 때는 칼로 땅밑부분에서 도려낸다.

    3~6월까지는 어린 싹에서부터 잎이 굳어지기 직전까지 잎줄기 등을 이용하고, 뿌리줄기는 일년 내내 이용할 수 있다. 부추나 달래처럼 독특한 냄새와 매운맛을 지녔지만, 파 · 부추 · 달래 등과는 달리 잎이 넓은 것이 특징이다.

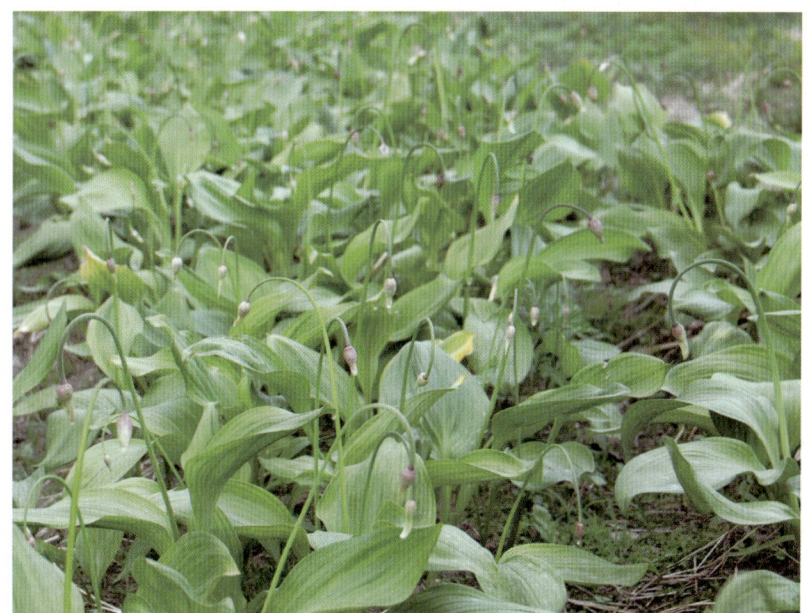
높은 산기슭의 밭에 심어 가꾼 산마늘

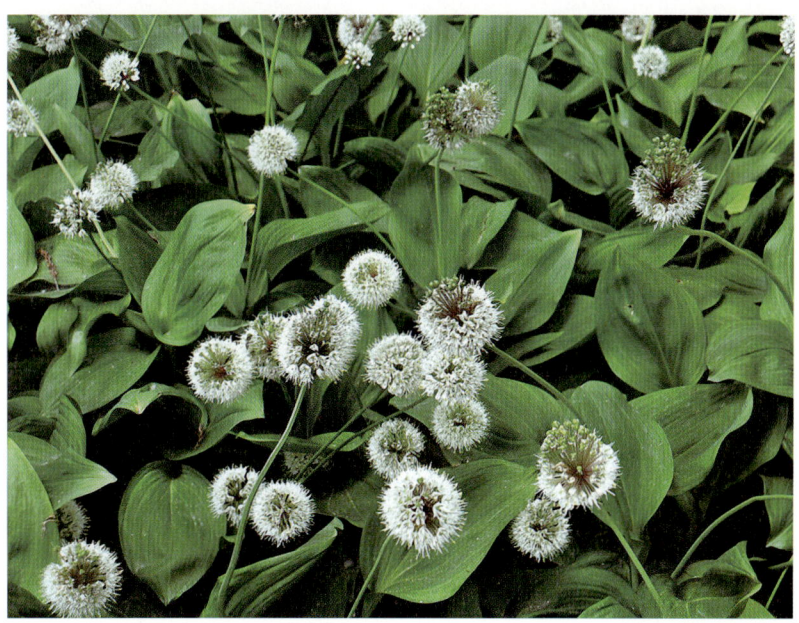
산마늘 꽃

2장 | 암을 이기는 맛있는 산나물 181

산마늘(날것)의 영양 성분(가식부 100g당)

단위 mg

일반 성분	칼로리(kcal)	수분	단백질	지질(지방)	회분	탄수화물	
						당질	섬유소
	45	84.5	2.2	0.4	0.9	9.2	1.9

단위 mg

기능성 성분	무기물					비타민			
	칼슘	인	철	나트륨	칼륨	베타카로틴(μg)	B_1	B_2	니아신	C
	41	59	4.2	8	212	12	0.13	0.13	1.5	62

출처 : 농촌진흥청, 1997

약용 · 식용법

알뿌리를 약용하는데, 한여름에 채취하여 햇볕에 말리거나 날것 그대로 쓴다. 옛부터 건위 · 구충 · 이뇨 · 강장 · 해독 · 진정 · 건뇌 · 피로 회복 효과가 있는 것으로 알려져 있고 살균 작용도 인정받고 있다. 중국에서도 자양 강장제의 으뜸으로 여긴다.

달여서 마신다 소화 불량이나 복통을 다스리기 위해서는 말린 알뿌리를 1회에 2~4g씩 200㎖의 물로 달여서 복용한다.

나물이나 쌈 잎은 6월쯤까지 나물 또는 쌈으로 먹으며, 알뿌리는 일년 내내 기름에 볶거나 튀김으로 먹는데 고급 산나물로 손꼽힌다. 보통의 마늘보다도 냄새가 강하기 때문에 절단면을 물에 담그거나 살짝 데쳐서 물에 헹구어 요리한다.

삼백초

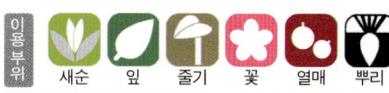

삼백초과

학명/별명	*Saururus chinensis* BAILL. / 삼엽백초 · 백두옹
채취 시기	봄. 어린순, 잎은 꽃이 피기 전. 뿌리는 거의 1년 내내
먹는 방법	날것으로 튀김, 뿌리와 줄기는 삶아서 우려내어 초된장무침
효 용	부종 · 동맥 경화 · 고혈압에 이용, 미끈미끈한 잎은 무좀 · 백선에 외용

　삼백초과에 속하는 다년생 식물로, 관상용 및 약용으로 이용해 왔다. '천성초'라는 별명이 있으며, 생약명은 삼점백 · 전삼백 · 백화연이다.

　우리나라에는 제주도 협재 지방에 많으며, 주로 습기가 많은 땅에서 잘 자란다. 30~90cm의 줄기가 곧게 자라고, 흰뿌리줄기가 땅속을 옆으로 길게 뻗어 나간다. 잎은 계란꼴로서 마디마디 어긋나게 자리하며, 길이는 10cm 정도이다. 잎 가장자리에는 톱니가 없이 밋밋하며, 성숙해도 연녹색이다. 잎 뒷면은 연한 흰색이며, 줄기와 가지 끝에 달린 두세장의 잎은 표면이 하얗다. 말려 놓았을 때 어성초와 혼동되는 일이 가끔 있다.

　땅속에 흰 뿌리와 줄기가 달려 번식하며, 잎은 심형으로 앞부분은 뾰족하다. 5~6월 무렵 개화하지만 흰색의 4매의 꽃잎장이 있고 중심에서 황색으로 보이는 작은 꽃이 모여 핀다.

　삼백초에는 탄닌 · 퀘르세틴 · 퀘르시트린 · 이소퀘르시트린 · 아비큐라린 · 하이페린 · 루틴 등의 특수 성분이 함유되어 있어 다양한 약리 작용을 한다.

　뿌리를 제외한 전초를 약재로 쓰는데, 7~8월에 꽃이 필 때 전초를

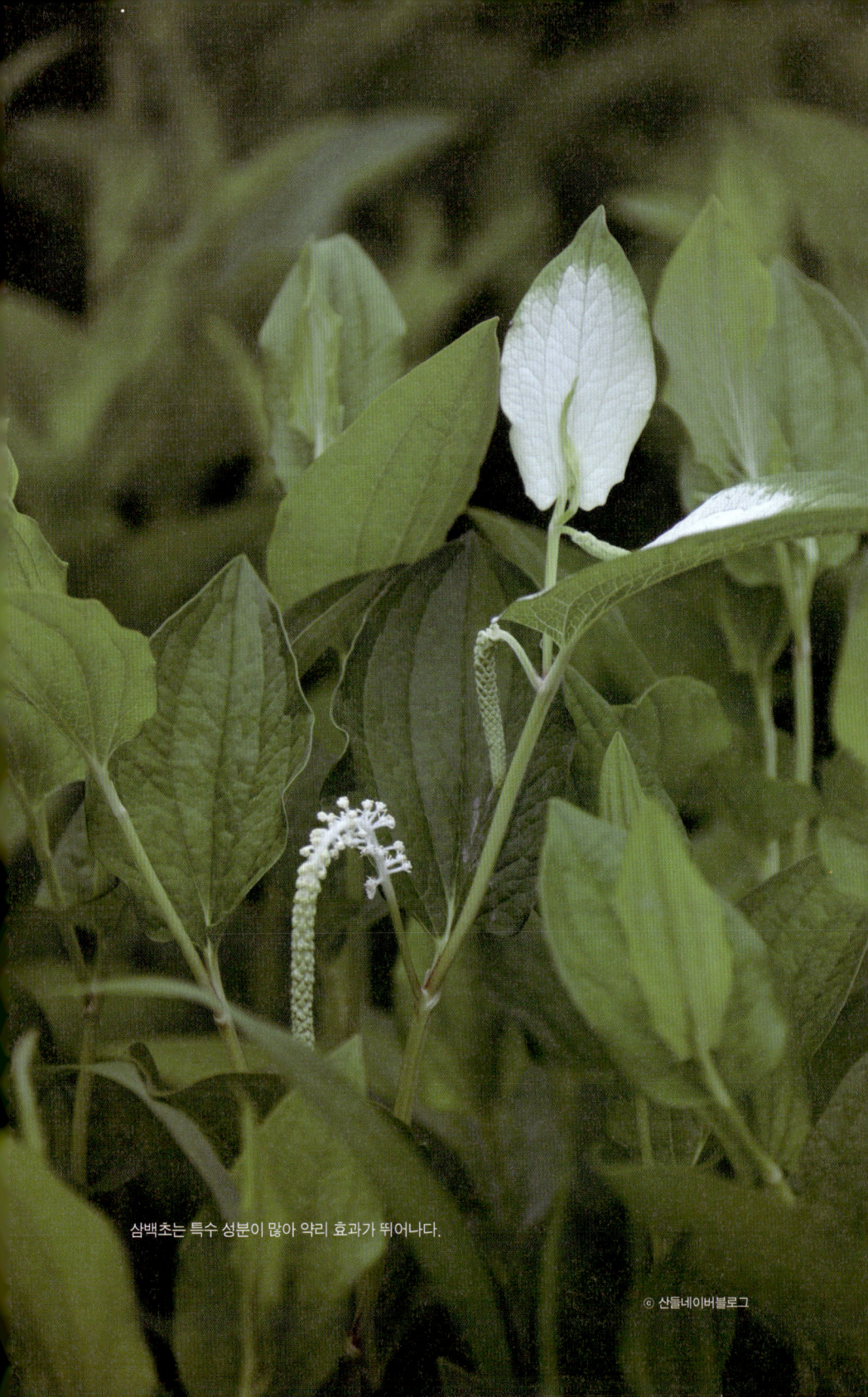

삼백초는 특수 성분이 많아 약리 효과가 뛰어나다.

ⓒ 산들네이버블로그

채취하여 말려 두었다가 잘게 썰어서 이용한다. 옛부터 이뇨·소종·해독·건위 등의 약효를 인정받아 왔으며, 수종·각기·풍독·폐렴·황달·부종·중풍·신장병·당뇨병·고혈압·심장병 등 여러 가지 신체 질환에 널리 이용해 왔다.

약용·식용법

달여서 마신다 달여서 마시는 방법이 가장 쉽다. 말린 것 4~6g을 200ml의 물에 넣어 반으로 줄 때까지 달여서 마신다. 이때 쇠로 된 그릇을 쓰면 안 된다.

가루 내어 먹는다 깨끗이 손질하여 말린 것 전체를 그대로 또는 향기가 나도록 살짝 볶아서 가루를 내어 먹는다. 가루로 먹을 때는 고운 가루 2~3g을 따끈한 물에 타서 하루 두세 번 정도 마신다. 생즙을 내어 마시는 경우도 있다.

식용할 때의 손질법 어린순은 뿌리부터, 잎은 밑동에서 딴다. 뿌리(뿌리줄기)는 모종삽으로 파낸다. 깨끗이 손질하여 어린순과 잎은 줄기가 손으로 눌러 으깨질 정도가 될 때까지 데친 뒤 약 3시간 정도 물에 담가 둔다. 뿌리는 살짝 데쳐서 찬물에 하룻밤 담가 둔다.

삼백초밥 뿌리를 끓인 물로 밥을 지어 먹는다.

삼백초뿌리조림 생뿌리를 잘게 썰어 식용유에 볶아 반찬으로 먹는다.

삼백초튀김 얇게 튀김옷을 묻혀 고온에서 튀겨 낸다. 튀김으로 하면 악취가 사라지는데, 기름 온도가 지나치게 높으면 향기가 나지 않으므로 주의한다.

삼지구엽초

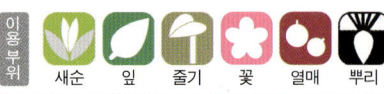

매자나무과

학명/별명	*Epimedium koreanum* Nakai / 음양곽 · 선령비 · 음약곽
채취 시기	나물은 봄, 약용할 때는 5월에 꽃 피었을 때
먹는 방법	어린순과 꽃을 나물로 먹고, 전초를 말려 약술로
효 용	강장 · 강정 · 이뇨 · 최음 효과

    옛부터 강장 약초의 대명사로, 관상용 · 약용으로 이용되었다. 노랑삼지구엽초 · 상록삼지구엽초 · 매화삼지구엽초 등이 있다.

    전세계에 약 20종이 분포하는데, 우리나라에는 주로 경기도와 강원도 이북에 많이 분포하며, 산림의 반그늘에서 잘 자란다. 군락을 이루는 특성이 있으므로 한 포기만 발견하면 쉽게 찾을 수 있다. 꽃 모양이 진귀하며, 잎 모양 또한 깔끔하고 아름다워 정원 한쪽에 심어 가꾸어도 가치가 있다. 줄기 선단에서 3개의 가지가 갈라지며, 다시 3장 씩의 잎이 붙어 모두 9장의 잎이 달리므로 삼지구엽초라고 한다.

    꽃은 5월에 피며 열매는 8월에 익는다. 뿌리줄기는 단단하고 옆으로 뻗으며 수염뿌리가 많다. 줄기는 보통 총생하며 밑에 비늘 조각이 있다. 작은 잎은 길이 10㎝ 가량으로, 잎자루가 있고 난형에 끝이 뾰족하다. 밑은 심장형이다. 가장자리에는 가시 모양의 털같이 생긴 가는 톱니가 있다. 꽃은 노란빛을 띤 백색이며 겹총상화서로 성기게 붙고 아래를 향해 매달리며 꽃자루가 길다. 꽃받침은 8장이고 꽃잎 모양의 보라색이다. 꽃잎은 4장이고 둥근 모양이며 긴 거(距)가 있다. 수술은 4개이고 암술은 1개이다. 열매는 가느다란 삭과이다.

    특수 성분으로 줄기와 잎에 에피미딘 배당체와 플라보노이드 배당

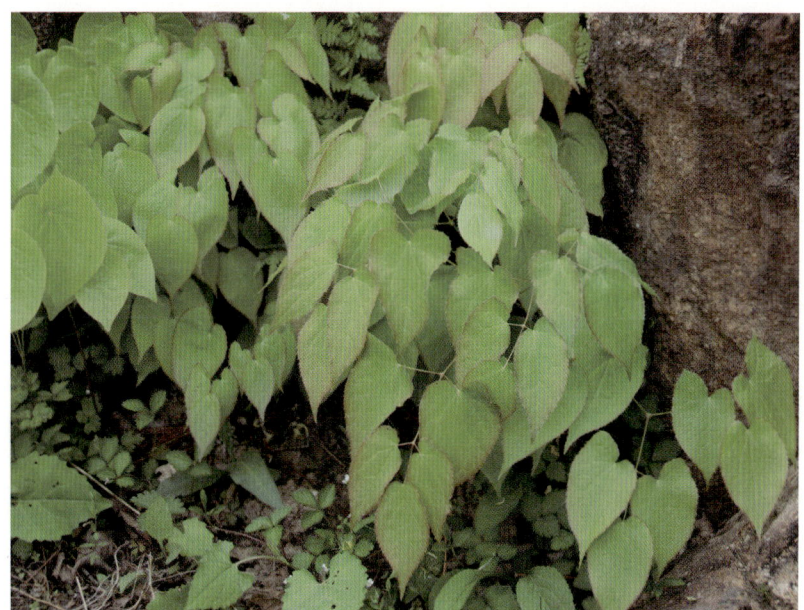

삼지구엽초

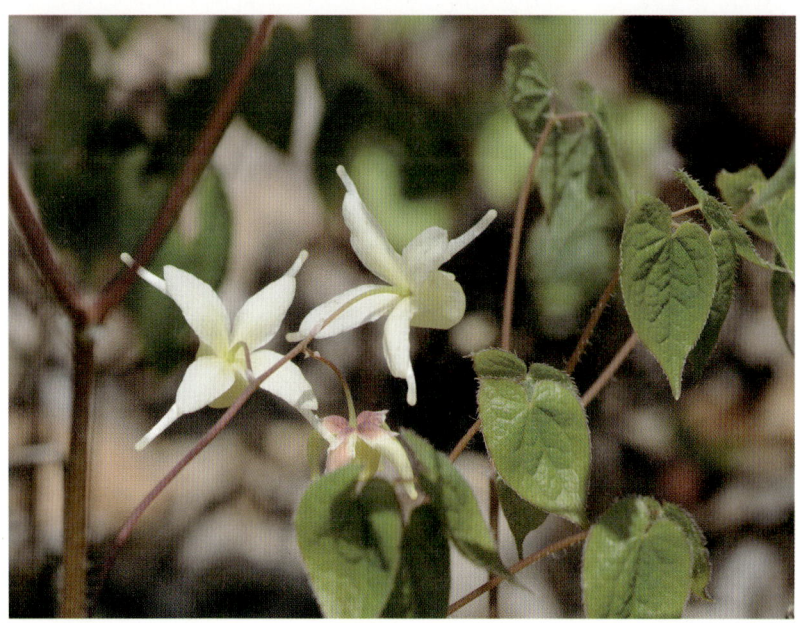

삼지구엽초 꽃

2장 | 암을 이기는 맛있는 산나물 187

체인 이카린 등이 들어 있고, 뿌리에는 플라보노이드 미그노플로린이 들어 있으며, 기타 이카리네시놀을 함유하고 있어 약리 작용이 다양하다. 전초에는 알칼로이드 함량이 낮고, 미리세틴·델피니딘·쿠에르세틴·시아니딘·카페인산·페룰라산 등이 분리되었다.

삼지구엽초를 말린 약재를 부르는 이름이 음양곽이다. 음양곽은 맛이 맵고 달며 성질은 따뜻하고 독이 없다. 간과 신경에 작용한다. 신(腎)을 보하고 성 기능을 강하게 하며 풍사(風邪)를 몰아내고 습사(濕邪)를 없앤다. 음위로 생긴 발기 불능·소변 임력·근골 급성 경련·반신불수·요슬 무기력·풍습 비통·사지 마비를 치료한다. 옛부터 강장·강정·이뇨·최음 등의 약효로 알려졌으며, 건망증·발기부전·반신불수·히스테리·다리 무력증·팔다리 경련증 등에 이용해 왔다.

약용·식용법

꽃이 피었을 때 전초를 베어 바람이 잘 통하는 곳에 매달아 말려서 약재로 쓴다. 꽃 없이 일년 내내 채취 가능하지만 여름과 가을이 적기다.

달여 마신다 하루에 말린 약재 4~8g을 200㎖의 물에 넣고 반으로 줄 때까지 달여 마신다. 전초 달임약은 강정 작용이 있고 척수의 반사 기능을 높여 정액 분비를 좋게 하며, 성기관의 발육을 돕는다.

전초 우림약은 혈압을 내리고 적은 양에서 오줌 내기 작용이 있다. 많은 양에서는 오줌량을 줄인다. 뿌리 달임약은 자궁과 장의 수축진폭과 긴장도를 강화시키며 혈압 내림 작용, 오줌 내기 작용이 있다. 오줌내기작용은 특히 오줌이 없을 때 세다.

음양곽술 음양곽 200g을 2L의 소주에 담그고 설탕 100g을 넣어 3개월 정도 숙성시켰다가 하루 3잔 정도 복용한다. 약효가 좋다.

식용법 봄에 나는 어린잎과 꽃을 따서 나물로 먹는다.

삽주

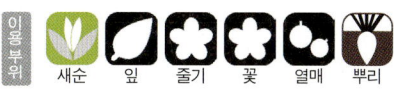

국화과

학명/별명	*Atractylodes japonica* KOIDZ. / 창출 · 창두채
채취 시기	봄에 새싹의 잎이 벌어지기 시작할 때
먹는 방법	어린순을 나물로, 뿌리줄기는 말려서 약용
효용	강장 · 건위 · 해열 · 이뇨 작용, 칼슘 함량 높아 성장 발육에 도움

 삽주는 옛부터 위장을 튼튼하게 하는 작용으로 이름나 있는데, 최근에 소화제의 원료로 대량 이용되고 있는 유용한 약초다. 뿌리를 캐 보면 묵은 뿌리 밑에 햇뿌리가 달려 있는데 묵는 뿌리를 창출이라 하고, 햇뿌리를 백출이라고 부른다. 한방에서 뿌리줄기를 강장 · 건위 · 해열 · 이뇨 등에 약재로 쓰기도 한다. 결막염 · 고혈압 · 현기증 등에 치료 효과가 있다.

 삽주는 우리나라 전국 각지의 나무숲이나 풀밭에서 잘 자라며, 농가에서 재배하기도 한다. 봄에 삽주의 어린순을 따서 데쳐서 나물로 무쳐 먹거나 쌈을 싸 먹고, 된장국거리로도 쓰는데 맛이 매우 좋다.

 삽주는 칼슘 · 철분 · 인 · 비타민 B_1(티아민) · 니아신 등의 영양 성분이 일반 채소에 비해 매우 높고, 여러 종류의 정유 성분을 가지고 있다. 또한 우리 몸에 유익한 카로틴 · 이눌린 · 알카로이드 · 탄닌 등을 함유하고 있다. 특히 칼슘 함량이 시금치의 2배 이상 되어 어린이 성장 발육에 유익하며, 철분은 100g당 4.4mg으로 여성이 평상시에 자주 섭취하면 도움이 된다.

 삽주의 새싹은 전체가 하얀 솜털로 덮여 있고 줄기를 꺾으면 하얀 유액이 나온다. 새순은 특별한 향이 없어서 다양한 요리에 이용이 가능

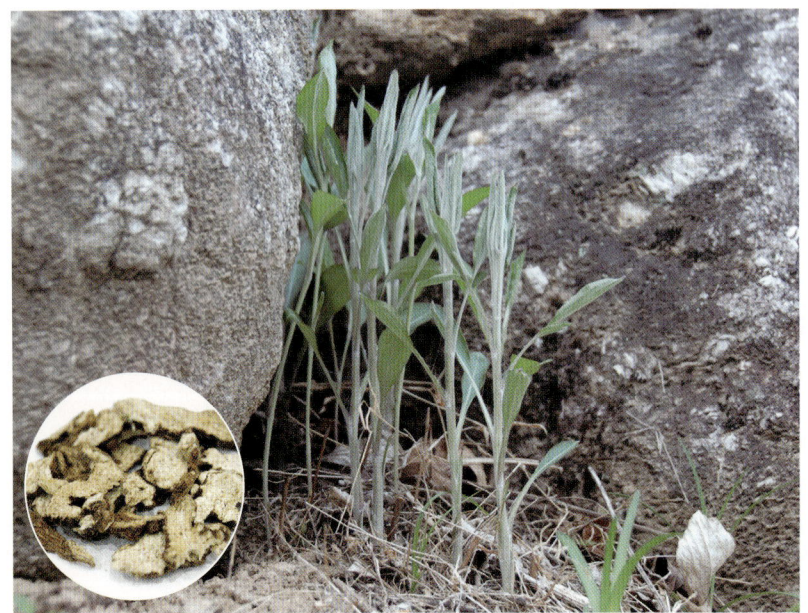

삽주 어린순. 맛있는 나물이다. 그림 원 안은 삽주 뿌리의 껍질을 벗겨 말린 약재 백출

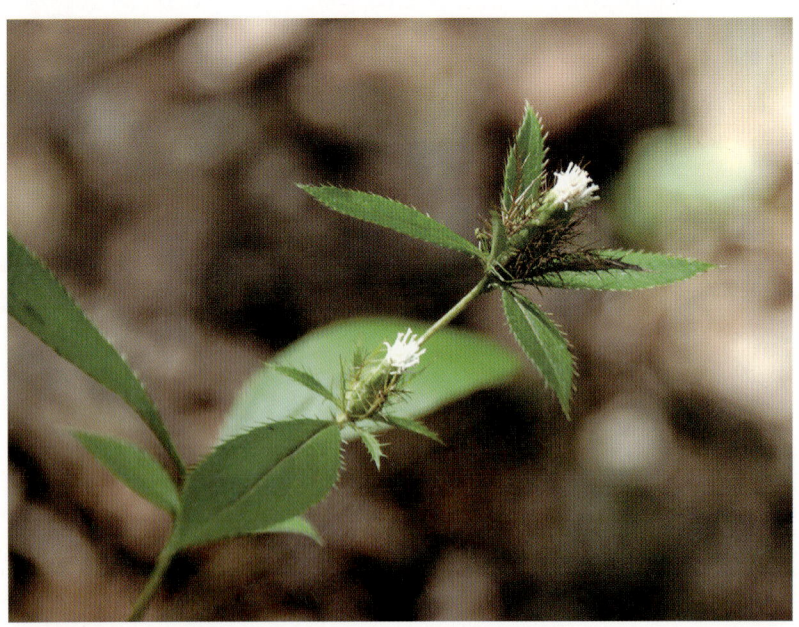

삽주 꽃

하다.

삽주는 오래 먹으면 무병장수할 수 있는 약초로 널리 알려지기도 했다. 허균의 《임노인 양생설》에는 강릉 지방에 사는 한 노인이 나이가 102세인데도 살결이 어린아이 같고 기력이 청년 같아서 그 연유를 물었더니 젊어서부터 삽주 뿌리를 늘 복용했기 때문이라고 말했다는 내용이 나온다. 《향약집성방》의 〈신선방〉에는 삽주 뿌리를 먹고 불로장생하는 방법이 여러 가지 적혀 있다. 삽주 뿌리를 가루내어 먹거나 오래 달여 청을 만들어 꾸준히 먹으면 몸이 가벼워지고 온갖 병이 사라져 장수하게 된다고 한다.

삽주 뿌리는 위와 장을 튼튼하게 하는 작용이 뛰어나므로 위장 기능이 허약한 사람에게는 좋은 약이 될 수 있다. 삽주 뿌리는 뱃속을 따뜻하게 하고 위장을 튼튼하게하며 밥맛을 좋게 하고 태아를 안정시키며 설사를 멎게 하고 소변이 잘 나오게 하는 등의 다양한 약리 작용을 한다.

약용 · 식용법

어린순과 잎을 나물로 먹는다. 조림 · 무침 · 튀김 · 국거리 등으로 섭취하면 어린이 성장과 여성의 빈혈 예방에 도움이 된다. 워낙 식물이 깨끗하여 별다른 손질 없이 사용할 수 있다.

삽주나물 어린잎을 살짝 데쳐서 된장 양념에 가볍게 무친다.

삽주튀김 튀김옷을 얇게 입혀 튀기면 어린이들도 좋아하는 영양 간식이 된다.

소리쟁이

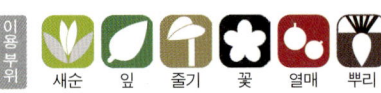

여뀌과

학명/별명	Rumex crispus L. / 소루쟁이 · 야파채 · 송구지
채취 시기	새싹은 봄부터 초여름까지
먹는 방법	새싹은 데쳐서 나물 · 국거리, 뿌리는 약용으로
효 용	변비 · 갱년기 효과 탁월, 습진 · 해열 · 산후통에 다양하게 이용

　소리쟁이는 여뀌과에 속하는 식물로, 지하 수위를 가늠하는 지표식물의 하나로 부를 만큼 습한 곳을 좋아하는 다년생 식물이다. 주로 전국 각지의 습한 논, 밭둑, 들판의 물가, 산기슭의 습지에서 잘 자라며, 일본과 중국에도 분포한다.

　새로 솟아나는 연한 순은 동그랗게 말려 있으며 투명하고 미끈미끈한 물질이 감싸고 있다. 더 자라기 전에 칼로 잘라 채취하여 데쳐서 나물로 먹는다. 생김새가 수영을 닮았으나 크기가 더 크며, 맛에서 신맛이 나지 않는다. 줄기는 직립하며, 높이 40㎝~1m 정도로 자란다. 잎은 마디마다 서로 어긋나게 자라며, 길쭉한 타원형에 가까운 피침꼴로 가장자리는 물결 모양을 하고 있으며, 길이가 30㎝를 넘는다. 6~7월 무렵에 담녹색의 작은 꽃이 긴 원뿌리꼴로 뭉쳐 핀다. 뿌리와 줄기는 굵고 딱딱하고, 목질화되어 있다.

　종류로는 밭소리쟁이 · 긴잎소리쟁이 · 남방소리쟁이 · 둥근소리쟁이 · 묵밭소리쟁이 · 가는잎소리쟁이 등 여러 종류가 있다.

　조선의《증보산림경제》에 그 조리법과 저장법이 상세히 기록되어 있고, 조선시대 백과사전이라 할 수 있는《임원십육지》나 조선시대 세시풍속을 기록한《경도잡지》에도 수록된 것을 보면 오래 전부터 먹었

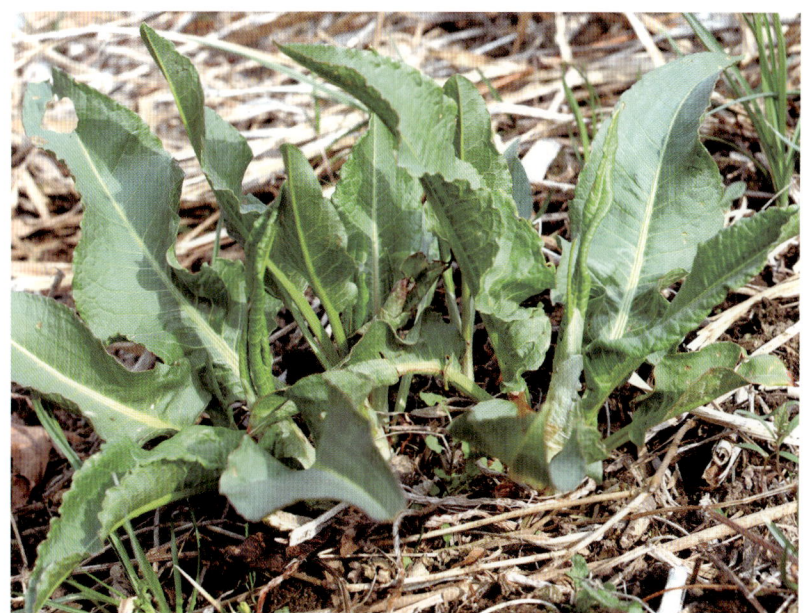

소리쟁이. 미끈미끈하고 투명한 물질에 둘러싸여 있는 새싹을 칼로 잘라 채취한다.

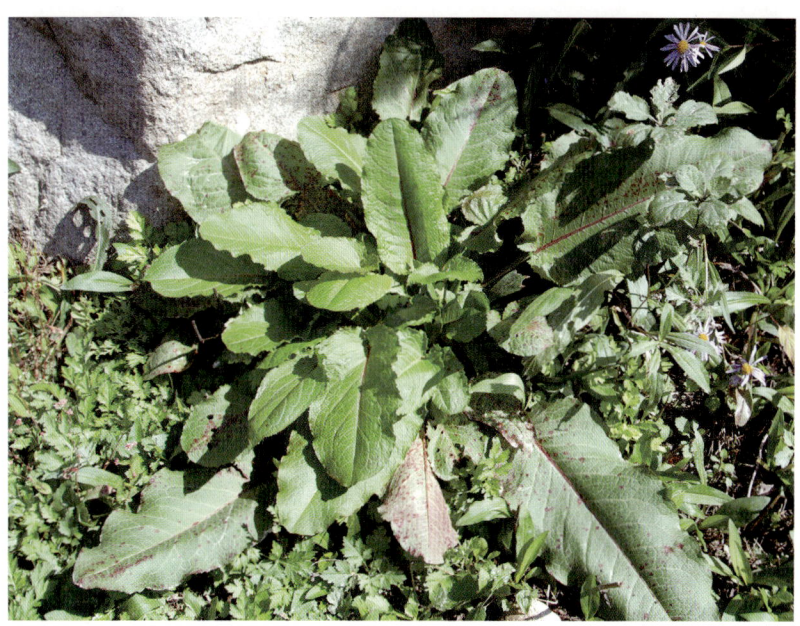

참소리쟁이

2장 | 암을 이기는 맛있는 산나물 193

소리쟁이 잎(날것)의 영양 성분(가식부 100g당)

단위 ㎎

일반 성분	칼로리(㎉)	수분	단백질	지질(지방)	회분	탄수화물	
						당질	섬유소
	276	11.1	7.9	0.9	5.2	64.3	10.6

단위 ㎎

기능성 성분	무기물					비타민			
	칼슘	인	철	나트륨	칼륨	베타카로틴(㎍)	B₁	B₂	니아신	C
	517	116	24.4	223	1,587	467	0.66	1.56	4.7	17

출처 : 농촌진흥청, 2004

소리쟁이 뿌리(날것)의 영양 성분(가식부 100g당)

단위 ㎎

일반 성분	칼로리(㎉)	수분	단백질	지질(지방)	회분	탄수화물	
						당질	섬유소
	221	10.2	21.7	2.2	13.3	42.0	10.6

단위 ㎎

기능성 성분	무기물					비타민			
	칼슘	인	철	나트륨	칼륨	베타카로틴(㎍)	B₁	B₂	니아신	C
	703	203	12.4	77	6,405	1,633	0.60	0.71	4.9	29

출처 : 농촌진흥청, 2004

던 산나물인 듯하다. 《증보산림경제》에는 "이른 봄 새순을 따다가 청어와 국을 끓이면 맛이 매우 좋다. 가을에 늙은 잎을 따다가 엮어 그늘에 말려 겨울에 끓는 물에 데쳐서 고깃국을 끓이면 맛이 좋다."라고 기록되어 있다.

옛부터 민방이나 한방에서 널리 쓰였던 대표적인 약용 식물이다. 각종 피부 질환과 변비에 탁월한 효과가 있고, 항암·항균 등 해독 작용이 뛰어난 식물이며, 특히 나물로 오래 먹으면 위와 장이 깨끗해져 피가 맑아지고 피부가 윤택해진다고 알려져 있다. 뿌리에 초산이 들어 있으므로 한꺼번에 많은 양을 복용하면 안 된다. 씨는 말려 두었다가 변비나 갱년기 장애에 달여서 먹으면 효과가 있다고 한다.

소리쟁이의 특수 성분으로는 뿌리에 무시진 · 네포딘 · 안트라퀴논 · 크리소파놀 · 크리소판산 · 에모딘 · 안트론 · 프란굴라에모딘 등의 성분이 밝혀졌다.

최근 소리쟁이 생즙에 대한 여러 가지 발암 물질 억제 효과 실험에서 37.6~85.1%의 돌연변이 억제 효과를 나타냈다.

약용 · 식용법

대황의 대용으로서, 대황처럼 센 것이 아니라 완만하고 지속적인 완하 작용이 있으므로 부작용 없이 변비를 낫게 하는 이상적인 변비 치료제이다. 오래 먹으면 장이 깨끗해지고 피가 맑아지며 살결이 고와진다.

달여서 약용한다 초가을에 채취하여 잎과 줄기 그리고 잔뿌리를 따 버리고 햇볕에 말려 두었다가 잘게 썰어서 사용한다. 말린 것 4~6g을 200㎖의 물로 달여서 복용한다(1회 분량).

환부에 붙여 약용 옴 · 종기 · 류머티즘 · 기계충 · 음부 습진에는 생 뿌리 줄기를 짓찧어서 환부에 붙인다. 완선 · 백선 등의 환부에 직접 바르면 효과가 있다.

식용할 때 손질법 먹기 좋은 새순은 투명한 미끈미끈한 물질이 감싸고 있는 것이다. 채취할 때는 땅속 뿌리 윗부분까지 칼을 깊게 넣어 도려낸 뒤 비끌거리는 비늘을 벗겨 내고 사용한다. 데쳐서 참기름으로 무쳐 먹어도 좋고, 국을 끓이면 미역국 같은 맛이 난다. 특히 연한 어린잎을 고깃국에 넣으면 맛이 일품이다. 자주 먹으면 고질적이고 심한 변비를 치료할 수 있다.

솔잎

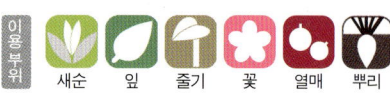

소나무과

학명/별명	Pinus densiflora S. et Z. / 솔·송
채취 시기	솔잎은 연중. 송화가루는 늦봄
먹는 방법	달여서 차, 송화가루 다식, 솔순주·솔잎 효소
효용	말초 신경 확장시켜 호르몬 분비 촉진, 생활습관병 예방과 치료

　소나무만큼 쓸모가 많은 나무는 없다. 강원도 산간 지역에서 어린시절을 보낸 어른들에게는 그리운 고향 풍경 중 하나가 소나무 가지로 만든 울타리이다. 소나무 뿌리로 가구를 만들고, 줄기를 베어 널을 짜고, 무덤가에 묘지송으로 심고, 아이를 낳으면 청솔가지를 새끼줄에 꿰어 달았으니 소나무는 우리 민족의 삶 그 자체라고 할 수 있다.

　소나무는 생명력이 가장 강한 식물이다. 대개 소나무 아래에는 다른 식물이 자라지 못한다. 어떤 물질이 특정 종류의 식물을 자라지 못하도록 방해한다. 이와 같이 어떤 화학 물질이 이웃 식물에게 영향을 주는 것을 '타감 작용' 또는 '알렐로파티(allelopathy)라고 한다. 소나무 아래 다른 풀이 적으니 자연히 벌레들이 적고 개구리가 없기 때문에 뱀도 거의 없다.

　솔잎·소나무 속껍질·솔방울·솔씨·송진은 물론 솔뿌리·송화·솔마디 뿌리에 생기는 복령·솔 아래 나는 송이버섯·솔 가지에 실처럼 늘어져 기생하는 송라(松蘿), 심지어는 소나무를 태워 만든 숯까지 모두 중요한 약재로 쓴다. 잎 말린 것을 송엽(松葉), 꽃가루 말린 것을 송화(松花), 송진을 긁어 모아 말린 것을 송지(松脂)라고 하는데, 한방에서 송엽은 각기병과 소화 불량의 치료제나 강장제로, 송화는 이질

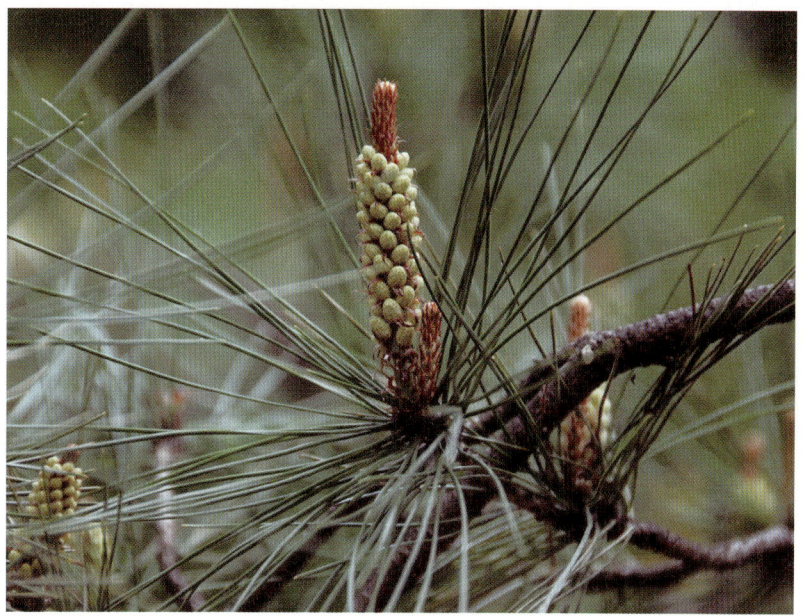
솔잎과 송화

의 치료제로, 송지는 지혈제로 쓰인다.

　1660년에 발간된 《신간구황촬요》에서는 소나무 껍질과 솔잎의 영양 효과에 대해 적고 있는데, 솔이 내장을 편안하게 하고 배가 고프지 않게 할 뿐더러 수명을 길게 하며 위장을 튼튼하게 하므로 다른 곡식들보다 낫다고 기록되어 있다. 중국의 《신농본초경》에는 인간의 수명을 늘리는 120가지 상약 중에서 솔을 제일 첫머리에 놓고 있다.

　솔잎은 오장을 튼튼하게 하고 혈액 순환을 잘되게 하며 중풍과 고혈압을 낮게 하며, 비만증을 치료하며 머리를 맑게 하는 효과도 있다. 그러나 솔잎 그대로 생즙을 내어 먹거나 가루 내어 먹거나 알약을 지어 먹는 것은 좋지 않다. 솔잎에 들어 있는 송진에 독이 있기 때문이다. 솔잎을 하루에 20~30개씩 꼭꼭 씹어서 먹는 정도는 괜찮지만 많은 양을 먹으면 뇌의 모세 혈관이 막혀서 치매나 건망증의 원인이 된다.

솔잎 특유의 향은 휘발 성분인 '테르펜'과 떫은맛의 '탄닌' 때문인데, 테르펜은 콜레스테롤 수치를 낮추고 말초 신경을 확장시켜 호르몬 분비를 높이는 등 몸의 조직을 일깨워 고혈압이나 심근 경색 등 성인에게 주로 나타나는 증상에 효과가 있다. 또한 신경을 안정시키고 감기 예방과 치료에도 도움을 준다. 탄닌은 활발한 위 운동을 도와 식욕을 촉진시키고 위 점막을 보호하며 장의 긴장을 풀어 신경성 변비가 있는 사람에게 좋다. 이 밖에 혈당 수치를 낮춰 당뇨병에 도움을 주는 글리코키닌, 빈혈에 좋은 철분, 모세 혈관을 튼튼하게 해 주는 루틴, 담배의 유해 물질을 없애 주는 아피에긴산, 비타민 C 등 몸에 이로운 성분들로 구성되어 있다.

최근 곰솔·리기다·잣나무 및 적송에 대한 에탄올 추출물과 여러 가지 분획물의 돌연변이 억제 실험 결과, 4종류 모두 높은 억제 효과를 나타냈다. 암세포 성장 억제 실험에서도 폐암·간암·위암 및 유방암세포에 대하여 분획물의 종류에 따라 차이는 있으나 농도 증가에 따라 억제 효과가 증가했다. 한편 솔잎 증류액에 대한 연구 결과, 34종의 우수한 향기 성분이 밝혀졌으며, 항돌연변이 실험에서도 85%의 억제 효과를 보였고, 폐암세포에 대해서는 78.7%, 유방암세포에 대해서는 62.3%의 비교적 높은 성장 억제 효과를 보였다. 특히 위암·자궁암·간암세포에 대해 90% 이상의 암세포 성장 억제 효과를 나타냈다.

약용·식용법

솔잎차 솔잎을 가루로 만들어 차로 마시거나 음식에 활용하고, 솔잎을 우려 반신욕을 하는 등 꾸준히 이용하면 건강에 많은 도움을 받을 수 있다.

솔잎주 봄에 솔순을 채취하여 이물질을 제거하고 깨끗이 씻어서 물기를 말린 뒤 용기에 담고 적당량의 술을 붓는다. 솔순의 비율이 많아질수록 맛이 독해진다. 일반적으로 술병의 3분의 1정도 넣는다.

솔잎효소 솔잎주와 같은 양의 솔순을 채취하여 깨끗이 손질하여 씻은 뒤 흑설탕이나 꿀을 함께 섞어 발효시키면 맛과 향이 뛰어난 음료가 된다. 발효 중에는 열흘 간격으로 가스를 빼 주어야 한다. 뚜껑 대신 한지를 덮고 바늘 구멍을 내어 가스를 빼는 방법도 있다. 솔잎을 잘게 썰어서 같은 양의 흑설탕과 버무려 항아리에 담아 따뜻한 곳에 두어 한 달쯤 지나면 솔잎이 발효되어 맛있는 음료가 된다. 여기에 물을 서너 배 타서 수시로 차 대신 마시면 기침·변비·고혈압·위장병·양기 부족 같은 증상들이 없어지고 면역력이 높아져서 잔병치레를 하지 않는다.

솔잎식초 흑설탕의 양을 적게 하여 발효시키면 솔잎식초가 된다. 솔잎식초는 냉증·생리통·생리불순·당뇨병·단전 호흡을 잘못해서 생긴 상기증 등에 좋은 효험이 있다.

송화다식 5월에 수꽃 이삭을 따서 꽃가루를 털어 체로 쳐서 모아 꿀을 섞어 다식을 빚는다.

쇠뜨기

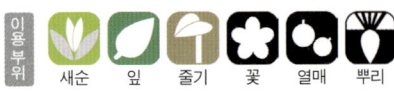

속새과

학명/별명	*Equisetum arvense* L. / 쇠띠기 · 뱀밥 · 필두채(筆頭菜) · 문형(門荊)
채취 시기	이른 봄. 육각형의 포자낭의 사이가 벌어지기 전에 채취
먹는 방법	뱀밥 겉껍질을 벗겨내고 삶아서 식초절임 · 무침 요리 · 조림
효 용	이뇨 · 혈압 강하 · 심장 수축력 증가 · 지혈 효과, 각종 암 치료 효과

    소가 뜯어 먹는 풀이라 하여 쇠뜨기라고 부른다는 말이 일리가 있을 정도로 논밭둑에 흔한 풀이다. 속새과에 속하는 여러해살이 양치식물로, 우리나라 전역, 논둑 · 개천가 · 길섶 · 구릉지는 물론 해발 1,000m의 높은 산지에서도 쉽게 찾아 볼 수 있다.
    쇠뜨기는 아주 다른 두 모습을 하고 있다. 이른 봄 논둑에서 돋아나는 뱀 머리를 닮은 연한 갈색의 포자 줄기는 번식을 담당하므로 생식경(生殖莖)이라고 부른다. 모양새가 뱀을 닮아서인지 아니면 이것이 나는 곳에 뱀이 있어서인지 산골에서는 '뱀밥'으로 더 잘 알려져 있다. 서양에서는 호스 테일(horse tail : 말꼬리)이라고 부른다. 포자 줄기의 사이가 벌어져 시들 무렵이 되면 솔잎을 캉캉치마처럼 두른 듯한 영양경이 솟아난다. 한방에서는 이 영양경을 말린 것을 '문형(門荊)'이라 부르는데, 이뇨 · 혈압 강하 · 지혈 · 심장 수축력 증가 등에 효능이 있는 것으로 알려져 왔다.
    추운 겨울이 끝나고 쇠뜨기가 싹을 틔울 무렵이 되어서야 봄이 온 것을 느끼고 풀을 뜯으러 들에 나가는 것이 풍습이었다. 나물로 먹는 것은 뱀밥이지만, 성숙한 쇠뜨기를 말려 차로 만들어 마시는 지방도 있다. 뱀밥 끝부분에는 육각형의 포자낭이 달려 있는데, 포자낭의 사이가

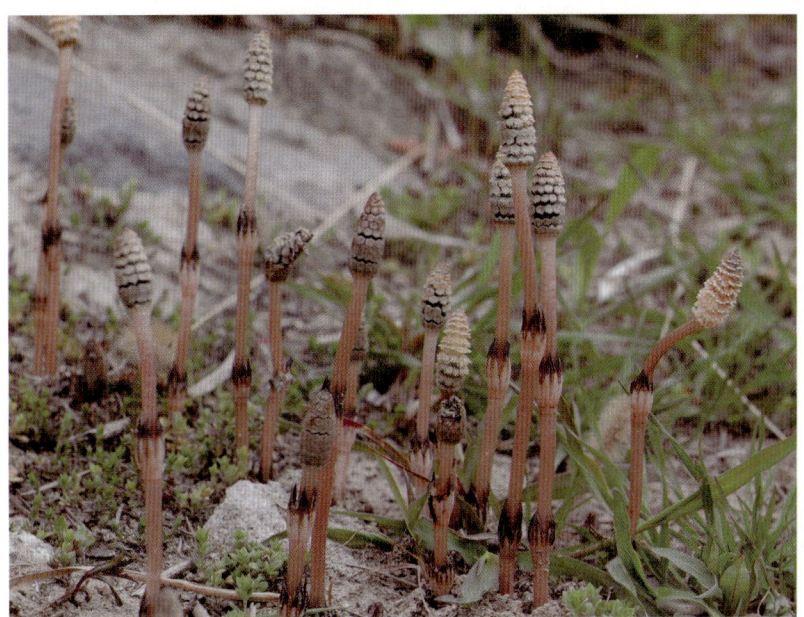

쇠뜨기의 포자 줄기(뱀밥). 나물로 먹을 때 포자낭의 사이가 벌어지기 전의 것을 채취해야 쓴맛이 적다.

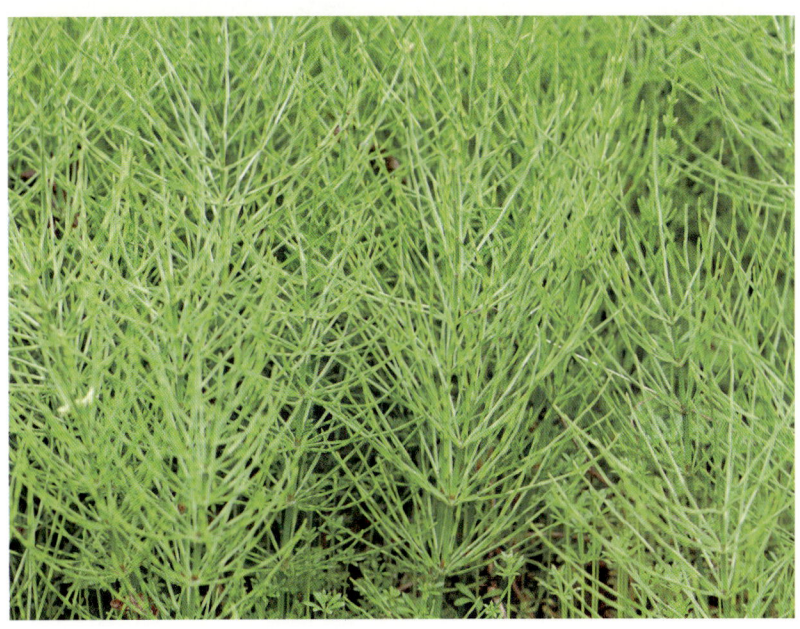

잎에 해당하는 것은 쇠뜨기로, 뱀밥보다 나중에 자란다.

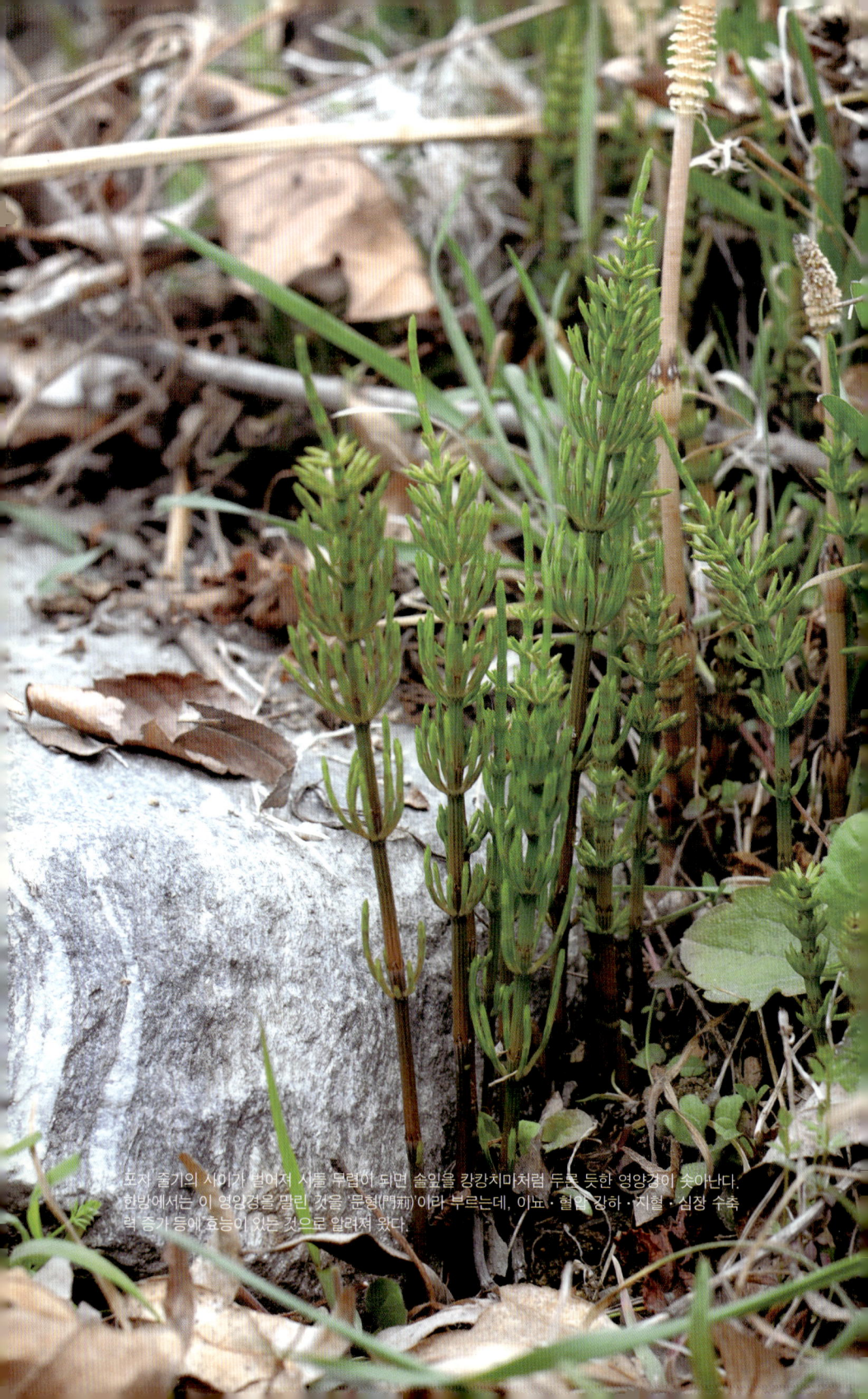

포자 줄기의 사이가 벌어져 사들 무렵이 되면 솔잎을 캉캉치마처럼 두른 듯한 영양경이 솟아난다. 한방에서는 이 영양경을 '말린 것을 '문형(問荊)'이라 부르는데, 이뇨·혈압 강하·지혈·심장 수축력 증가 등에 효능이 있는 것으로 알려져 왔다.

벌어져 틈이 생긴 것은 포자가 나와 쓴맛이 강해지므로 포자낭의 사이가 벌어지기 전의 것을 채취한다.

일본에서는 포자 줄기는 봄나물로, 성숙한 풀은 약초로 이용한다.

뉴멕시코 인디언들은 뿌리를 보존 식량으로 쓰거나 말려서 약초로 썼으며, 유럽인들도 약초로 이용하는 등 역사가 오랜 약초이다. 최근 일본을 비롯하여 독일·영국 등에서 쇠뜨기에 대해 깊이 연구한 결과 암 치료에 효과가 있다는 결과가 나왔다.

일반 성분으로는 지방·단백질·탄수화물·비타민 C·무기물·탄닌 그리고 주성분인 규산염은 뼈의 성장과 상처를 아물게 하는 작용을 하고, 면역 기능을 활성화한다.

약용·식용법

쇠뜨기는 박과 식물 등과 함께 먹어야 하는데, 이를 모르고 잘못 섭취하거나 과용했을 경우에는 폐진증이 발발하고, 갈비뼈 사이에 종양이 생기며, 저혈압 환자는 극도로 쇠약해지는 등 독약으로 변한다.

뱀밥을 조리해 먹는다 쪄서 먹거나 껍질을 벗겨 양념장을 찍어 먹거나 조림을 하면 쌉쌀한 맛이 입맛을 돋운다. 조린 것을 다져서 밥에 섞어 먹는다. 조림은 유부와 가다랑어포를 넣어 조리고, 간장·설탕으로 맛을 낸다.

튀김으로 먹기 뱀밥에 밀가루 옷을 입혀 기름에 튀겨 먹는다.

장아찌 뱀밥을 장에 박아 장아찌를 해 먹으면 색다른 맛이 난다.

화장품·샴프·린스 대용으로 사용 외국의 가정에서 세발용·세탁물 표백용·그릇 닦는 데 이용한다. 환경 제품인 셈이다. 최근에는 다소 습한 지역의 지피 식재로도 고려되고 있다.

쇠무릎

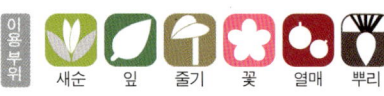

비름과

학명/별명	*Achyranthes japonica* (MIQ.) NAKAI / 접골초
채취 시기	봄에 나물로 먹고, 약용은 이른 봄이나 늦가을
먹는 방법	어린순을 나물로 먹는다
효 용	각기 · 정혈 · 이뇨 · 통경 · 진통 · 항알러지 작용

비름과의 다년생 식물로서 전국의 산이나 들 논 밭둑 등의 다소 그늘진 습한 곳에서 잘 자란다. 일본과 중국에서도 잘 자라며 약재로 이용되어 왔다.

《신농본초경》의 기록에 의하면 우슬(牛膝)이라는 이름은 줄기 마디마디가 소의 무릎과 닮았다고 하여 붙여졌다고 한다. 우슬 · 우경 · 접골초 · 고장근이라고 하는데, 약으로 쓰고 식용해 왔다.

쇠무릎의 특징은 줄기가 네모지며 곧게 자라는데 가지가 많이 뻗으며, 다 자라면 높이가 1m 정도 된다. 소의 무릎처럼 부푼 마디마디에 잎이 서로 마주나며, 잎자루는 짧다.

줄기와 잎 모두에 털이 있으며, 잎의 모양은 타원꼴로서 끝이 뾰족하며 가장자리에는 톱니가 없고 밋밋하다. 8~9월에 줄기와 가지 끝, 그에 가까운 잎겨드랑이에서 꽃대가 자라나 작은 꽃이 이삭 모양으로 뭉쳐 핀다.

열매는 포과로서 씨가 한 개 들어 있는데, 쉽게 떨어져 동물의 털이나 사람의 옷에 달라붙는다. 뿌리는 굵고 길다.

쇠무릎은 뿌리에 칼슘 · 철 · 마그네슘 · 칼리 · 인 등을 비롯한 알카로이드가 함유되어 있고, 사포닌 · 사포게닌 · 트리테르페노이드 · 에크

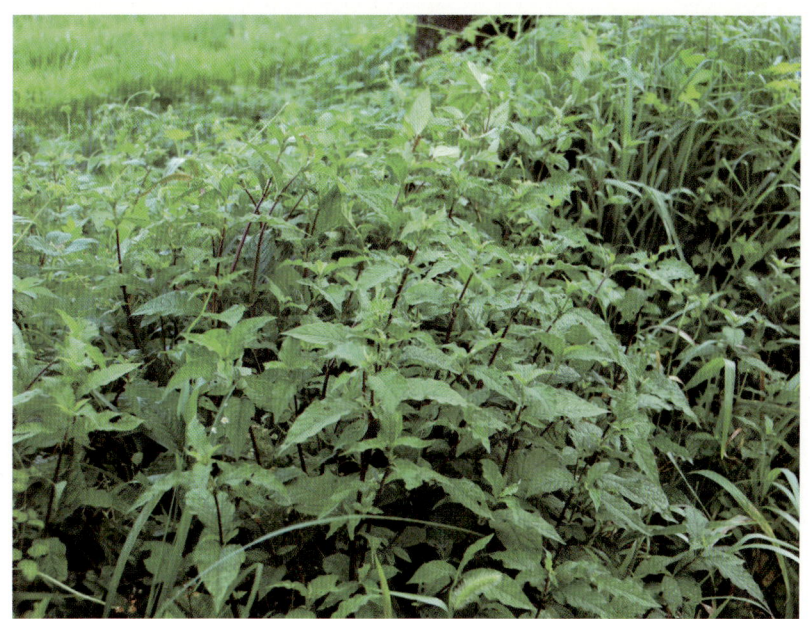

전국의 산비탈이나 들, 논밭둑 등의 그늘지고 습한 곳에서 잘 자라는 쇠무릎

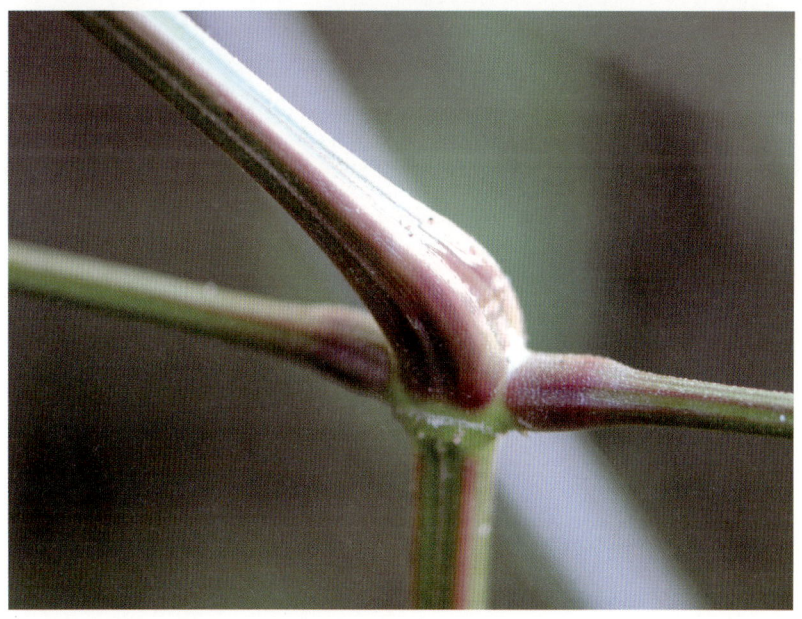

소의 무릎을 닮았다고 하여 우슬, 즉 쇠무릎이라 한다.

디스테론·이노코스테론·포나스테로시드 등의 호르몬, 베타시토스테롤·글루코시드·스티그마스테롤 등의 스테롤, 감마아미노부틸산·베타인·숙신산·옥살산 등 여러 성분들이 밝혀졌다.

약효로는 각기·정혈·이뇨·통경·진통·항알러지 등의 효능이 있고, 혈뇨·복통·무릎 통증·타박상·유선염 등에 약재로 이용해 왔다. 약재로 쓸 때는 이른 봄이나 늦가을에 채취하여 잔뿌리를 제거하고 햇볕에 말려 두었다가 잘게 썰어서 사용한다.

약용·식용법

달여서 마신다 잎과 줄기, 뿌리 등 전초를 이용하는데 그중에서 뿌리를 가장 많이 사용한다. 말린 뿌리를 1회에 5g 정도 200ml의 물로 달여 마시거나 가루로 만들어 따끈한 물에 타 먹는다.

식용으로 이용 봄에 어린순을 채취하여 끓는 물에 데쳐서 쓴맛을 우려낸 뒤 나물이나 국거리로 사용한다. 맛이 담백하여 봄나물로 요긴하게 이용할 수 있다. 잎을 잘 씻어서 튀김옷을 입혀 튀김으로 만들어 먹기도 한다.

쇠비름

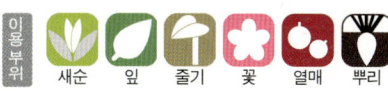

쇠비름과

학명/별명	Portulaca oleracea L. / 오행초 · 마치채 · 장명채 · 도둑풀 · 말비름
채취 시기	초여름
먹는 방법	삶아서 식초절임 · 무침요리 · 겨자간장무침, 생즙 내어 꿀 섞으면 감기 시럽
효 용	이뇨 · 강장 효과, 위암세포의 생육 저해

    시골 밭두렁 텃밭에 자생하는 흔하고 흔한 풀 쇠비름. 가축들도 잘 먹지 않는 잡초로, 뿌리째 캐내어 밭둑에 버려 두면 시들시들한 척하다가도 비만 내리면 팔팔하게 살아나는 강인한 풀이다. 한여름 대낮의 뙤약볕 아래 모든 식물이 시들시들해져서 잎이 축 늘어지지만 쇠비름은 햇볕이 강할수록 생생해지며 잎과 줄기에 수분을 많이 저장하고 있어서 아무리 가물어도 말라 죽지 않는다.

    잎은 다육질의 도장 타원형으로 지면에 붙어 성장하는데 언뜻 채송화와 같은 느낌을 준다. 전체에 털이 없고 밑둥에서 갈라져 땅에 기어오르며 30cm정도의 길이로 자란다. 줄기는 붉은 자색이다.

    전세계의 온대와 열대 지방에 분포하는 쇠비름은 이름도 다양하다. 잎이 말의 이를 닮았다 해서 마치채(馬齒菜), 오래 먹으면 늙어도 머리칼이 희어지지 않고 장수한다고 해서 장명채(長命菜), 음양오행설을 말하는 다섯 가지 기운 즉 초록빛 잎과 붉은 줄기, 노란 꽃, 흰 뿌리, 까만 씨의 다섯 가지 색을 다 갖추었다 해서 오행초(五行草)라 부른다.

    우리 나라에서는 봄부터 여름까지 나는 쇠비름 새순을 뜯어 나물로 먹고, 서양에서는 샐러드로 먹는다. 선조들은 쇠비름을 말려 두었다가 나물로 먹거나 죽을 쑤어 먹고 약으로도 활용했다. 쇠비름을 먹으면 피

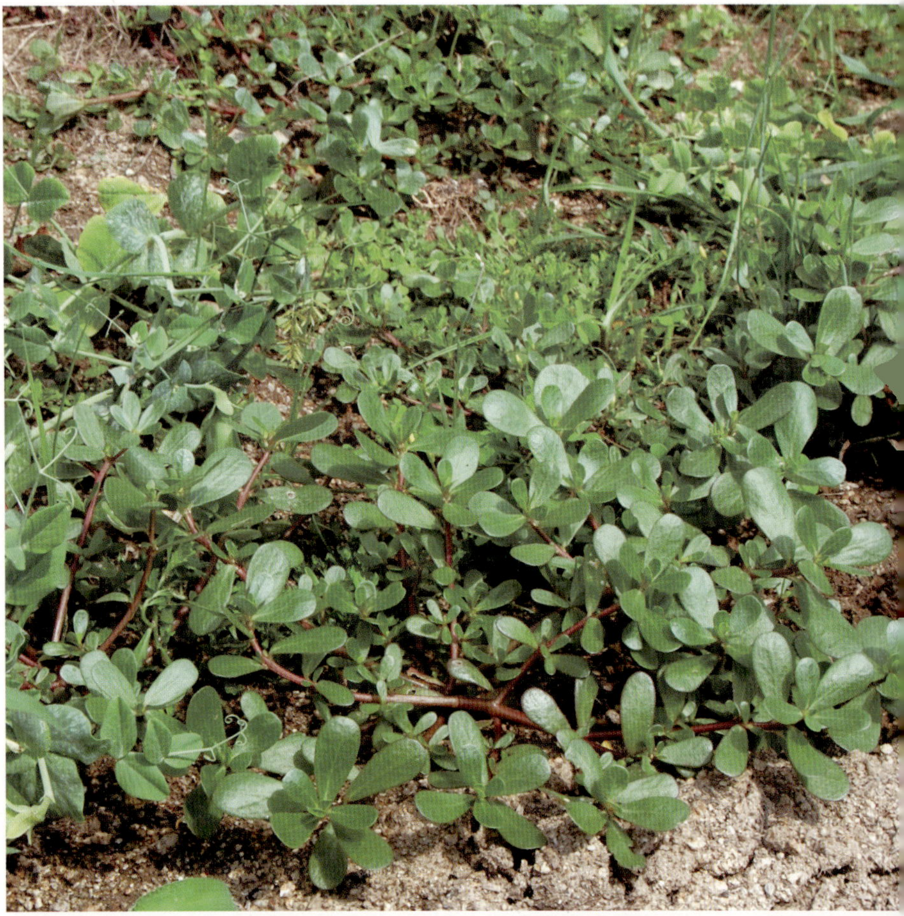

밭에서 자란 쇠비름. 말 이빨을 닮은 잎이 붉은 줄기에 붙어 있다. 줄기는 땅에 붙어 자란다.

가 맑아지고 장이 깨끗해져 늙지 않고 건강하게 오래도록 살 수 있다.

옛부터 해열·비뇨·강장·임질·요도염·각질·대하증·임파선염·버짐·사마귀·여드름·구창·무좀·간장·치질·위암 등의 치료제로 효능을 인정해 왔다.

《동의학사전》에서는 맛은 시고 성질은 차며 독은 없다고 했는데 그냥 생 줄기와 잎을 씹어 보면 향도 그저 그런 풀냄새뿐이고 맛도 밋밋해

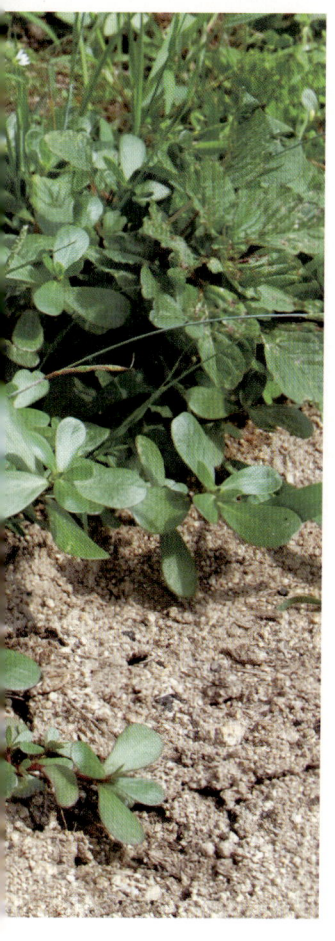

나물로서는 매력이 없는 편이다. 하지만 단백질과 탄수화물이 풍부하며, 칼슘·칼륨·인·철분 등의 무기물과 비타민 C·D·E가 함유되어 있어 영양적 가치가 높다. 특히 쇠비름에는 생명체 유지에 꼭 필요한 필수 지방산인 오메가-3지방산이 쇠비름 100g에 300~400㎎이나 될 정도로 풍부하다. 오메가-3지방산은 뇌를 구성하고 있는 필수 성분이며 망막에도 많이 포함되어 있는데, 세포막의 전기적 자극을 빠르게 다음 세포로 전달해 준다. 정신분열증 등의 정신 질환을 앓고 있는 사람에 오메가-3지방산을 공급해 주면 놀랄 만큼 효과가 있고, 스트레스와 알츠하이머병·우울증·치매 등을 예방해 주기도 하며, 혈액 순환을 좋게 하고 콜레스테롤이나 중성 지방을 몸 밖으로 내보내 혈압을 낮춰 주기도 한다.

그 밖에도 도파민·노르아드레날린·칼륨염·요소·탄닌·알카로이드·쿠마린류·플라보노이드·안트라퀴논을 비롯하여 구연산·호박산·초산·수산·글루타민산·아스파라긴산·포도당·과당 등의 여러 성분이 매우 다양하게 들어 있다.

최근 연구 결과 각종 발암 물질에 대해서 65.4~91.2% 정도 강하게 억제시키는 활성을 지니고 있을 뿐만 아니라 특히 위암세포의 생육을 저해하며, 누드마우스를 이용한 동물 실험에서 종양 억제 효과가 크게 나타났다.

약용 · 식용법

쇠비름 전체를 약용하지만 잎과 줄기가 주로 쓰인다. 여름~가을에 채취하여 살짝 데친 뒤 햇볕에 말리는데 때로는 생풀도 쓴다.

벌레 물린 상처에 바른다 쇠비름 날것을 찧어 벌레 물린 데 붙이거나 말린 것을 가루 내어 기름에 개어 바르면 효과적이다. 생잎을 찧어 붙이면 피부염이나 종기에 좋다.

달여 마신다 그늘에서 잘 말린 것을 하루 30~40g 정도 물에 달여 먹거나 생즙을 내어 한 잔씩 하루 3~4회 마시면 혈당치가 떨어지고 기운이 나며 당뇨로 인한 모든 증상이 차츰 없어진다. 심한 여드름도 쇠비름을 달여 마시고 그 물로 얼굴을 씻으면 깨끗해지고, 주근깨 등으로 칙칙해진 얼굴에도 쇠비름 달인 물을 보름 이상 마시면 뽀얗고 맑은 피부가 된다.

쇠비름생즙 생즙을 내어 동량의 벌꿀을 섞어 감기 시럽으로 사용한다.

나물로 이용 늦은봄부터 가을까지 계속 연한 순이 나오므로 아무 때나 뜯어 데쳐서 찬물에 담가 우려낸 뒤 양념을 해 먹으면 맛도 그런대로 괜찮고 장이 매우 튼튼하게 된다. 부드러운 잎과 줄기를 소금물로 살짝 데쳐 햇볕에 바싹 말려 묵나물로 저장해 두었다가 물에 불려 양념을 넣고 무치거나 기름에 살짝 볶아서 먹어도 좋다. 쇠비름을 반찬으로 먹으면 피부가 깨끗해진다.

쇠비름나물무침 깨끗이 손질한 쇠비름을 끓는 물에 살짝 데쳐 물기를 짠 뒤 된장·고추장·파·마늘·깨소금을 넣고 무치다가 양념이 배면 마지막으로 참기름을 친다.

※ 쇠비름에는 과식하면 요로 결석의 원인이 되는 수산을 함유하고 있으므로 데쳐서 물에 충분히 헹군다. 데친 것을 햇볕에 말려 보관할 수도 있다. 말린 것은 미지근한 물에 불려서 이용한다.

수리취

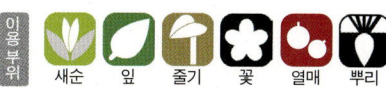

국화과

학명/별명	Synurus deltoides (AIT.) NAKAI / 떡취 · 산우방
채취 시기	봄~가을
먹는 방법	떡을 만들어 먹는다
효 용	이뇨 작용, 부종 · 토혈 · 방광염에 효과

　수리취는 우리나라 높은 산지의 햇볕이 잘 드는 초원이나 고원에서 자생한다. 줄기는 길고 굵으며 흰 솜털이 약간 있는데 곧게 서서 높이 1m에 이르고 위쪽에서 약간의 가지를 친다. 잎은 우엉 잎과 비슷한 생김새를 가지고 있으며 마디마다 서로 어긋나게 자란다. 아래쪽 잎일수록 크고 잎자루는 길다. 잎 가장자리는 약간의 결각 모양의 톱니가 있는데 때로는 깊게 갈라져 단풍잎과 비슷한 생김새를 보일 때도 있다. 중국에서는 수리취를 '산우방(山牛蒡)'이라고 하는데 이 말은 산에 자라는 우엉이란 뜻이다.

　9~10월에 가지 끝에 지름 3㎝ 정도의 보라색 꽃이 피며, 꽃받침은 가시와 같으며 빳빳하다. 종류로는 큰수리취 · 가새수리취 · 국화수리취 · 왕수리취 등이 있다. 높이가 1m 정도 곧게 자라며 위쪽에서 약간의 가지를 친다.

　선조들은 수리취의 어린잎을 봄에 채취하여 가볍게 데쳐서 물에 우려내어 쌈으로 먹거나 나물로 조리해서 먹었다. 풍작을 기원하는 제삿날인 단오 명절에는 수리취를 넣어 만든 절편을 만들어 먹었다. 세시음식의 일종인 수리취떡은 역사 만큼이나 은은한 향미가 일품이다. 성숙한 잎은 말려서 부싯깃용, 즉 부싯돌로 불을 일으켜 불을 붙이는 불쏘

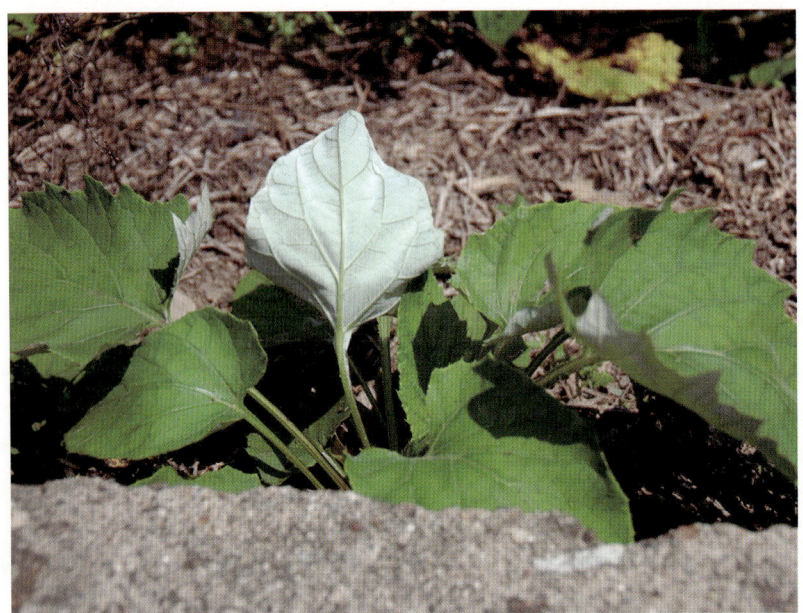

강원도 화천의 농가 밭둑에 심어 가꾼 수리취

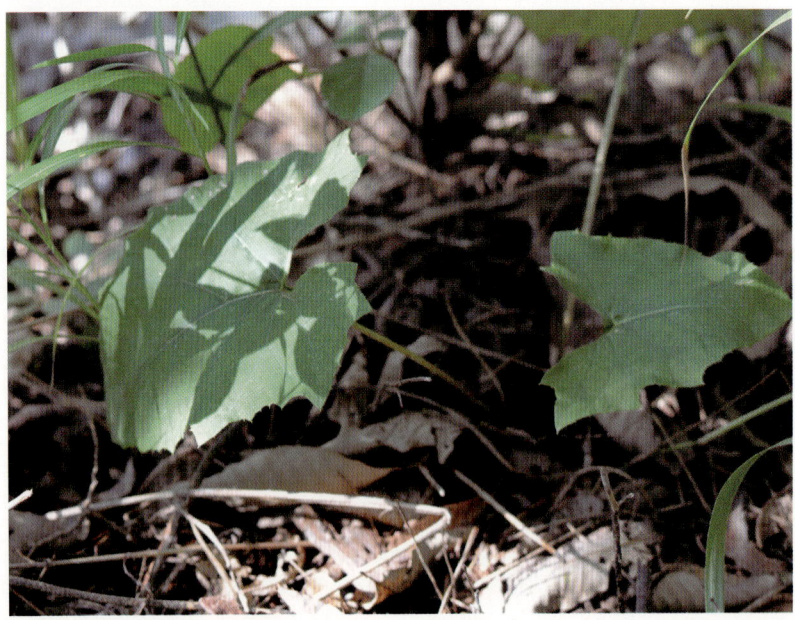

충청북도 제천의 깊은 산에 자라난 수리취. 가을

수리취(날것)의 영양 성분(가식부 100g당)

단위 mg

일반성분	칼로리(kcal)	수분	단백질	지질(지방)	회분	탄수화물	
						당질	섬유소
	62	79.1	3.9	0.2	2.1	13.0	1.7

단위 mg

기능성성분	무기물					비타민			
	칼슘	인	철	나트륨	칼륨	베타카로틴(㎍)	B₁	B₂	니아신	C
	46	21	3.2	-	-	587	0.03	0.19	0.2	18

출처: 농촌진흥청, 1989

시개로 사용하였다.

옛부터 한방에서는 종창·부종·지혈·토혈·안태·이뇨·보익·방광염 등에 이용하여 왔다.

중국《본초도감》에서는 수리취에 대해 "다년생 초본으로서 높이가 50~100㎝이다. 줄기는 곧추 서고 단생하며 거미줄 같은 털이 약간 난다. 잎은 어긋나고 뿌리 쪽에 난 잎은 꽃이 필 때 시든다. 산비탈, 숲 근처, 초지에서 자란다. 가을에 열매가 익은 뒤에 열매 송이를 채취하여 종자를 털어 내어 햇볕에 말린다. 성분은 사포닌이 들어 있다. 효능은 청열해독·소종이다. 주된 치료는 림프절에 생긴 멍울을 치료한다. 용량은 하루 10~30g을 달여서 먹는다."고 기록하고 있다.

수리취에는 단백질·지질·당질·섬유소·무기물 그리고 각종 아미노산이 함유되어 있다.

최근 수리취 생즙·가열즙 및 에탄올 추출물에 대한 발암 물질 억제 실험에서 생즙의 경우 육류를 높은 온도에서 구울 때 생성되는 변이원 물질인 Trp-P-1에 의한 돌연변이 억제 효과가 90% 정도로 높게 나타났으며, MNNG 및 4NQO와 같은 직접변이원에 대해서는 낮은 억제 효과를 나타냈다. 그리고 쥐를 이용한 유전 독성 억제 효과 실험 결과 46~48%의 억제 활성을 나타냈다.

약용 · 식용법
국화과 특유의 향기와 풍미가 있고 나쁜 냄새는 없다.

쌈으로 먹는다 연한 잎을 따다가 물에 데친 뒤 잠시 우려내어 쌈으로 먹는다.

수리취나물 양념간장에 무쳐서 먹거나 볶아서 먹기도 한다.

수리취튀김 새순에 튀김옷을 입혀 튀겨 먹기도 한다.

수리취인절미 찹쌀을 깨끗이 씻어 5시간 정도 불렸다가 건져 물기를 뺀 다음 시루에 찐다. 수리취는 깨끗이 다듬어 씻어 삶아 찬물에 헹궈 물기를 꼭 짠다. 익은 찹쌀에 수리취를 넣고 찧어서 인절미를 만든다.

수영

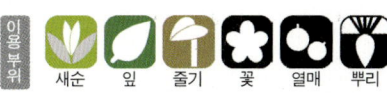

여뀌과

학명/별명	*Rumex acetosa* L. / 시금초 · 산시금치 · 괴싱아 · 괴승애 · 산모
채취 시기	봄. 잎이 나기 시작할 무렵
먹는 방법	줄기를 생식, 초된장무침 · 절임 · 겨된장절임 · 벼락김치(하룻밤 절임)
효 용	건위 · 해열 효과, 피부병 개선

　어린 시절을 시골에서 보낸 사람이라면 누구나 한 번쯤 수영의 잎과 줄기를 꺾어 질근질근 씹어 본 경험이 있을 것이다. 우리나라 전역 들판과 산기슭 풀밭에서 잘 자라는 다년생 식물인 수영은 특유의 미끌거리는 새콤한 맛으로 단맛이 나는 찔레와 더불어 시골 어린이들의 유용한 간식거리였다.

　어린잎을 나물로 먹고, 한방과 민간에서 뿌리줄기를 말려 생리불순 · 옴 · 버짐 · 피부병 등에 약재로 쓰며, 꽃을 건위제 · 해열제로 쓴다. 민간에서 뿌리는 창상의 지혈제로 사용한다. 이 밖에도 황달 · 장무력증 · 폐결핵 · 만성 변비 · 화상 · 소변 불통 · 토혈 · 류마티스성 관절염 · 요통 · 뱀에 물렸을 때에도 쓴다.

　특유의 신맛은 1% 정도 함유된 옥살산과 수산화칼륨 때문으로, 줄기의 연한 잎은 삶아 나물로 먹지만 지나치게 많이 먹으면 좋지 않다.

　얼핏 보면 잎이 시금치와 비슷하고, 소리쟁이를 닮기도 했다. 다른 식물이 시들기 시작하는 가을에 접어들어 잎이 무성해지는 특성이 있다. 둥근 줄기는 30~80㎝ 높이로 곧게 자라고, 세로줄이 있으며 붉은빛이 돈다. 꽃은 5~6월에 피는데 암수 딴그루로, 줄기 윗부분의 원추꽃차례에 녹색 또는 녹자색의 작은 꽃이 모여 핀다. 꽃잎은 없으며 꽃

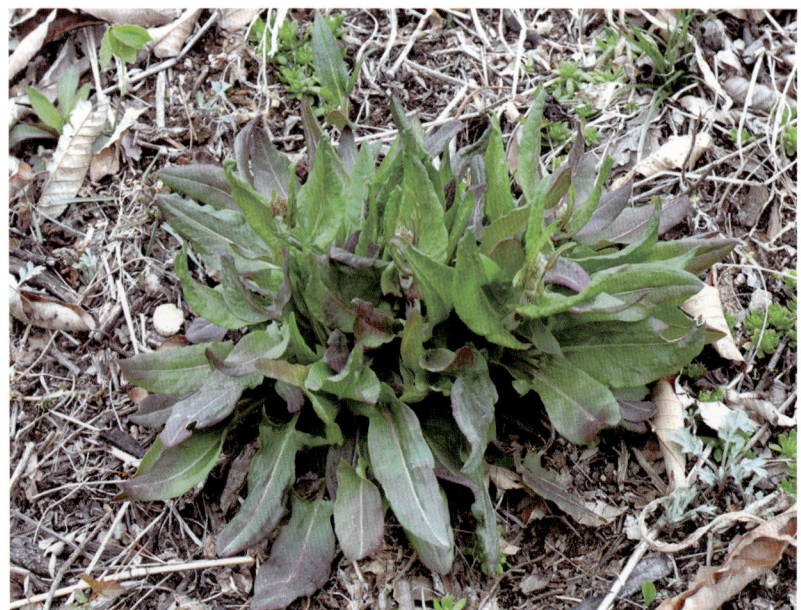

수영

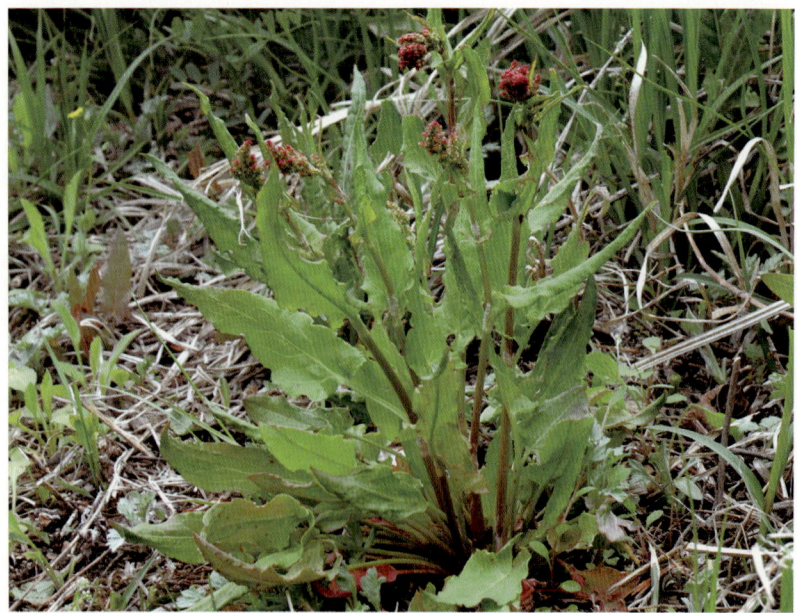

수영의 줄기는 30~80㎝ 높이로 곧게 자라고, 세로줄이 있으며 붉은색이 돈다.

받침 조각과 수술은 여섯 개씩이고 암술대는 세 개이며 암술머리가 잘게 갈라진다. 7~8월에 열매가 익는다.

약용 · 식용법

채취 방법 포기가 흩어지지 않도록 칼을 땅 표면에 대고 뿌리 윗부분을 자른다.

잎과 줄기 생식 꽃이 피기 전의 연한 줄기를 날것으로 먹는다.

수영나물 어린잎을 캐서 끓는 물에 데쳐 다른 나물과 마찬가지로 입맛에 맞게 양념하여 나물로 먹는다. 미끈미끈한 질감과 신맛이 독특한 풍미가 있지만, 과식하면 요로 결석의 원인이 되는 수산이 들어 있으므로 물에 데친 뒤 찬물에 담가 충분히 우려내어 이용한다.

신선초

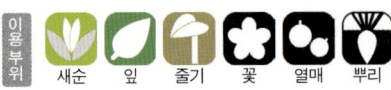

미나리과

학명/별명	*Angelica utilis* MAKINO / 명일엽·선삼초
채취 시기	봄~가을. 잎의 윤기가 사라지기 전
먹는 방법	쌈·녹즙·나물
효용	간 기능 개선, 콜레스테롤 감소, 암세포 증식 억제

　신선초는 미나리과에 속하는 다년생 초목으로, 명일엽이라는 이름으로 더 잘 알려져 있다. 잎줄기를 따 내면 다음 날 새순이 나올 정도로 생육이 왕성해서 '명일엽(明日葉)'이라는 이름으로 부르게 되었다고 전해지는데 '천사가 인류에게 가져다준 유용한 식물'이라는 학명이 붙을 만큼 몸에 좋은 약초로 알려져 있다.

　신선초에는 생명의 원소라고 불리는 게르마늄·비타민 B_{12}·엽록소가 풍부히 들어 있고, 각종 무기물과 비타민 C 등이 다량 들어 있다. 이중에서 특히 게르마늄 성분은 혈액을 정화하고 세포를 활성화시킴과 동시에 체내에서 암세포 증식을 중단시키는 인터페론의 역할을 하는 물질로 주목받고 있다. 또한 간 기능의 저하 및 위장병, 고혈압·동맥경화증 등의 생활습관병 전반에 걸쳐 예방과 방지에 큰 효과가 있다. 비타민 B_{12}는 집중력 및 기억력을 강화하고 빈혈을 방지하는 효험이 있고, 엽록소는 해독·간 기능 향상·피부 미용·체질 개선 등 인체의 자연 치유력을 높여 주고 있다.

　뿐만 아니라 생리 활성 물질인 각종 플라보노이드·쿠마린·사포닌 등이 들어 있어서 자연 건강식품으로 주목받고 있다. 신선초의 줄기를 꺾으면 나오는 노란 즙에 들어 있는 플라보노이드 배당체인

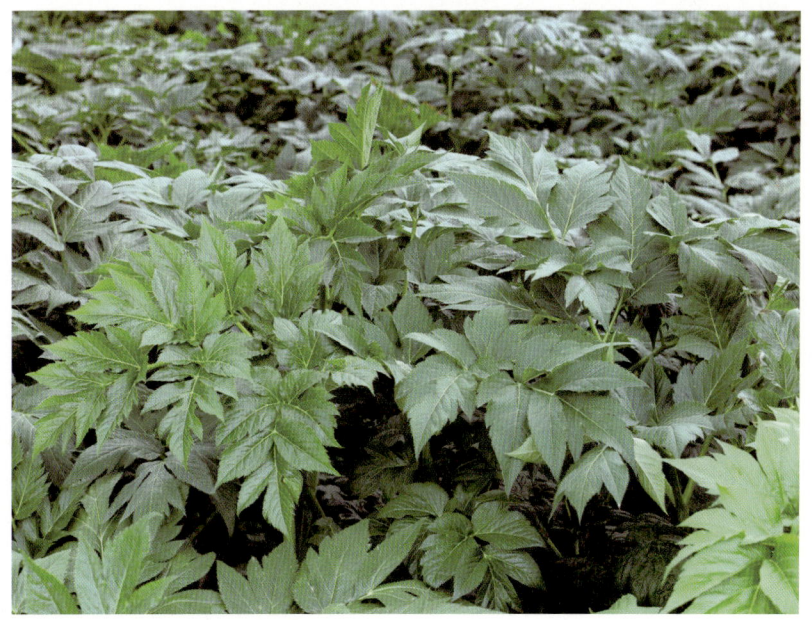
경기도 남양주의 한 농가에서 재배하고 있는 신선초

칼콘·쿠마린 성분은 암을 억제하는 효과가 있는 것으로 알려져 있다. 이 성분은 잎에도 들어 있으며, 모세 혈관을 튼튼하게 하고 변통을 좋게 하는 작용을 한다. 그 결과 신진대사가 좋아지고, 산모의 젖이 잘 나오게 된다. 또한 알레르기를 예방하고 염증을 치료하는 작용을 한다.

신선초에는 이처럼 우리 몸에 필요한 유효 성분이 골고루 갖추어져 있기 때문에 신선초 녹즙에는 간 기능을 개선하는 효과가 있을 뿐 아니라 혈장 콜레스테롤을 감소시키는 효과가 있고 돌연변이를 탁월하게 억제하는 효과 및 암세포 증식 억제 효과가 있음도 보고되었다.

신선초(날것)의 영양 성분(가식부 100g당)

단위 ㎎

일반 성분	칼로리(㎉)	수분	단백질	지질(지방)	회분	탄수화물	
						당질	섬유소
	57	80.3	4.4	1.1	2.0	10.4	1.8

단위 ㎎

기능성 성분	무기물					비타민			
	칼슘	인	철	나트륨	칼륨	베타카로틴(㎍)	B₁	B₂	니아신	C
	235	62	3.2	87	752	2,721	0.17	0.46	0.6	71

출처 : 농촌진흥청, 2005

약용 · 식용법

달여서 차로 마신다 5~7월에 딴 잎을 썰어서 말려 1일 20~30g을 달여서 차로 마시면 고혈압 예방에 좋다. 변비 해소에도 도움이 된다.

신선초 손질법 신선초는 독특한 향기와 은근한 쓴맛이 있어서 주로 데쳐서 먹는데, 데칠 때는 데칠 물에 소금을 넣고 포기 아랫부분부터 넣는다. 데칠 때는 향이 사라지지 않도록 끓는 물에 살짝 담갔다가 바로 꺼낸다. 포기 밑부분은 단단하므로 잘라버리고 사용한다. 신선초 데친 것은 나물이나 국, 볶음 요리를 해서 먹는다.

녹즙 줄기와 잎을 녹즙을 내어 마시면 암 예방에 매우 효과적이다. 특히 흡연자들에게 도움이 되는 식품이다.

쌈 연한 잎을 쌈장과 함께 쌈으로 먹는다.

신선초튀김 생으로 튀김을 해서 먹는다.

쑥

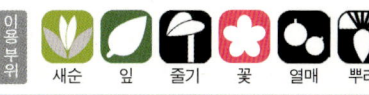

국화과

학명/별명	Artemisia Princeps var. spatiosum BAILEY / 애엽 · 애호
채취 시기	새싹은 이른 봄, 생장점의 연한 순은 초여름~가을까지
먹는 방법	나물 · 떡, 말려서 차
효 용	자양 강장 · 건위 · 정장 효과, 추출물은 발암 물질 억제 작용

국화과의 쌍자엽 식물인 쑥은 다년생 식물로 우리나라 전국 어디서나 잘 자란다. 산과 들, 길가나 논밭두렁, 빈집터 등 뿌리를 내릴 수 있는 곳이면 어김없이 자라고 아무데서나 쑥쑥 자란다고 하여 '쑥'이라는 이름이 붙었다고 전해진다.

쑥은 까마득히 아주 먼 옛날부터 사람보다 먼저 이 지구상에 존재하였으며, 조용히 인류에게 유익을 주고 있는 식물 가운데 하나다. 인류는 쑥을 다양하게 식용 · 약용해 왔는데, 특히 우리 민족은 생활 곳곳에서 다양하게 이용해 왔다.

60~120cm의 높이로 자라며, 꽃은 7~9월에 핀다. 세계적으로 250여 종이 분포하며, 우리나라에는 25여 종이 자생한다.

봄철에 파릇파릇하게 올라오는 새순을 채취하여 멥쌀 가루를 넣고 쑥떡을 만들어 먹으면 그 맛과 향이 일품이다. 어린 시절에 쑥떡을 먹어 보지 않은 사람이 없을 정도로 대단히 친근한 풀이다.

쑥은 새순이 나와 4.5cm 정도 자랐을 때 밑부분을 남기고 채취한다. 보통 자연산은 3월부터 어린잎을 뜯어 먹을 수 있으며, 6~7월에 무성해지면 줄기 상부의 순을 채취한다. 약쑥은 5월 중순에 수확하여 말린 것이 상품이다.

쑥(날것)의 영양 성분(가식부 100g당)

단위 mg

일반 성분	칼로리(kcal)	수분	단백질	지질(지방)	회분	탄수화물	
						당질	섬유소
	68	71.9	5.3	0	2.8	15.3	4.7

단위 mg

기능성 성분	무기물					비타민			
	칼슘	인	철	나트륨	칼륨	베타카로틴(㎍)	B₁	B₂	니아신	C
	230	65	4.3	11	1,103	3,375	0.12	0.32	0.8	33

출처 : 농촌진흥청, 1999

　쑥은 옛부터 광범위하게 이용하여 왔는데, 해열·지혈·진통·해독·소염·강장·이뇨·건위·정장·진정·식욕 증진 등의 효과가 있으며, 월경 과다·월경 불순·고혈압·신경통·류머티즘·치질·만성 간염·부종·감기·복통·위장병 등에 다양하게 이용해 왔다. 최근 연구 결과 쑥즙은 발암 물질의 억제 활성이 강한 것으로 나타나 관심을 끌고 있다.

　쑥의 영양소로는 수분·단백질·지질·당질, 칼슘·인·철분 등의 무기물, 비타민 A·B₁·B₂·C·니아신 등이 풍부한데, 특히 비타민 A가 많아 약 80g 정도만 먹어도 하루 섭취량을 공급할 수 있다. 또한 시네롤·유칼리프톨·카제프톨·아르테미신·모노기닌·폰티카에푹시드·아데톤·디히드로팔카리넨·트리데카트린·콜린·아데닌·트린엔 등의 특수 성분이 함유되어 있어 여러 가지 약리적 기능을 나타낸다.

약용 · 식용법

달여서 먹는다 약용법은 말린 약제를 1회에 2~5g씩 200㎖의 물로 달여서 복용한다. 옴이나 습진의 치료를 위해서는 쑥을 잘 찧어서 환부에 붙인다.

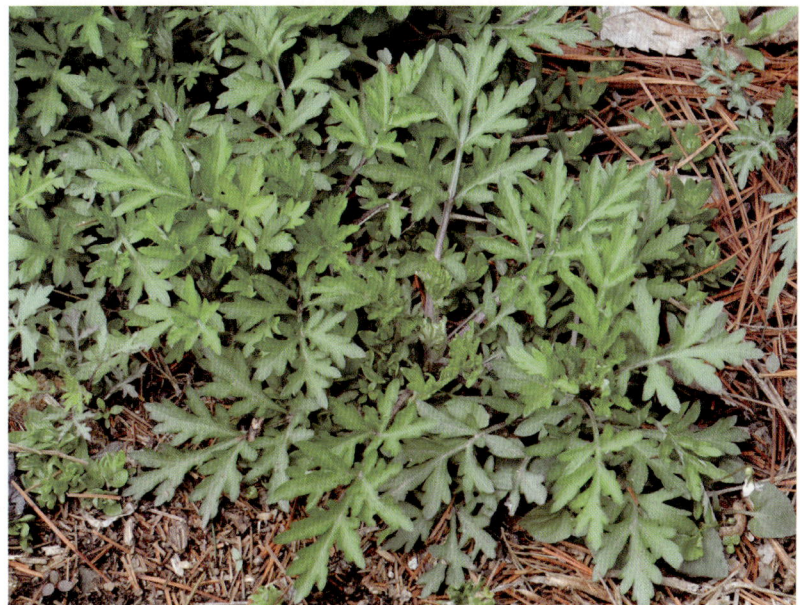
먹기 좋게 자란 쑥

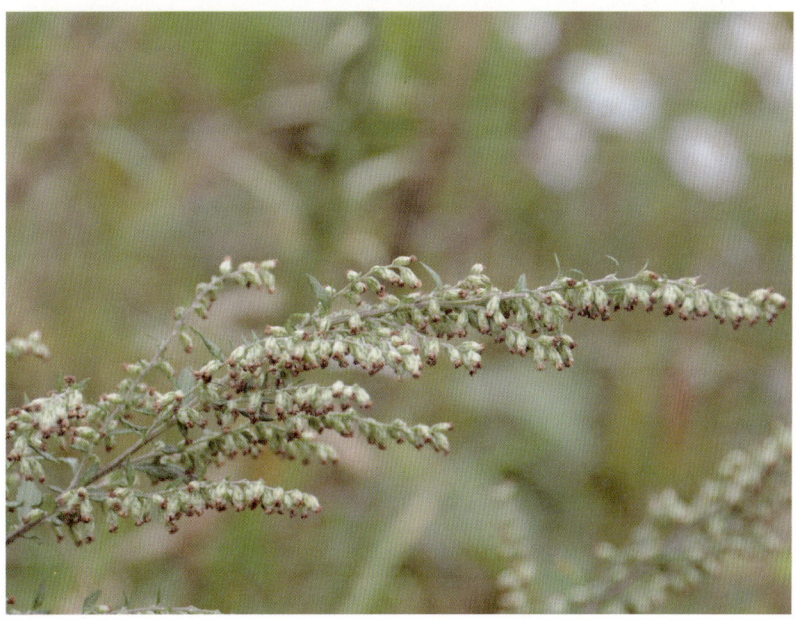
쑥 꽃

식용할 때의 손질법 어린순을 떡에 넣거나 된장국에 넣어서 먹는데, 다소 쓴맛이 있으므로 살짝 데쳐서 찬물에 우려내어 이용한다. 삶아서 한나절 정도 물에 담갔다가 먹으면 좋다. 말려 두면 1년 내내 먹을 수 있다.

목욕 재료로 이용 말린 잎 60g 또는 생잎 200g을 베자루에 담아 목욕물에 우려내어 목욕을 하거나 쑥잎을 넣은 자루로 피부를 문질러 마사지한다.

애탕 어린 쑥을 살짝 데쳐서 찬물에 헹구어 물기를 꼭 짠 뒤, 다진 쇠고기를 섞고, 파·마늘·소금·참기름·깨소금·후춧가루로 양념하여 완자 모양으로 빚는다. 육수를 준비하여 맑은 장국으로 끓이다가 완자에 밀가루와 달걀을 씌워서 장국에 넣고 잠깐 끓여서 만든다.

쑥국 깨끗한 쌀뜨물에 된장을 풀고 끓이다가 데친 쑥을 넣고 가볍게 한번 끓인다.

쑥굴리 경상남도 밀양과 전라남도의 떡으로 유명하다. 찹쌀가루 찐 것에 삶은 쑥을 넣고 안반에 앉친 다음 한 움큼씩 떼어 녹두소를 넣고 둥글게 빚어 녹두 고물을 묻혀 만든다. 먹을 때 조청을 찍어 먹는데, 조청에 생강즙을 섞으면 또 다른 맛이 있다고 한다. 특히 쑥굴리에 들어가는 쑥은 연두색의 어린 쑥이 들어가야 보들보들하며 쫄깃쫄깃한 맛이 난다고 한다.

쑥부쟁이

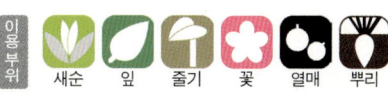

국화과

학명/별명	Aster yomena MAKINO / 부지깽이나물
채취 시기	이른 봄~봄
먹는 방법	데쳐서 나물·국거리·볶음·쑥부쟁이밥, 봉오리와 꽃은 튀김, 꽃술
효 용	이뇨 효과, 생잎의 즙을 짜 벌레에 물렸을 때 바른다

　쑥부쟁이는 국화과에 속하는 다년생 식물로서 옛부터 식용·약용·관상용으로 이용해 왔다. 우리나라 전국 각지의, 햇볕이 잘 드는 산과 들판의 다소 습기가 있는 곳에서 잘 자란다.

　땅속줄기가 사방으로 뻗어 나가고 그 첨단에서 새싹이 나와 증식한다. 처음에 싹이 나올 때는 붉은색이 강하지만 자라면서 녹색 바탕에 자줏빛이 돌고 약간의 광택이 있다.

　보통 줄기는 30~100㎝ 높이로 곧게 서며 가지가 갈라지고 녹색 바탕에 자줏빛이 돈다. 줄기에 어긋나는 피침형 잎은 털이 없으며 가장자리에 굵은 톱니가 있다. 어긋나는 잎은 위로 올라갈수록 점차 작아지고 가늘어진다. 7~10월에 줄기와 가지 끝마다 지름 2.5㎝ 정도 크기의 두상화가 하늘을 보고 핀다. 꽃송이 가장자리에는 자주색 꽃잎을 가진 혀꽃이 한 줄로 빙 둘러 있고, 가운데에는 노란색 통꽃이 빽빽하게 들어차 있다.

　흔히 비슷한 꽃이 피는 종류를 통틀어 '들국화'라고 부르기도 한다. 쑥부쟁이 종류로는 북녘쑥부쟁이·섬쑥부쟁이·개쑥부쟁이·흰개쑥부쟁이·참쑥부쟁이·갯쑥부쟁이·큰갯쑥부쟁이·가는잎쑥부쟁이·진쑥부쟁이·산쑥부쟁이·까실쑥부쟁이·거문도쑥부쟁이 등 여러 종

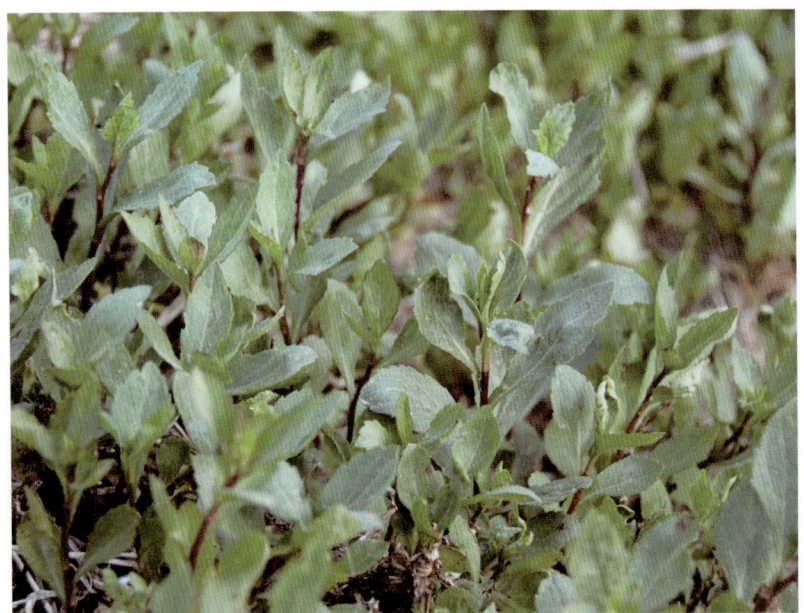

쑥부쟁이. 싹이 나올 때는 붉은색이 강하지만 자라면서 녹색 바탕에 자줏빛이 돌고 약간의 광택을 띤다.

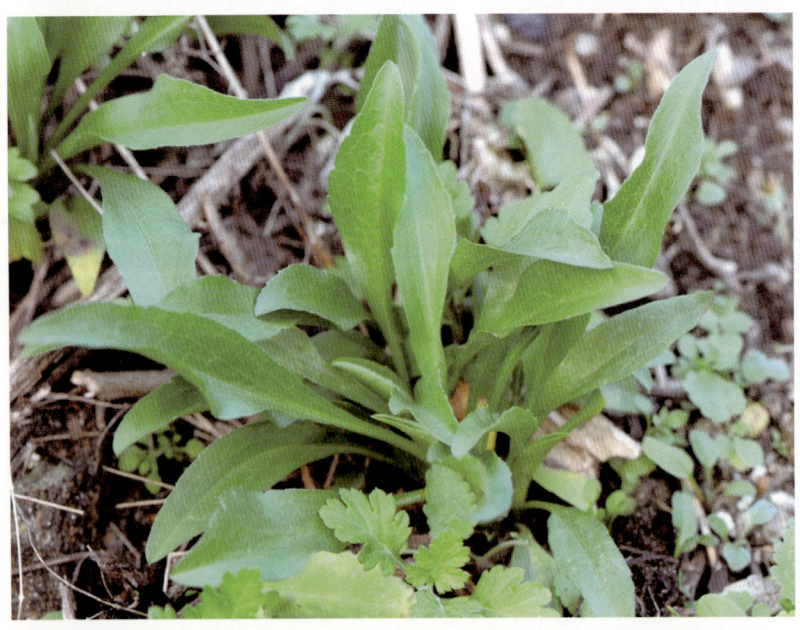

미국쑥부쟁이

쑥부쟁이(날것)의 영양 성분(가식부 100g당)

단위 mg

일반성분	칼로리(kcal)	수분	단백질	지질(지방)	회분	탄수화물	
						당질	섬유소
	43	84.2	4.3	0.9	1.8	6.9	1.9

단위 mg

기능성성분	무기물					비타민			
	칼슘	인	철	나트륨	칼륨	베타카로틴(㎍)	B₁	B₂	니아신	C
	74	67	12.8	1	650	4,259	0.04	0.15	2.8	21

출처 : 국립보건원, 1986

류가 있다. 쑥부쟁이의 다른 이름은 산백국(山白菊)·소설화(小雪花)·야백국(野白菊)·산마국(山馬菊) 등이다.

쑥부쟁이의 맛은 쓰고 매우며 성질은 서늘하다. 풍을 제거하고 해열, 해독하며 담을 제거하고 기침을 멎게 하는 효능이 있다. 중국의《온영현약물자원명록》에서는 쑥부쟁이는 "독사에 물린 상처, 벌이나 벌레에 쏘인 상처, 정창(疔瘡), 염좌, 외상 출혈을 치료한다."고 적고 있다. 풍열로 인한 감기·편도선염·기관지염에 치료 효과가 있다.

노인성 기관지염에 신선한 지상부 150g을 4시간 달인 농축액을 하루 2회로 나누어서 복용하자 소염과 천식을 가라앉히는 작용이 현저한 것으로 나타났다.

쑥부쟁이의 일반 성분은 수분·단백질·지질·당질·무기물류·비타민류가 들어 있는데, 그중 비타민 A가 대단히 많이 들어 있는 것이 주목할 만하다. 특수 성분으로는 켐페롤·쿼르세틴·라크노필롤 등이 잘 알려져 있다. 켐페롤은 해수를 멎게 하고 담을 삭이는 효과가 상당히 좋으며, 쿼르세틴은 독성이 적고 안전성이 높다.

뿌리는 주로 스테로이드형 사포닌을 함유하고 있는 반면, 줄기와 잎은 주로 플라보노이드 배당체를 함유하고 사포닌이 없다. 사포닌류는

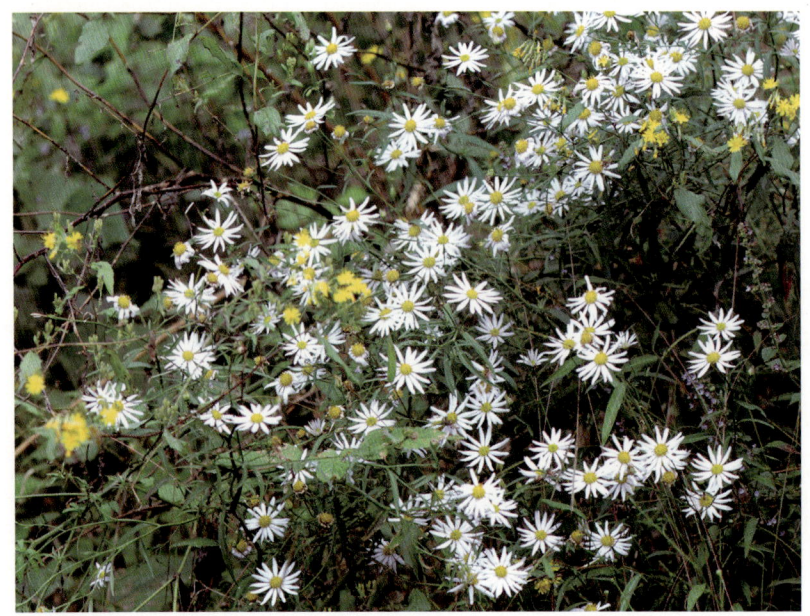
개쑥부쟁이 꽃

담을 제거하는 작용이 좋고, 플라보노이드배당체는 기침을 멎게 하는 작용이 있으므로 일반적으로 뿌리가 붙은 전초를 약용한다.

약용·식용법

어린순을 나물로 먹을 때는 뿌리 가까이에 있는 붉은색 부분이 특히 맛이 있다.

쑥부쟁이나물 쑥부쟁이를 깨끗이 다듬어 씻어 끓는 물에 데쳐 찬물에 헹구어 물기를 꼭 짠 뒤, 간장·깨소금·마늘을 넣고 무치다가 마지막에 참기름을 넣고 가볍게 털듯이 무친다. 특유의 향기가 느껴지도록 하기 위해 양념을 약하게 한다.

쑥부쟁이맑은국 맑은 장국을 끓여 달걀로 줄알을 쳐서 먹는다.

쑥부쟁이꽃차 꽃을 따서 말려 차를 우려 마신다.

씀바귀

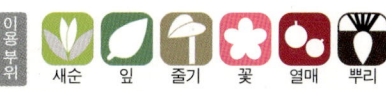

국화과

학명/별명	*Ixeris dentata* (THUNB.) NAKAI / 쓴나물 · 고채 · 사태월싹
채취 시기	봄이 적기지만 1년 내내 가능
먹는 방법	데쳐서 나물, 날것으로 초고추장 무침
효용	발암 물질 활성화 80% 이상 억제, 봄철 식욕 부진 개선

　씀바귀는 봄철에 뿌리를 포함한 식물의 모든 부분이 식용 또는 약용으로 사용된다. 아직도 시골에서는 언 땅이 녹자마자 이른 봄 미각을 돋우기 위해 씀바귀를 캐 먹는다. 봄에 주로 캐 먹지만 한겨울에도 잎이 죽지 않고 반 정도는 누렇게 마르거나 진한 자주색으로 땅에 붙어 있는 것을 볼 수 있으며, 양지바른 곳에서는 겨울에도 나물로 캐어서 먹을 수 있다. 잎과 뿌리를 다 먹는데, 특유의 쓴맛이 입맛을 돋우어 준다.

　다년생 식물로서 전국 각지의 산과 들, 밭둑 어디에서나 자생하는데 최근에는 제초제의 영향으로 점점 보기가 어려워지고 있다. 다 성장하면 높이 20~50cm 정도가 되는데, 한 꽃대에 6~8송이의 꽃이 피며, 꽃잎의 색깔은 노랗거나 연한 분홍색, 또는 하얗다.

　선씀바귀 · 흰씀바귀 · 벋음씀바귀 · 벌씀바귀 · 가새씀바귀 · 갯씀바귀 · 좀씀바귀 등 여러 종류가 있다.

　줄기에서 자라나는 잎과 뿌리에서 자라나는 잎이 있다. 잎이나 줄기를 자르면 쓴맛이 강한 흰 즙이 나온다.

　씀바귀는 민간에서 쓴귀물 · 싸랑부리 · 쓴나물 · 사라구 · 싸랭이 · 사태월싹(충남 방언 : 벋은 씀바귀가 논두렁이나 비탈진 곳에 뿌리가 뻗어 나가면서 사태가 나는 것을 방지한다는 뜻에서 유래하였다고 함) · 유동(遊

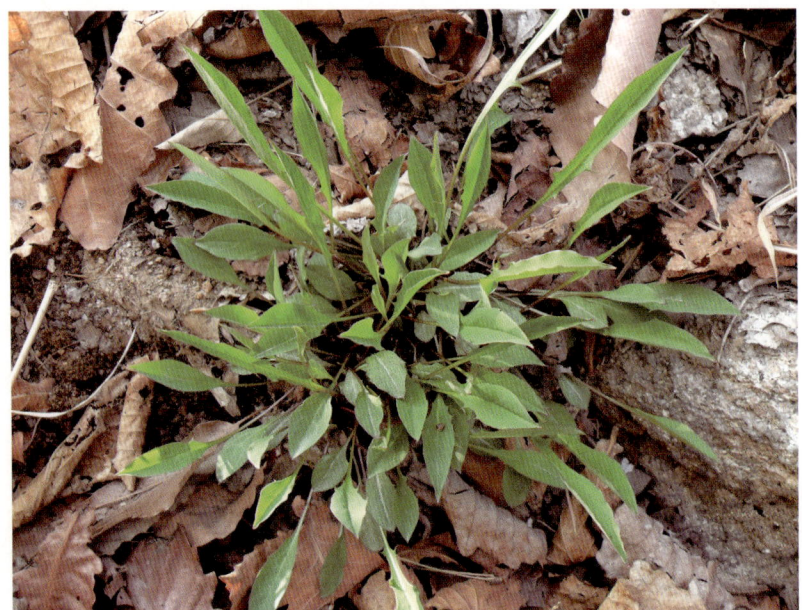

봄에 돋아난 씀바귀

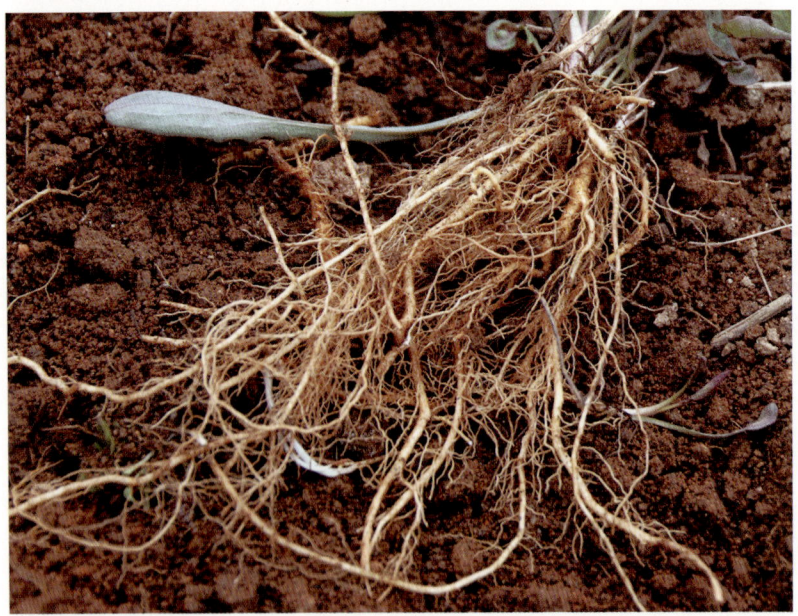

밭에서 캐 낸 씀바귀 뿌리

씀바귀(날것)의 영양 성분 (가식부 100g당)

단위 mg

일반 성분	칼로리(kcal)	수분	단백질	지질(지방)	회분	탄수화물	
						당질	섬유소
	39	85.8	2.9	0.4	1.7	8.0	1.2

단위 mg

기능성 성분	무기물				비타민				
	칼슘	인	철	나트륨	칼륨	베타카로틴(μg)	B_1	B_2	니아신	C
	74	45	1.1	36	440	1,832	0.16	0.31	1.6	7

출처 : 농촌진흥청, 1997

冬)·고채(苦菜) 등으로 부른다. 흔히 씀바귀의 강한 쓴맛 때문에 고채라고도 불리는데, 밭이나 들판 논두렁에 야생하며 겨울에도 죽지 않는다고 하여 유동이라고도 부른다.

씀바귀에는 수분·단백질·지질·당질·섬유소·칼슘·인·철분 등의 무기물, 그리고 비타민이 들어 있는데, 특히 비타민 A가 많이 함유되어 있다. 특수 성분으로 티오시아민·락투카롤·락투신·게르마니컴·락투카륨 등이 함유되어 있어 여러 가지 약리적 기능을 나타낸다.

옛부터 건위·진정·최면·해열·조혈·소종 등의 효능이 알려져 왔으며, 허파의 열기를 식혀 주는 효과가 있다. 식욕 부진·소화 불량·폐렴·악창·간염·음낭 습진·타박상·외이염 등에 약용되었으며, 당뇨병·간장병 등 생활습관병의 치료에도 생즙이 이용되어 왔다.

최근 연구 결과 여러 가지 분획물들이 높은 항산화 효과를 나타냈고, 항미생물 효과에서는 곰팡이의 경우 물 추출물에서 비교적 우수한 억제 활성을 나타냈다. 세균에 대해서도 알코올과 핵산, 에틸아세테이트 분획물에서 비교적 높은 억제 활성을 보였다. 발암 물질 억제 효과에서는 직·간접변이원 모두에서 77.5~90%의 억제 효과를 보였다. 한편 폐암·간암·유방암세포를 이

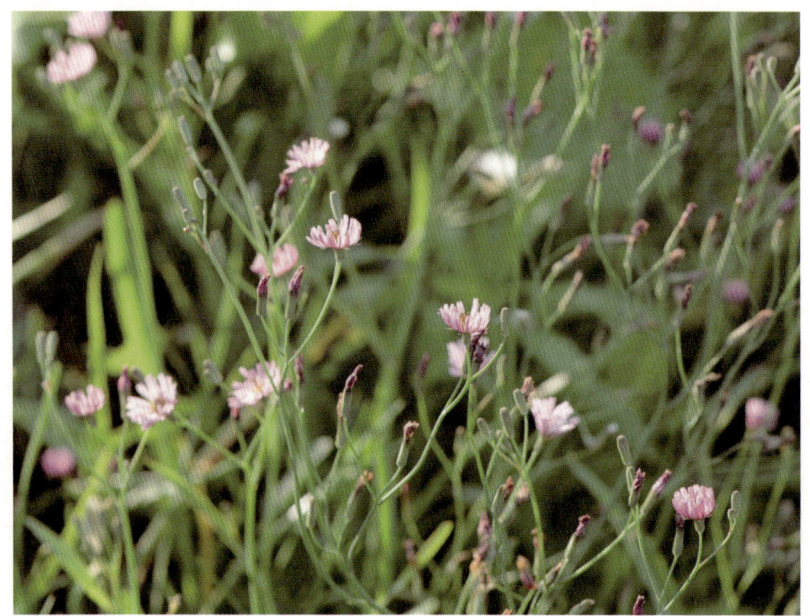
씀바귀 꽃

용한 암세포 성장 억제 실험에서 에틸아세테이트 분획물의 경우 폐암세포에 대하여 91.7%의 높은 억제 효과를 보였고, 간암세포에 대해서는 75%, 유방암세포에 대해서도 84%의 억제 효과를 나타냈다. 이로 보아 씀바귀는 기능성 식품으로서 각광을 받을 것으로 기대된다.

원광대 인체과학연구소 정동명 교수(생체 공학)팀은 11일 "야산이나 논두렁에 흔한 씀바귀가 항스트레스·노화 방지, 피로를 억제하는 항산화 효과 등 생활습관병 예방 성분을 다량 함유하고 있는 것으로 조사됐다"고 밝혔다. 정 교수팀이 최근 2년 동안 씀바귀의 성분을 조사한 결과 씀바귀의 추출물이 토코페롤에 비해 항산화 효과가 14배, 항박테리아 효과가 5배, 콜레스테롤 억제 효과가 7배에 달하는 것으로 나타났다. 이 밖에 씀바귀가 항스트레스·항암·항알레르기 효과가 높은 것으로 알려졌다. 씀바귀 추출물이 이처럼 높은 효과를 보이는 것은 면역 증강, 항암에 뛰어난 '알리파틱'과, 노화 억제·항산화 기능을 지닌 '시나로사이드'와 같은 성분이 다른 식품에 비해 풍부하기 때문이다.

《동의보감》에서는 씀바귀에 대해 '성질이 차고[寒] 맛이 쓰며[苦] 독이 없다(독이 약간 있다고도 한다). 마음과 정신을 안정시키며 잠을 덜 자게 하고 악창을 낫게 한다.'고 적고 있다.

약용·식용법

달여서 마신다 씀바귀 말린 것을 1회에 2~4g씩 200㎎의 물에 달여서 봄철에 많이 먹으면 여름에 더위를 타지 않으며, 열·속병·악창을 다스린다.

식용할 때의 손질법 맛이 매우 써서 끓는 물에 살짝 데쳐서 찬물에 담가 우려내어 먹는다. 뿌리가 실한 것을 골라서 물을 몇 번 갈아 주면서 쓴맛을 어느 정도 뺀 뒤 조리한다.

씀바귀나물 데쳐서 손질한 씀바귀에 된장·고추장·마늘·파·깨소금·참기름을 넣고 무친다.

씀바귀초고추장무침 씀바귀를 날것을 손질하여 물에 씻은 뒤 물기를 털어 내고 초고추장 양념으로 버무린다. 아삭아삭한 질감이 느껴진다.

약모밀

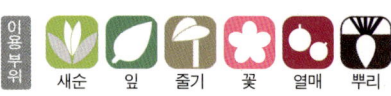

삼백초과

학명/별명	*Houttuynia cordata* THUNB. / 십약·취채
채취 시기	약용은 꽃 필 때 베어 그늘서 건조
먹는 방법	어린순을 데쳐 나물로, 말려서 약차로
효 용	생잎 즙 화농 종기 치료, 면역력 증강 및 항암 효과

    약모밀은 삼백초과에 속하는 다년생 식물로서 습지에서 잘 자라는데 옛부터 약용 또는 관상용으로 이용하여 왔다. 우리 나라 중부와 남부의 낮은 산과 들판, 길섶의 습한 곳에서 자생하며 일부 농가에서 재배하기도 한다.

    땅속 줄기가 옆으로 벋고 20~50cm 높이로 자라는 줄기는 세로줄이 있으며 검은 자줏빛이 돌고 털이 없다. 줄기에 어긋나는 잎은 달걀모양의 심장형으로 끝이 뾰족하고 가장자리가 밋밋하다. 5~7월에 줄기 끝의 수상꽃차례에 자잘한 노란색 꽃이 달리고 꽃 이삭 밑에 꽃잎처럼 생긴 4개의 커다란 흰색 포가 있다.

    이 풀에서 고기의 비린내가 심히 난다 하여 어성초(魚腥草)라 하며 열 가지의 병에 약으로 쓰이기 때문에 십약(十藥)이라는 이름과, 몹시 불쾌한 냄새가 많이 나기 때문에 취채(臭菜)라 불리기도 한다. 십약이나 취채 말고도 집채·중약초·어린초·필관채·어성채·저채·단근초·집약초멸 등 이름이 매우 다양하다.

    맛은 맵고 성질이 차며 간경과 폐경에 작용한다. 옛부터 여러 증상에 다양하게 이용하여 왔는데, 전초에 소염·이뇨·해독·정장·강심 효과가 있어서 임질·매독·요도염·변비·방광염·자궁염·위궤

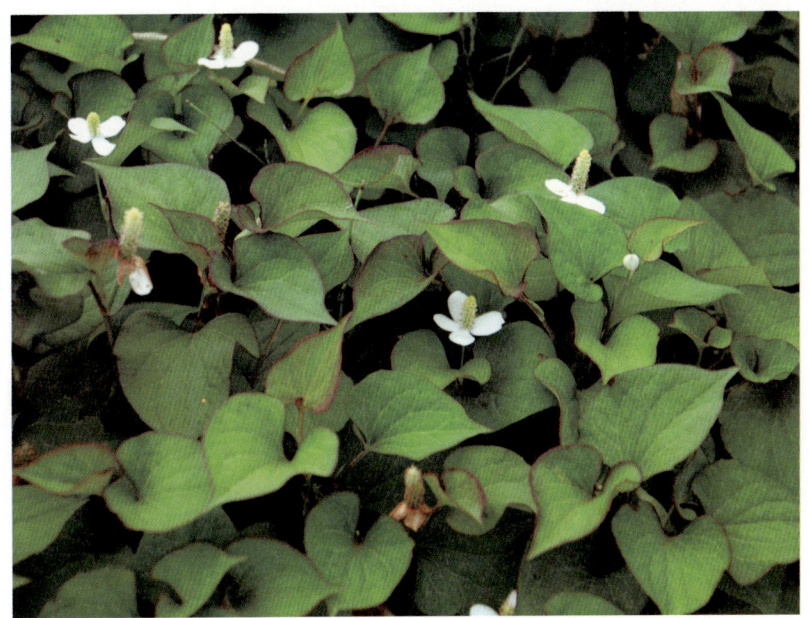
약모밀. 습한 곳에 군락으로 자란다.

양·폐렴·기관지염·습진·인후염·치루·탈홍·동맥 경화증·고혈압·축농증·중이염·치창·중풍·종기·피부염·간염·여드름 등에 약재로 활용하였다. 최근의 연구 결과 면역력 증강 효과를 비롯하여 항암 작용이 있는 것으로 알려져 있다.

냄새가 심하지만 말리면 냄새가 사라지고 달여 먹으면 오히려 구수한 맛이 난다. 큰 나무 아래 그늘에서 잘 자라므로 뒤뜰이나 텃밭에 몇 뿌리만 잘 가꾸면 번식력이 강해서 주위에 개체 수가 급격히 불어난다. 이른 여름 꽃이 필 때 전초를 베어 그늘에서 말린다.

어성초 잎의 일반 성분을 보면 수분 10.5%, 조단백질 12.5%, 조지방 4.0%, 조회분 13%, 조섬유 13.8%가 함유되어 있으며, 필수 아미노산과 필수 지방산 함량이 높다. 생잎에는 정유 성분이 0.005% 함유되어 있는데, 주성분은 메틸노닐케톤·데카노일아세트알데히드·라우릴알데히드·카프린알데히드 등이다. 전초에는 특수 성분으로 마이르센·퀘르세트린·이소퀘르세트린·피넨·캠펜·캐리오필렌·리나롤·리모넨·카프린산 등이 밝혀졌고, 그 밖에도 수십 종류의 성분이 밝혀졌다. 이 식물의 불쾌한 냄새는 데카노일아세트알데히드와 라우릴알데히드에 의한 것이다.

약용·식용법

약용으로 쓸 때 여름부터 가을 사이 꽃이 필 때 전초를 채취하여 햇볕에 말려 두었다가 쓰며, 생풀을 쓰기도 한다. 생잎의 즙은 가장 유명한 민간약으로, 화농·종기·창상 등에 바르면 효과가 있다. 치질·치루·치핵에는 어성초의 뿌리줄기를 짓찧어 환부에 붙이거나 즙을 내어 달인 물로 환부를 닦아 낸다.

달여서 마신다 일반적으로 말린 약제를 1회에 4~6g씩 200㎖의 물로 달여서 복용한다.

식용으로 할 때 차로 달여서 마시기도 하지만 연한 잎과 땅속줄기를 먹는데 특수한 냄새가 나기 때문에 끓는 물에 데쳐 우려낸 다음 나물로 하거나 기름에 볶아서 먹는다. 잎은 밀가루로 튀김옷을 입히면 냄새가 없어지고 맛있게 먹을 수 있다.

얼레지

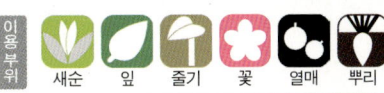

백합과

학명/별명	*Erythronium japonicum* DECNE. / 얼네리 · 가재무릇 · 가다꾸리 · 얼러주
채취 시기	봄
먹는 방법	데쳐서 나물 · 무침 요리, 날것은 튀김 · 국거리 · 조림
효 용	건위 · 건뇌 · 자양 강장 효과

    백합과에 속하는 다년생 식물인 얼레지는 옛부터 관상용 · 식용 · 약용 · 공업용으로 다양하게 이용되어 왔다. 나물무침이나 조림 등을 하면 단맛이 약간 나는데, 귀한 나물로 대접받는다. 우리나라 전국 각지의 고산지대 비옥한 습지에서 잘 자라는데, 유명 분포지는 지리산 · 백양산 · 장수 · 광릉 등이다. 생약명으로는 '차전엽'이라고 한다.

    얼레지는 이른 봄에서부터 4월까지 잔설이 남아 있는 곳에서 눈을 뚫고 꽃대와 잎이 가지런히 나와 홍자색의 아름다운 꽃을 피운다. 더러 흰색의 꽃이 피는 것도 있다. 높이 25㎝ 정도의 꽃줄기 끝에 한 송이가 피는데, 두 장의 잎 사이에서 꽃줄기가 자라 밑을 향하여 꽃이 핀다. 한 포기에 한 송이만 피며, 관상용으로도 인기가 있다. 초봄에 일제히 꽃을 피우고 초여름 무렵에는 지상부가 시든다. 땅속에 백색 장타원형의 비늘꼴 줄기가 있으며, 잎은 길이가 15㎝ 정도 되는데, 장타원형 또는 협난형으로 부드러우며, 담녹색에 엷은 보라색의 얼룩 무늬가 있다(없는 것도 있다).

    꽃이 아름답기 때문에 분재는 물론 봄철에 화려하게 장식할 수 있는 화단용 소재로 좋다. 5월말경에 채취한 종자를 곧바로 파종하면 이듬해 봄에 싹이 튼다. 매년 4월경에 싹이 터 5월말경에 휴면에 들어가서 지

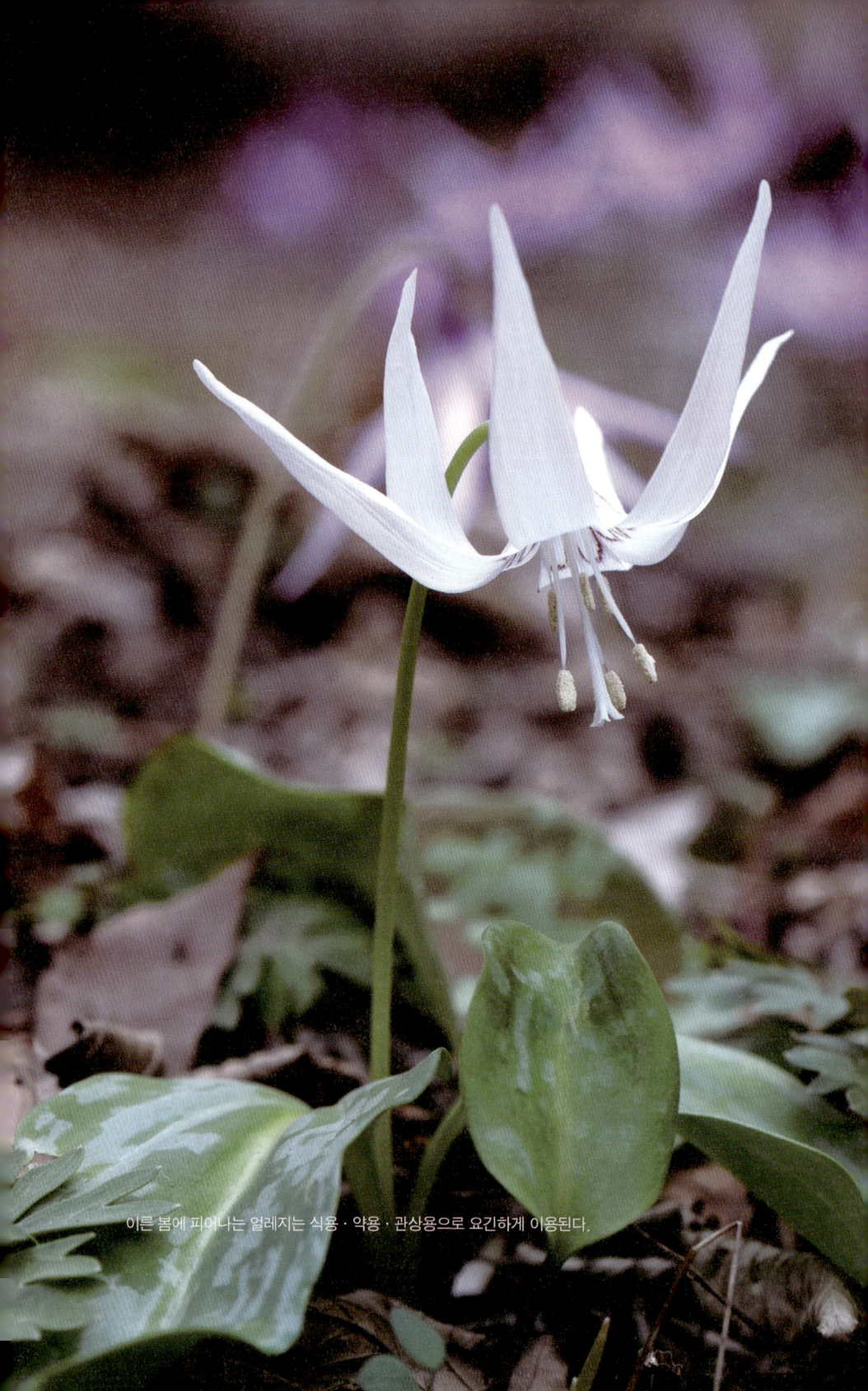

이른 봄에 피어나는 얼레지는 식용·약용·관상용으로 요긴하게 이용된다.

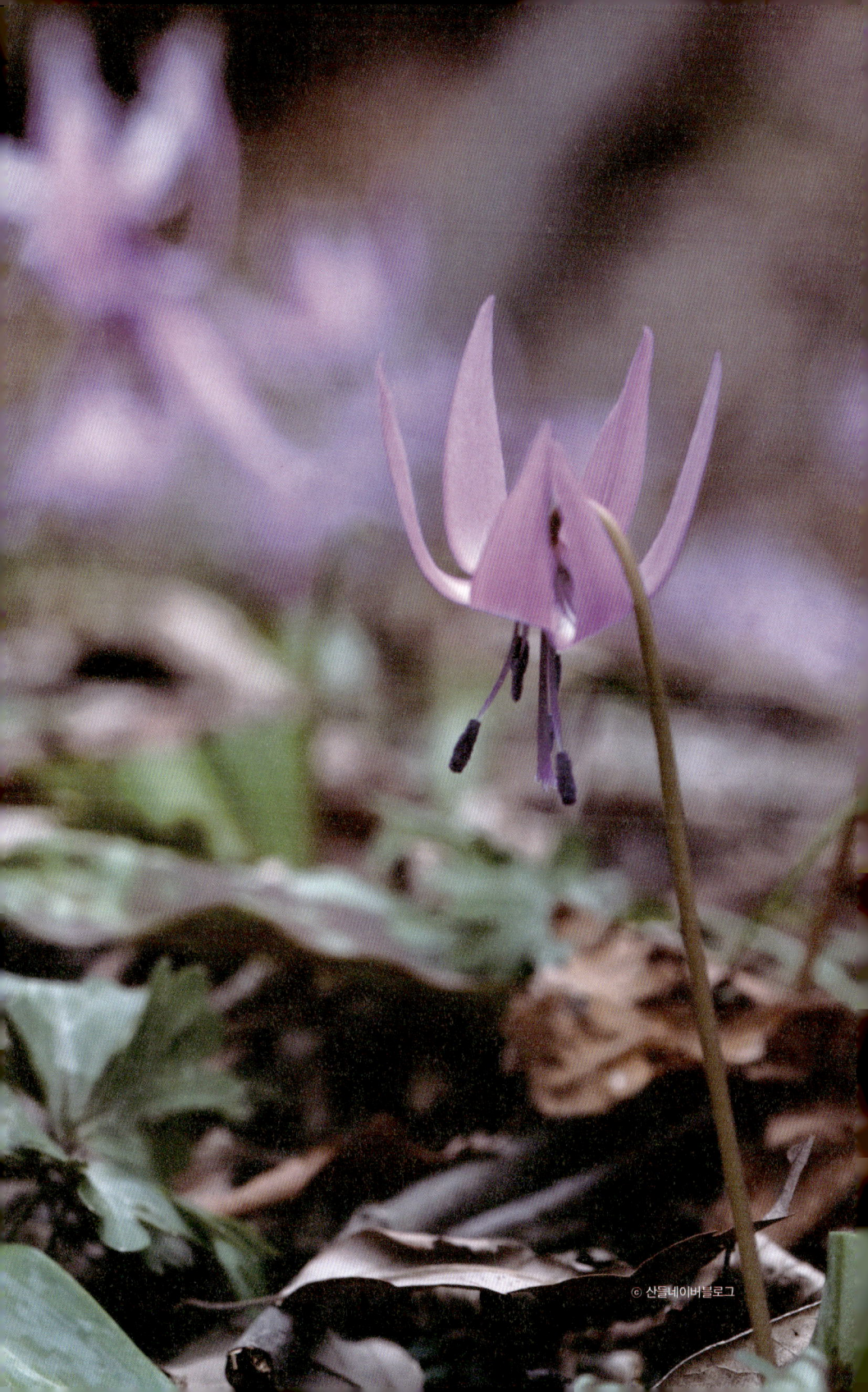

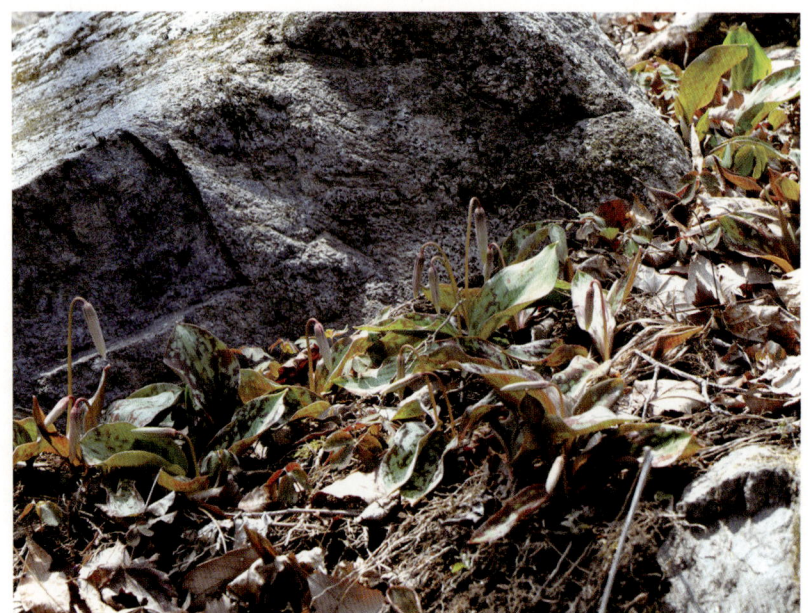
얼레지는 온 산자락을 덮을 정도로 군락을 이루고 자라는 것이 특징이다.

상부가 고사하므로 생육 기간이 짧아 종자가 발아하여 개화하기까지 5~6년이 걸리는 식물이다.

　비늘줄기[鱗莖]는 땅속 25~30cm 정도 깊게 들어 있고 한쪽으로 굽은 피침형에 가까우며 길이는 6cm, 지름은 1cm 정도 된다. 40~50%의 전분이 함유되어 있는데, 품질이 우수하다. 완화제로도 이용된다.

　비늘줄기 가루는 어린이의 구토·설사 및 성인의 위장 카타르에 효과가 있다. 또 감기·요독·종독·종기·습진·창종 등에 약효가 있고, 해독제로 쓰이며, 건위·건뇌·자양 강장 효과가 있다. 외용약으로 쓰는데, 풀처럼 쑤어서 습진이나 찰과상, 골절 부위에 바른다.

약용·식용법

　비늘줄기를 약용할 때는 봄부터 초여름 사이에 채취하여 햇볕에 말

얼레지 뿌리(마른것)의 영양 성분(가식부 100g당)

단위 ㎎

일반 성분	칼로리(㎉)	수분	단백질	지질(지방)	회분	탄수화물	
						당질	섬유소
	331	9.4	5.6	0.4	1.3	81.3	2.0

단위 ㎎

기능성 성분	무기물					비타민			
	칼슘	인	철	나트륨	칼륨	베타카로틴(㎍)	B₁	B₂	니아신	C
	486	133	53.0	7	862	13	0.34	0.60	1.4	13

출처 : 농촌진흥청, 1995

리거나 날것을 쓴다. 말린 것 4~6g을 200㎖의 물로 달이거나 가루를 내어 복용한다. 달여서 복용하거나 가루약으로 복용한다.

화상을 입었을 때 알뿌리를 짓찧어 환부에 붙이면 효과가 있다.

감기·하리·복통 후의 자양 얼레지 전분에 소량의 물과 설탕을 적당히 넣어 펄펄 끓여 탕처럼 해서 마신다. 찰과상·종기·습진에는 전분을 환부에 뿌린다.

식용할 때 손질법 잎을 모아 국을 끓여 먹거나 데쳐서 나물로 먹는다. 꽃이 피었을 때 전초를 채취하여 삶아서 말렸다가 묵나물로 먹는다.

알뿌리를 이용할 때 강판에 갈아 물에 담가 녹말을 추출해 내어 사용하며, 알뿌리를 달착지근하게 간장에 조려 먹거나 범벅을 만들어 먹는다. 조림을 할때는 양념을 간단하게 해야 단맛을 즐길 수 있다. 녹말은 영양가가 높지만 지나치게 섭취하면 설사를 일으킬 수도 있으므로 주의한다.

엉경퀴

국화과

학명/별명	*Cirsium japonicum* var. *ussuriense* KITAMURA / 가시나물·항가새·한갈쿠
채취 시기	봄~여름
먹는 방법	데쳐서 나물
효 용	뿌리 말려 약용, 신경통에 효과

    우리나라 전역 들판이나 산비탈에 자생하는 엉경퀴는 순과 줄기는 식용으로, 뿌리는 약용으로 주로 쓰인다. 일본·중국 등 동아시아와 지중해 연안·북미 등 북반구의 난대에서 한대까지 널리 분포한다.

    약 100여 종의 엉경퀴 중 30여 종이 식용·약용되는데, 부전엉경퀴·산엉경퀴·흰꽃엉경퀴·가시엉경퀴·구슬엉경퀴·버들(잎)엉경퀴·가는엉경퀴·섬엉경퀴·큰엉경퀴·바늘엉경퀴·도깨비엉경퀴·조뱅이·개지칭개·들엉경퀴·덤불엉경퀴·흰엉경퀴·점봉산엉경퀴·동래엉경퀴·고려엉경퀴·정령엉경퀴 등 다양하다.

    엉경퀴는 줄기가 곧게 서고 가지를 치면서 1m 안팎의 높이로 자라며 줄기에 생겨나는 잎은 서로 어긋나게 자란다. 모든 잎은 깃털 모양으로 중간 정도의 깊이로 갈라지며 가장자리에는 결각과 같은 생김새의 거친 톱니가 있고 가시가 나 있다. 잎 뒷면에는 흰 솜털이 깔려 있고 줄기에서 나는 잎은 밑동이 줄기를 감싼다. 꽃은 6월에서 8월까지 가지 끝에 자주색과 붉은색의 수화가 핀다.

    엉경퀴는 독특한 향기와 씹는 질감이 좋아 나물로 안성맞춤이지만 떫은맛이 강하여 떫은맛을 우려내야 하며, 변색에도 주의해야 한다.

    엉경퀴 잎의 생즙은 관절염·종기·치질 세척제로 효과가 있고, 신

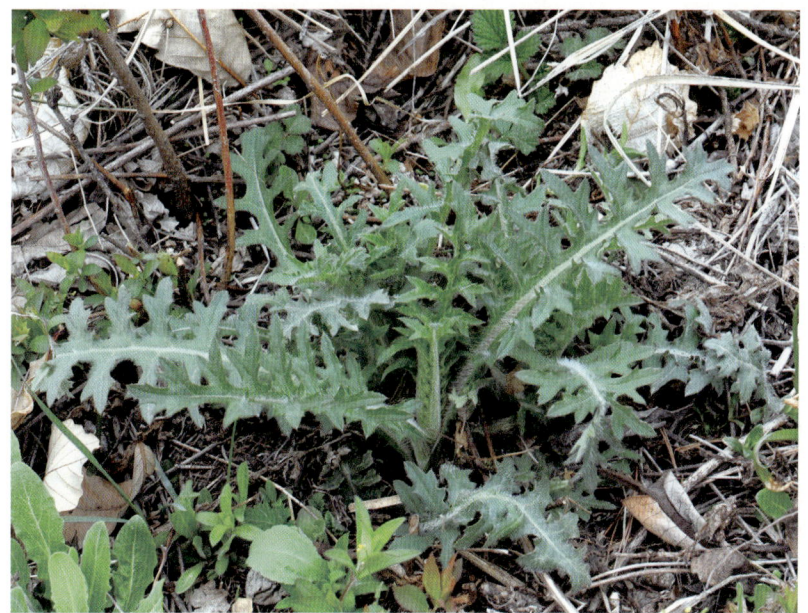
엉겅퀴 어린순. 가시가 있는 거친 생김새와는 달리 맛 좋은 나물이다.

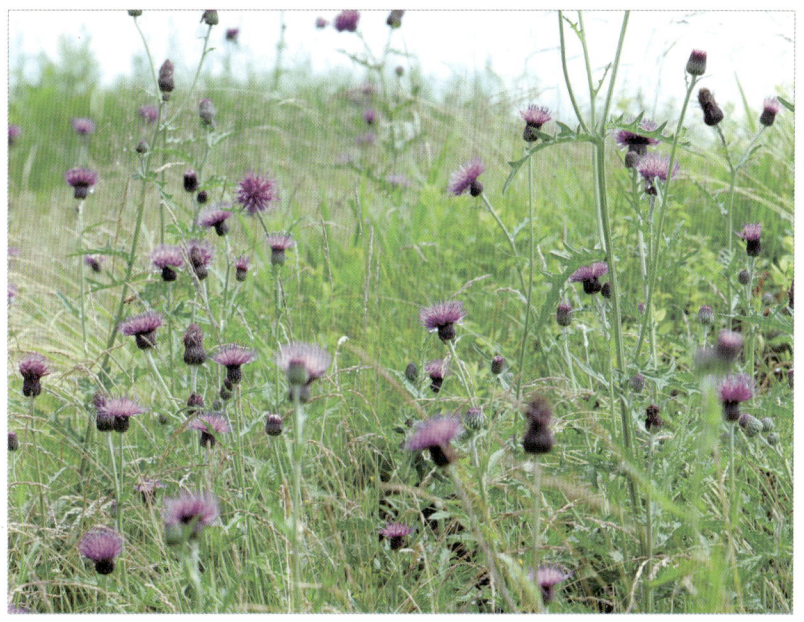
들판에 핀 엉겅퀴 꽃

엉겅퀴(데쳐서 말린 것)의 영양 성분(가식부 100g당)

단위 mg

일반성분	칼로리(kcal)	수분	단백질	지질(지방)	회분	탄수화물	
						당질	섬유소
	226	8.0	27.4	2.2	8.2	39.5	14.7

단위 mg

기능성성분	무기물					비타민			
	칼슘	인	철	나트륨	칼륨	베타카로틴(㎍)	B₁	B₂	니아신	C
	156	330	10.9	7	681	207	0.41	1.22	2.4	6

출처 : 농촌진흥청, 1995

경통에 유효하다. 마른 잎은 토혈·혈뇨·혈변·산후 출혈 등에 지혈 효과가 있으며, 감기·백일해·고혈압·장염·신장염·창종·부종·소종의 치료에 쓰인다.

특수 성분으로 펙토리나린, 아카세틴, 람노글루코시이드, 시리네울 A·B·C·D·E, 헵타데칸 등이 있다.

약용·식용법

약용으로 쓸 때 뿌리는 가을에, 줄기와 잎은 꽃 필 때에 채취하여 햇볕에 말려 두었다가 쓸 때에 잘게 썰어서 쓴다. 말린 약제를 1회에 2~4g씩을 200㎖ 물로 달이거나 또는 가루로 빻아서 복용한다.

식용으로 쓸 때 어린잎은 나물 또는 국거리로 이용하거나 튀김·데친나물·된장무침·마요네즈무침·설탕절임·소금절임 등으로 조리해서 먹거나 가공하여 먹는다.

엉겅퀴나물 어린잎을 소금물에 데쳐 떫은맛을 우려낸 뒤 잘게 썰어 깨소금·겨자·간장·고추장 등으로 무친다.

엉겅퀴뿌리조림 뿌리는 2~3㎝로 잘라 데쳐서 떫은맛을 충분히 뺀 뒤 간장조림을 해 먹으면 맛이 좋다.

원추리

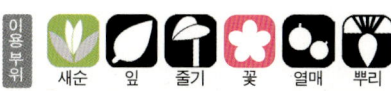

백합과

학명/별명	*Hemerocallis fulva* L. / 넘나물 · 훤초
채취 시기	봄에는 어린순, 여름에는 개화 직전의 꽃봉오리
먹는 방법	어린순을 데쳐서 나물, 잎을 날것으로 튀김
효 용	발암성 물질 억제 효과

　봄에 먹는 나물로 잘 알려져 있는 원추리는 옛부터 관상용 · 식용 · 약용 · 밀원용으로 널리 이용되어 왔다. 전국 어디서나 잘 자라는 다년생 식물로, 이른 봄에 근경에서 사람 인(人)자를 거꾸로 세운 듯한 예쁜 싹이 나온다. 잎은 담녹색으로 가늘고 길며 뿌리에서 직접 잎 몇 장이 나온다. 잎의 길이는 약 50~70㎝의 꽃줄기가 나와 그 끝에 열 개 정도 적황색의 백합 같은 꽃이 핀다.

　이용 범위가 넓어서 초봄에는 어린 싹, 초여름에는 어린 꽃망울과 꽃대 그리고 한여름에는 꽃을 나물로 이용한다. 주황색 겹꽃이 피는 왕원추리와 노란색 홑겹 꽃이 피는 홑왕원추리를 식용하는데, 어린순에는 점액 성분이 있으며, 진딧물이 붙어 있는 경우가 많으므로 주의해야 한다. 채취 시기는 꽃봉오리가 6~7월, 뿌리가 여름과 가을이다. 나물로 채취할 때는 10㎝ 이상 자란 것만을 채취하되, 칼로 뿌리 바로 위를 도려내어 포기가 흩어지지 않게 하는 것이 요령이다.

　원추리에는 수분 · 단백질 · 지질 · 당질 · 섬유소, 비타민 A · B_2 · 니아신 · 비타민 C가 들어 있는데, 특히 A 와 C가 많이 함유되어 있어 발암성 물질의 억제 효과가 높다. 무기물로는 칼슘 · 인 · 철분이 함유되어 있으며, 히드록시글루탐산 · 호박산 등의 유기산도 함유하며, 아

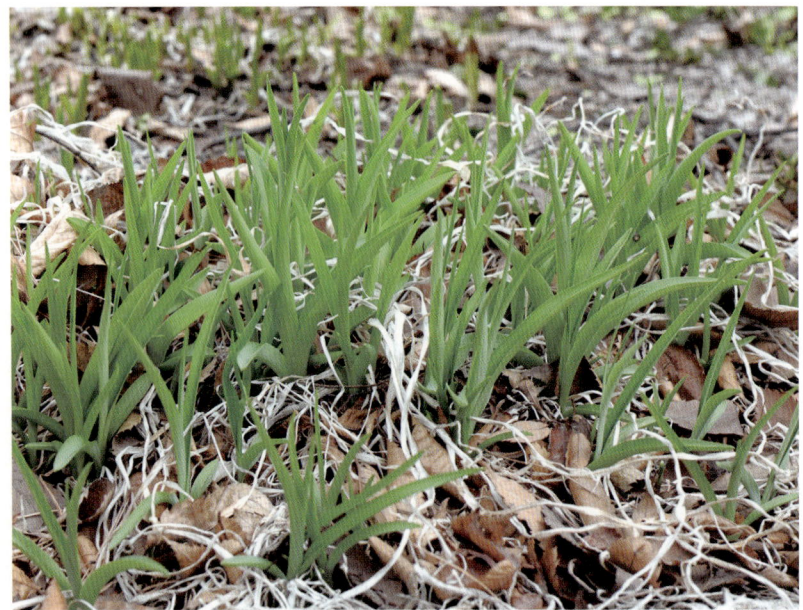

어린순은 지난해의 줄기가 시들어 있는 곳 옆에서 나온다. 어린순은 종류를 구별하기 어렵다.

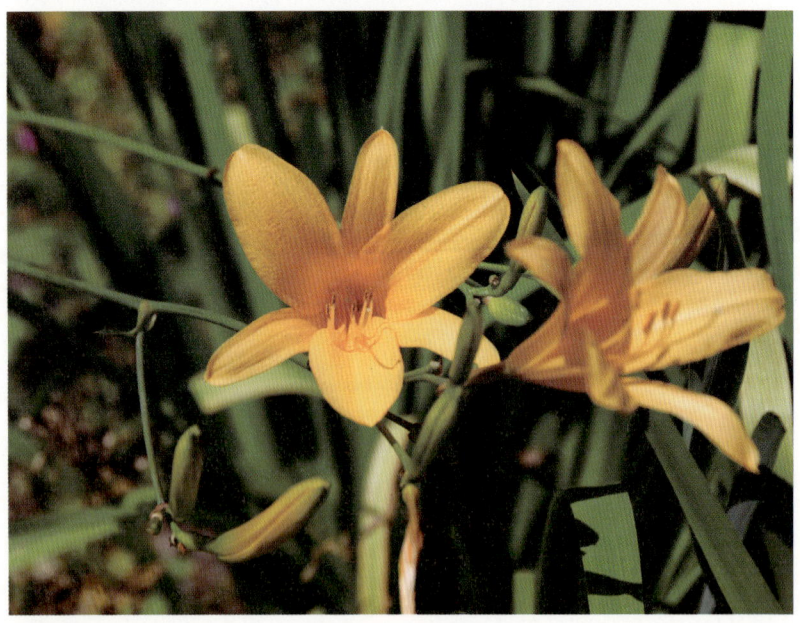

원추리 꽃

원추리(날것)의 영양 성분 (가식부 100g당)

단위 ㎎

일반 성분	칼로리(㎉)	수분	단백질	지질(지방)	회분	탄수화물	
						당질	섬유소
	35	88.3	2.7	0.3	0.7	7.2	0.8

단위 ㎎

기능성 성분	무기물					비타민			
	칼슘	인	철	나트륨	칼륨	베타카로틴(㎍)	B₁	B₂	니아신	C
	19	69	0.6	4	347	535	0.09	0.08	0.8	39

출처: 식약, 1996

르기닌·아데닌·아스파라긴을 비롯하여 특수 성분으로 콜리친·트리할로오스·콜린·스테롤류 등도 함유되어 있다. 최근 연구 결과 벤조피렌과 같은 발암 물질을 50~86% 정도 억제하는 것으로 밝혀졌다.

옛부터 이뇨·강장 효과를 인정받아 왔으며, 뿌리는 결석병·간 질환·소종·수종·불면증·월경 불순·변비·대하증·월경 과다·젖이 나오지 않는 증세, 유선염 등에 이용하였다. 최근 여러 종류의 발암 물질 억제 실험에서 96% 이상의 높은 억제 효과를 나타냈다.

약용·식용법

약용으로 할 때 뿌리와 꽃봉오리를 가을에 채취하여 햇볕에 말려 두었다가 쓰기 전에 잘게 썬다. 특히 해열에는 말린 원추리 10~15g을 물 400㎖에 넣어 반으로 줄 때까지 달여 복용한다(1회분).

식용으로 할 때 어린순을 깨끗이 나누어 끓는 물에 살짝 데쳐서 물기를 뺀 다음 같은 양의 된장과 고추장, 다진 파·다진 마늘·통깨·참기름을 넣고 무친다. 점액 성분이 있으므로 손으로 따지 않고 칼로 잘라 채취하는데 뿌리 윗부분을 포기로 도려낸다. 특유의 단맛과 식감을 즐기려면 오래 데쳐서는 안 된다.

잔대

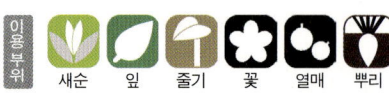

초롱꽃과

학명/별명	Adenophora triphylla var. japonica HARA / 사삼 · 딱주 · 제니
채취 시기	봄, 잎이 나오기 시작할 무렵
먹는 방법	어린순은 나물, 뿌리는 생채 · 구이
효 용	결핵성 기침에 특효, 항암 작용

　옛부터 식용 · 약용 · 관상용으로 이용해 온 다년생 식물로서 뿌리가 굵고 육질이며 곧게 자란다. 묵은 뿌리는 더덕처럼 가로로 주름이 많이 져 있다. 줄기는 외대로 곧게 자라며 꺾으면 흰 유즙이 나온다. 높이 40~100㎝로 자라며, 한 포기에서 여러 대가 모여 난다. 잎은 타원형으로 끝이 뾰족하며 톱니가 있고 한마디에서 3~6장씩 윤생하며 층층이 돌아난다. 7~8개씩 모여 있어 찾기 쉬우므로 한 번에 충분한 양을 수확할 수 있다.

　잔대는 종류가 많아서 잎이 대생하는 것과 호생하는 것, 털이 없는 것과 털이 있는 것 등 다양하지만 대부분이 먹을 수 있다. 전국적으로 널리 분포하고 있으며, 볕이 잘 드는 풀밭, 둑, 숲 주변에 난다.

　잔대는 봄에 나오는 어린 싹을 나물로 먹는 대표적인 산나물의 하나로, 이때는 '딱주'라는 이름으로 불린다. 이 싹은 칼슘 · 인 · 비타민 A가 풍부한 알칼리성 식품이다. 특수 성분으로는 사포닌과 이눌린 성분을 함유하고 있다.

　딱주는 맛이 순하고 담백하다. 데쳐서 나물로 무치거나 국거리로도 맛있으며 볶아 먹어도 좋다. 또 삶아서 말렸다가 묵나물로 이용한다.

　잔대 뿌리는 '사삼(沙蔘)'이라고 부르는데 인삼과 비슷한 약효가 있

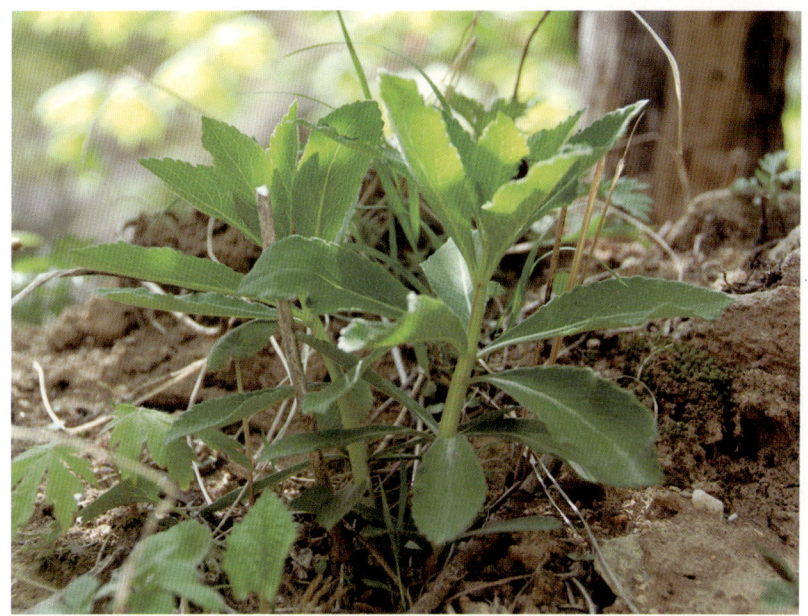

새순은 보통 여러 개가 모여서 난다.

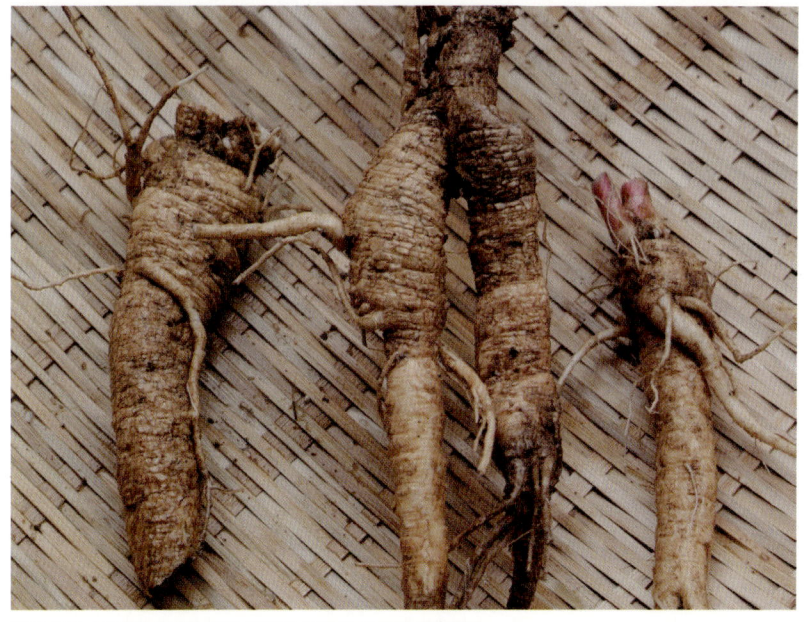

잔대 뿌리. 더덕보다 연한 색에 두터운 껍질의 질감이 독특하다.

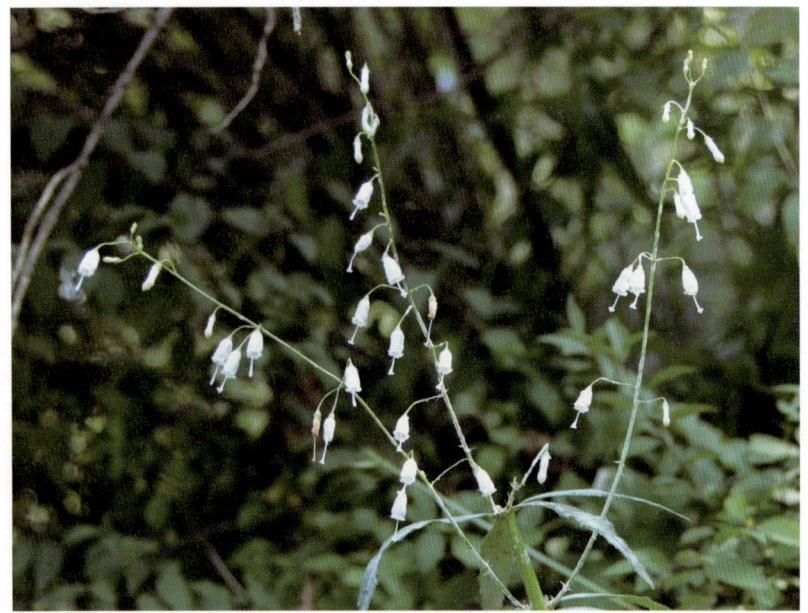

잔대는 다 자라면 키는 100㎝ 정도가 되며, 가을에 범종 모양의 작은 꽃이 핀다.

다. 한방에서 거담·진해·건위·강장·소종 등에 이용해 왔으며, 폐를 맑게 해 주는 작용을 한다. 적용 질환은 폐결핵성의 기침·일반적인 기침·종기 등이다.

최근 연구에서 함유 성분 분석 결과 무기물 중에서는 칼륨 성분이 가장 많았다. 아미노산도 16종이 분석되었고, 필수 아미노산은 8종류 모두 들어 있었는데, 이는 총 아미노산의 22.5%를 차지하는 비율이다. 지방산 중에서는 팔미트산이 가장 많았다.

돌연변이 억제 실험에서는 70% 에탄올 추출물을 비롯한 각종 분획물 모두에서 65% 이상의 비교적 높은 억제 활성을 나타냈다. 한편 자궁암·간암·유방암·위암·폐암세포에 대한 암세포 성장 억제 실험에서는 66~80%의 억제 활성을 보였다. 또한 고형암 억제 실험에서는 에틸아세테이트 분획물의 경우 37.2%의 고

잔대 싹(날것)의 영양 성분(가식부 100g당)

단위 mg

일반 성분	칼로리(kcal)	수분	단백질	지질(지방)	회분	탄수화물	
						당질	섬유소
	34	86.2	4.7	1.0	1.6	4.0	2.5

단위 mg

기능성 성분	무기물					비타민			
	칼슘	인	철	나트륨	칼륨	베타카로틴(㎍)	B₁	B₂	니아신	C
	151	72	7.1	10	392	4,511	0.08	0.13	1.0	54

출처 : 국립보건원, 1985

잔대 뿌리(날것)의 영양 성분(가식부 100g당)

단위 mg

일반 성분	칼로리(kcal)	수분	단백질	지질(지방)	회분	탄수화물	
						당질	섬유소
	106	65.5	5.9	0.1	1.5	13.2	3.8

단위 mg

기능성 성분	무기물					비타민			
	칼슘	인	철	나트륨	칼륨	베타카로틴(㎍)	B₁	B₂	니아신	C
	427	377	103.7	35	1,108	0	0.51	0.14	1.4	22

출처 : 농촌진흥청, 2004

형암 성장 억제 효과를 나타냈다. 그 밖에도 간암세포에 잔대 뿌리 에틸아세테이트 분획물을 처리하여 항산화 유전자 발현에 미치는 영향을 조사한 결과 항산화 효과가 검증되었다.

약용 · 식용법

쓴맛이나 떫은맛이 없는 은은한 맛이 나므로 가볍게 데쳐서 나물이나 국거리를 한다. 뿌리는 생채로 무쳐도 맛있고, 장아찌를 담가 먹기도 한다. 썰어서 말렸다가 다시 물에 불려 조리할 수도 있다.

뿌리를 캐어 손질하여 말려 약술을 담근다. 뿌리를 저장하려면 식용이든 약용이든 일단 캔 다음에 물에 씻어 껍질을 벗긴 뒤에 볕에 말려서 저장한다. 약용일 때는 가을에 채취한다.

뿌리 약용법 굵은 뿌리를 늦가을에 캐어서 잘 씻어서 햇볕에 말려 쓴다. 기침·담·기관지염에는 햇볕에 말린 뿌리 8~12g을 200㎖의 물에 넣고 약한 불로 달여서 반 정도 줄게 달인 것을 하루분의 양으로 하여 매일 식후에 마신다. 종기에는 생뿌리를 찧어 환부에 붙인다.

쌈 어린순과 연한 줄기를 생으로 쌈장에 찍어 먹는다.

나물 어린잎을 데쳐서 나물무침을 한다. 날것을 국거리로 이용하기도 한다.

잔대구이 도라지나 더덕처럼 먹을 수 있다. 봄과 가을에 뿌리를 캐서 껍질을 벗기고 소금에 비벼 유즙을 제거한 뒤 고추장구이를 만들어 먹는다.

주목

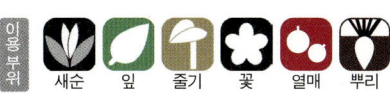

주목과

학명/별명	*Taxus cuspidata* S. et Z. / 적백송 · 노가리나무 · 화솔나무
채취 시기	가을, 열매가 붉게 익고 나서
먹는 방법	열매를 날 것 그대로 먹는다
효 용	항암제인 탁솔(taxol) 성분이 들어 있다

　우리나라 전국 각지의 높은 산에서 자라는데, 특히 태백산 · 함백산 · 소백산 · 덕유산 등에 오래된 큰 나무가 자생한다. 산에서 자생하는 것은 20m에 달할 만큼 높이 자란다. 또 도시에서는 산울타리나 정원수 등으로 친숙한 수목이다.

　꽃은 4월에 피며, 8~9월에 열매가 붉은색으로 익는다. 주목 열매는 다른 침엽수들과 달리 모양이 앵두처럼 동그랗고 맛은 약한 단맛이다. 모양도 독특하여, 열매의 아래쪽에 구멍이 뚫려 있어 안으로 종자가 들여다보인다. 마치 항아리 속에 종자가 들어 있는 듯하다. 이 붉은 열매를 식용하는데, 씨껍질은 맛이 달콤하나 종자에 독성이 조금 있으므로 많이 먹지 않는다.

　잎과 가지에 택신 · 탁솔 · 계피산 등의 약용 성분이 들어 있다. 택신 성분은 혈압을 떨어뜨리는 작용을 하지만 가끔 중독을 일으키는 경우가 있으므로 주의해야 한다. 최근 미국에서 자라는 태평양산 주목에서 추출되는 '탁솔' 성분이 유방암 · 인후암 · 후두암의 치료에 효과가 있는 것으로 밝혀져 전세계적으로 주목을 이용한 항암제 열풍이 불고 있다.

　한방에서 주목의 잎 말린 것을 '주목엽'이라 부르는데 마취 · 통경 · 이뇨 · 발모 등의 효과가 있다. 관절염 · 신장병 · 위장병에 약으로 써

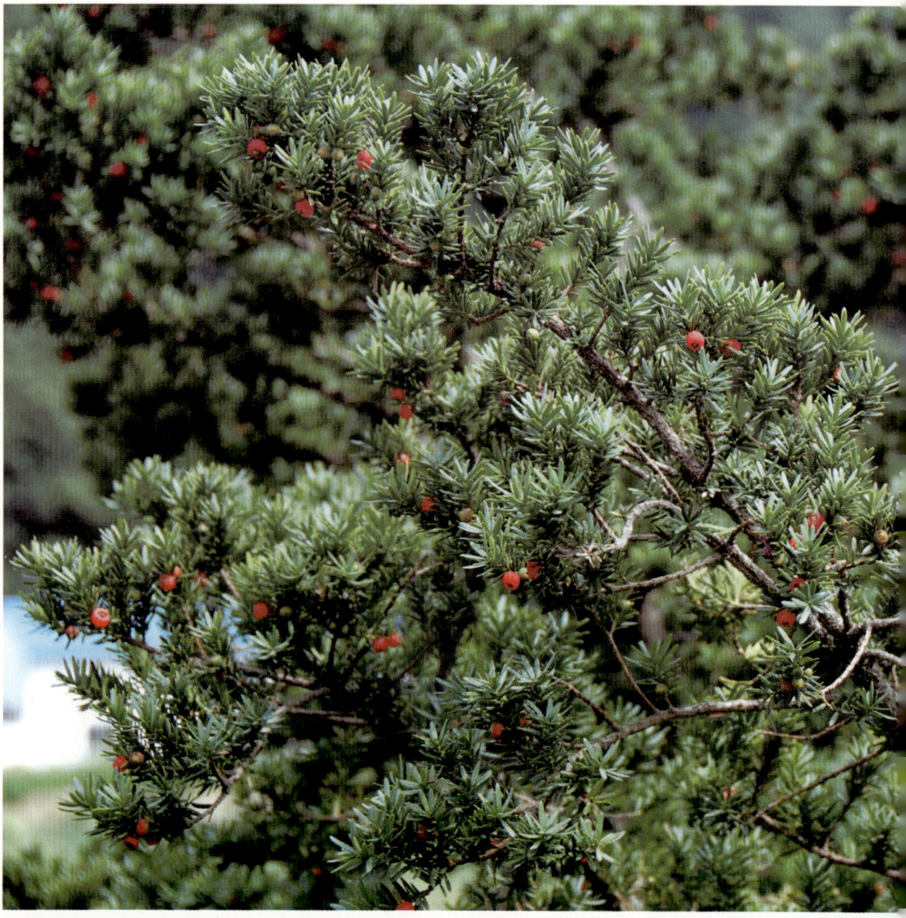

가을에 열매가 익은 주목

왔으며, 민간에서는 열매로 가래를 다스리고, 잎은 구충약으로도 썼다고 한다.

　최근 연구에서 주목나무의 잎과 나무껍질, 뿌리의 알코올 추출물에 대한 발암 물질 억제 효과 실험에서 직접 변이원으로 알려져 있는 MNNG에 대해 모두 98% 이상의 높은 돌연변이 억제 활성을 나타냈다. 간암세포에 대한 성장 억제 실험에서는 잎 추

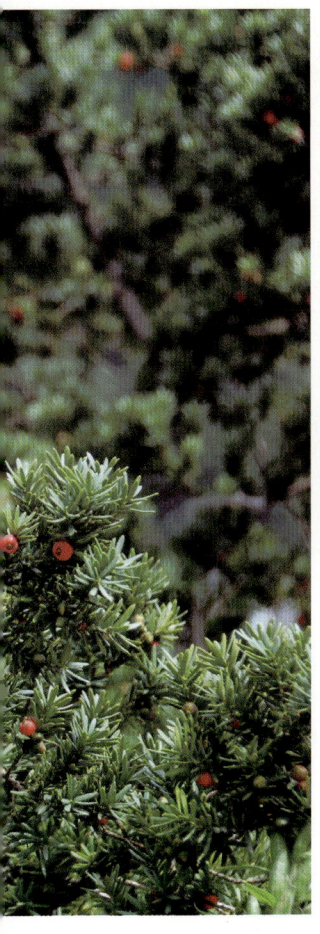
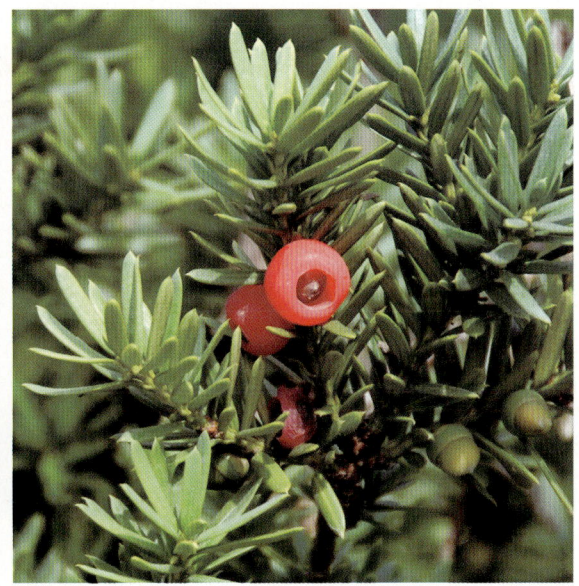

주목의 열매 아래쪽은 구멍이 뚫려 있다. 과육은 달지만 종자는 독이 있다.

출물이 72%, 나무껍질 추출물이 87%, 뿌리 추출물이 90%의 억제 효과를 나타내는 사실이 밝혀졌다.

약용·식용법

과실주를 담글 때도 잘 살펴봐서 종자에 상처가 없는 것을 골라 이용한다. 열매를 골라 설탕과 함께 3개월 정도 소주에 담근 뒤 열매를 꺼내고 술만 마신다.

질경이

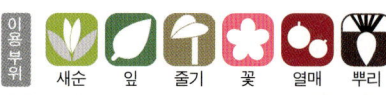

질경이과

학명/별명	*Plantago asiatica* L. / 차전초 · 길장구
채취 시기	봄부터 가을까지
먹는 방법	어린순을 무침 요리나 나물로
효 용	탁월한 항암 효과, 특수 성분 100여 종이 약리 작용, 씨앗 달인 물 감기 특효

    질경이는 전국 각지의 들판이나 길가 등 햇볕이 잘 드는 곳에 자생한다. 인적이 어느 정도 있는 곳에서 가장 흔하게 볼 수 있는 다년생 식물로, 오래전부터 식용·약용해 왔다. 봄부터 초여름까지 잎과 뿌리를 나물 또는 국거리로 하여 먹으며 생잎을 쌈으로 싸서 먹기도 한다. 응달에서 자란 것이 부드러워 나물로 하기 좋으며, 데쳐서 말려 두었다가 나물이 귀한 겨울철에 묵나물로 먹기도 한다.
    키는 4~20㎝ 정도로, 잎은 넓고 계란형의 잎자루가 뿌리 밑동에서 나와 10매 전후로 포기로 퍼져 자란다. 화기는 4~6월 무렵으로, 꽃줄기를 세우고 첨단에 많은 봉오리가 맺히고 아래서부터 핀다. 과실은 장타원형으로 익으면 상부의 뚜껑이 열려 흑갈색의 작은 종자를 흘린다. 열매는 방추형이고 씨앗이 5~6개 들어 있다.
    질경이의 한방명은 차전초·차과로·불이 등으로 불린다. 종류로는 성질경이·가지질경이·털질경이·왕질경이·창질경이·긴잎질경이 등이 있다.
    말린 잎과 종자 모두 소염·이뇨·정장·기침에 이용한다. 민간약으로서 생약을 부스럼 치료에, 또 씨앗 달인 것을 안질(눈병) 치료에 이용한다.

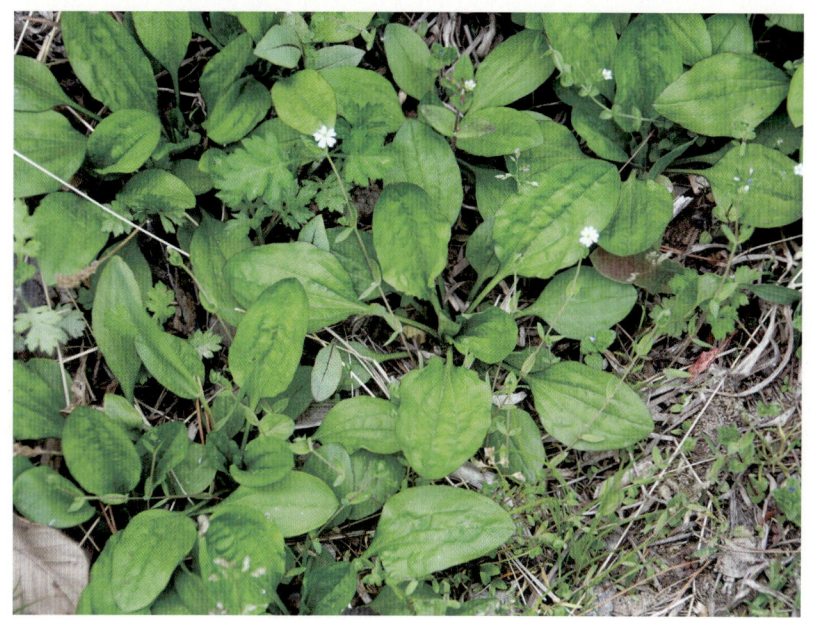
질경이

　질경이는 수분·단백질·당질·섬유소, 그리고 칼슘·인 등의 무기물과 비타민을 함유하고 있는데, 특히 비타민 A는 식용 식물 중에서 가장 많은 함유량을 자랑한다. 특수 성분으로는 플란타기닌·아우쿠빈·아데닌·폴린·플란테놀산·호모플란타기닌·플라보노이드탄닌·디사카라이드 I~III 등 100여 종 이상 밝혀져 있으며, 이러한 성분들이 여러 가지 약리적 기능을 나타낸다.

　질경이는 거담·소염·이뇨·강심 등의 효능이 있고, 안질·동맥경화증·태독·정장·난산·변비·고혈압·노혈·종기·코피가 나올 때 유효하며, 감기·기관지염·인후염·황달·간염·혈뇨 등의 치료에 사용한다.

　최근의 연구 결과 여러 가지 발암 물질의 억제 활성이 60~96% 정도로 나타나 관심을 끌고 있다.

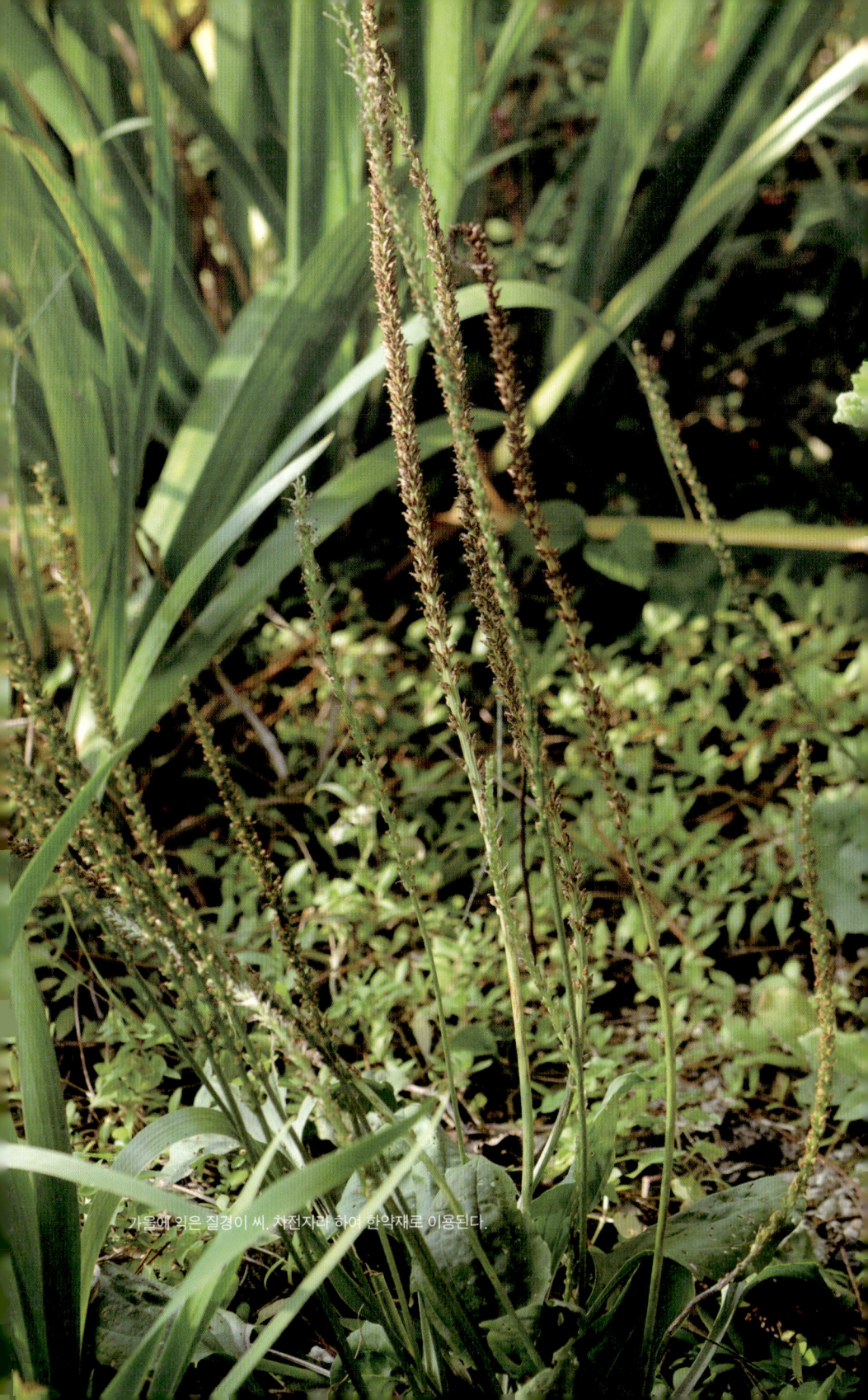

가을에 익은 질경이 씨. 차전자라 하여 한약재로 이용된다.

질경이(날것)의 영양 성분(가식부 100g당)

단위 ㎎

일반 성분	칼로리(㎉)	수분	단백질	지질(지방)	회분	탄수화물	
						당질	섬유소
	42	83.8	3.0	0.2	2.2	9.3	1.5

단위 ㎎

기능성 성분	무기물					비타민			
	칼슘	인	철	나트륨	칼륨	베타카로틴(㎍)	B₁	B₂	니아신	C
	119	56	1.5	16	383	2,030	0.11	0.25	1.6	7

출처 : 농촌진흥청, 1997

약용·식용법

약용으로 사용할 때는 잎과 씨를 약재로 쓰는데 왕질경이·털질경이·개질경이 등도 같이 쓴다.

여름에 질경이 전초를 채취하여 물에 씻어서 햇볕에 말려 두었다가 잘게 썰어서 사용한다. 씨는 가을에 갈색으로 익었을 때 채취하여 말린다. 잎 말린 것을 4~8g씩 물로 달여 복용하고, 씨는 1회에 2~4g을 200㎖의 물에 달여 반 정도로 하여 1일 3회 식후에 복용한다.

질경이 묵나물 질경이 묵나물을 끓는 물에 살짝 데쳐서 찬물에 담가 한참을 우려낸 뒤 물기를 꼭 짜고 잘게 썰어 겨자간장무침·참깨무침·초장무침 등으로 활용한다. 또는 데친 것을 잘라서 기름에 볶아 간장으로 조미해도 별미다. 그 밖에 튀김용으로도 이용된다.

질경이 참깨 드레싱 무침 끓는 물에 소금 한 줌을 넣고 살짝 데쳐서 찬물에 우려낸 뒤 적당히 잘라서 그릇에 담는다. 볶은 검정깨를 잘 찧은 뒤 샐러드 오일·레몬즙·설탕·맛국물을 넣고 잘 섞은 뒤 질경이와 섞어 먹는다.

참나물

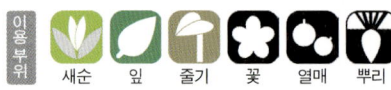

미나리과

학명/별명	*Pimpinella brachycarpa* (KOM.) NAKAI / 반디나물·거린당이머내지
채취 시기	봄부터 여름
먹는 방법	생채로 널리 이용, 데쳐서 나물
효 용	고혈압·중풍 예방 효과

 옛부터 식용·약용해 온 다년생 식물이다. 우리나라 전국의 숲과 계곡 주변에 자생하며, 지리적으로 일본·중국·유럽 등에 분포한다.
 줄기는 곧게 서서 50~80㎝ 높이로 자라며, 약간의 가지를 친다. 온몸에 털이 없고 향긋한 냄새를 풍긴다. 미나리와 비슷하게 잎에서 윤이 나고 미나리와 샐러리의 향이 합쳐진 듯한 특이한 향을 낸다. 뿌리에서 나온 잎은 잎자루가 길고, 원래의 대궁에 올라가면서 잎자루가 짧아진다. 꽃은 6~8월에 가지 끝에 자잘한 흰 꽃이 13송이 정도 뭉쳐 피어서 우산꼴의 꽃차례를 이룬다. 꽃의 지름은 3㎝ 안팎이다. 가을에 둥글납작한 열매를 맺는다. 우리나라에는 참나물·노루참나물·가는잎참나물 등 3종이 분포되어 있다.
 산에서 자라는 큰참나물(멧미나리 속)은 꽃이 적자색으로 피고 줄기 밑부분은 붉은빛이 돈다. 참나물과 닮았으나 전체에 짧은 털이 있고, 잎은 다소 두꺼우며, 뒷면은 흰색을 띠고, 톱니가 거칠고 크며 잎은 삼출 겹잎이며 키도 50~100㎝까지 자라는 것으로 구별할 수 있다.
 참나물은 봄부터 가을까지 먼저 나온 곁가지 위주로 뜯으면 중간에서는 계속 새순이 올라오와 오랫동안 신선한 나물로 식용할 수 있다.
 잎을 비벼서 코에 대 보면 매우 향긋한 냄새가 나고 맛이 좋아 나물

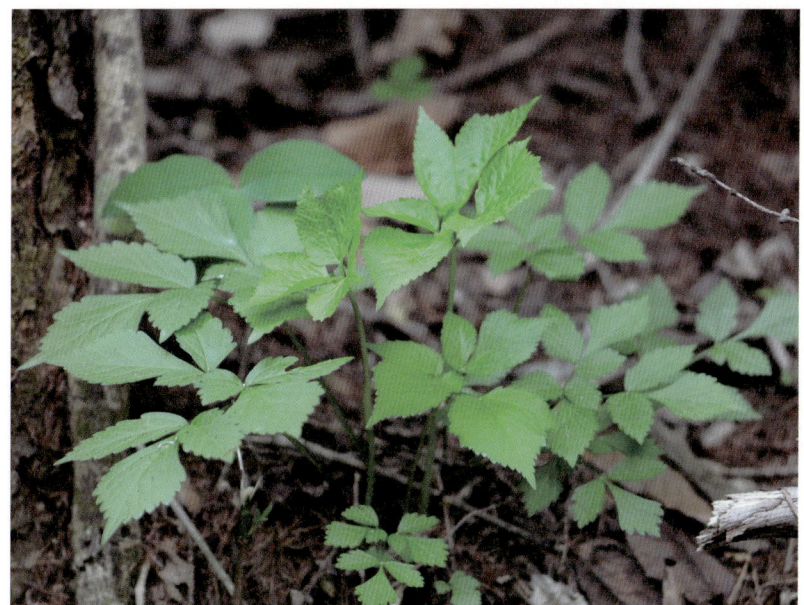

산기슭에 자란 참나물

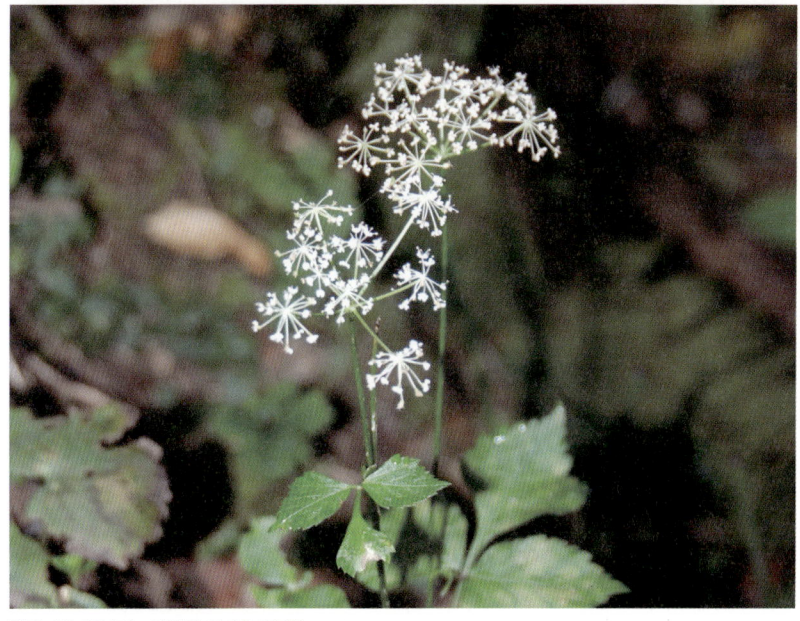

깊은 산 나무 그늘 아래에 핀 참나물 꽃

2장 | 암을 이기는 맛있는 산나물 261

참나물(날것)의 영양 성분(가식부 100g당)

단위 mg

일반 성분	칼로리(kcal)	수분	단백질	지질(지방)	회분	탄수화물	
						당질	섬유소
	33	86.7	3.5	0.4	1.8	5.9	1.7

단위 mg

기능성 성분	무기물					비타민			
	칼슘	인	철	나트륨	칼륨	베타카로틴(㎍)	B₁	B₂	니아신	C
	102	71	2.0	4	955	8,778	0.09	0.32	0.8	15

출처 : 농촌진흥청, 1998

중의 나물 '참나물'이라고 부른다. 봄철에 연한 잎과 줄기를 날것으로 쌈을 싸서 먹으면 향기가 대단히 좋고 씹히는 맛도 일품이다. 숲 그늘에서 자란 것은 잎과 줄기가 연해 한여름에도 날것으로 먹을 수 있다.

참나물은 옛부터 고혈압·중풍 등을 예방하고, 신경통·대하증에 좋으며, 지혈·경풍·폐렴·경혈·정혈·윤폐·해열 등의 효과가 있는 것으로 알려져 있다. 최근의 연구 결과, 발암 물질의 억제 활성이 강하게 나타남으로써 큰 관심을 끌고 있다.

약용 · 식용법

주로 생채로 이용하며 쌈도 싸 먹고 샐러드로 이용한다. 줄기가 자주색인 참나물로 김치를 담그면 불그스레하게 우러난 색깔과 향기가 산간 지방의 봄철 별미 김치로 손꼽힌다. 살짝 데쳐서 나물무침이나 볶음, 국에 넣어도 별미다.

참나물김치 김치 양념에 들깨 즙을 첨가하여 참나물김치를 만들어 먹으면 맛과 영양 면에서 매우 우수하다.

참나물쌈 된장·고추장·참기름·깨소금·다진 마늘을 섞어 만든 양념장을 넣어 쌈을 싸 먹으면 독특한 향기가 식욕을 돋군다.

참취

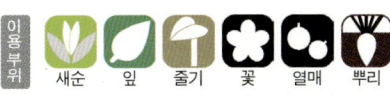

국화과

학명/별명	*Aster scaber* Thunb. / 취나물 · 나물취 · 암취 · 취
채취 시기	봄부터 초여름
먹는 방법	데쳐서 나물, 말려서 묵나물 · 정월대보름 복쌈
효 용	항돌연변이 효과로 발암 물질 작용 억제

흔히 취나물로 잘 알려진 참취는 우리나라 전국 각지의 산과 들, 고산지대의 초원에 자생하는 다년생 식물이다. 이른 봄에 싹이 나고, 잎은 마디마디 서로 어긋나게 자라며, 하트형으로 가장자리에는 고르지 않은 톱니를 가지고 있다. 줄기는 무성하게 뻗어 나오며, 줄기에 붙어 있는 잎 양면과 줄기에 짧은 털이 나 있다. 꽃은 8~10월쯤까지 줄기의 상부에 몇 개로 나누어진 가지 끝에 우산꼴로 모여 핀다.

참취는 옛부터 길한 음식으로 여겨져 왔다. 선조들은 정월 대보름날 아침에 오곡밥을 김이나 취나물에 싸서 먹었는데, 이 쌈을 '복(福)쌈'이라고 하여 귀하게 여겼다.

취나물은 향미가 독특하여 '향소(香蔬)'라고도 불리는데 산에서 직접 채취한 것을 먹어 보면 향긋한 내음이 입맛을 당긴다. 어린순을 나물로 볶아 먹으면 별미이며, 칼륨 함유량이 높은 알칼리성 구황 식물이다.

참취의 주성분은 당분 · 단백질 · 칼슘 · 인 · 철분 · 비타민(B_1 · B_2) · 니아신 등으로, 특히 칼륨이 많이 함유된 영양가 높은 알칼리 식품이다. 그래서 예전에는 구황 식물로 매우 톡톡한 역할을 했다.

참취에는 진통 · 해독 · 지혈 · 방광염 예방 · 보익 등의 약효가 있으며, 혈액 순환을 촉진하는 작용이 있다. 근골통 · 요통 · 두통 · 인후

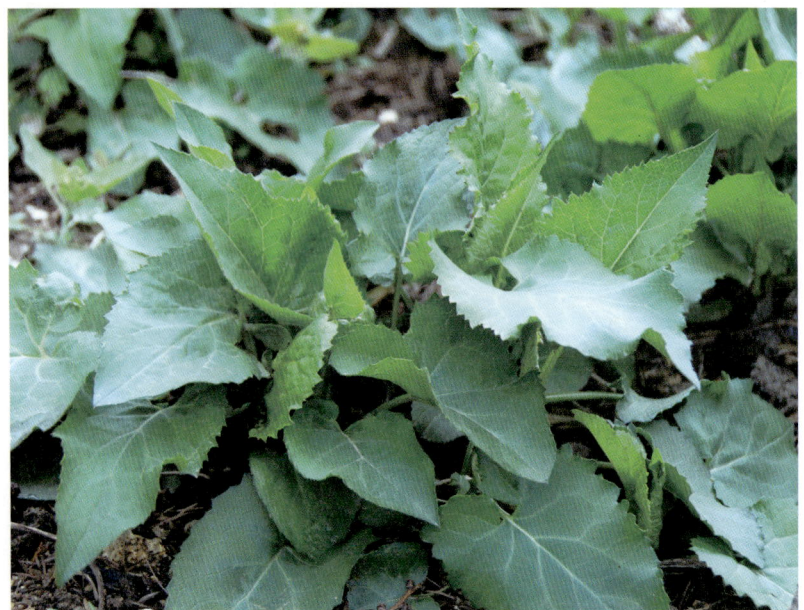
참취

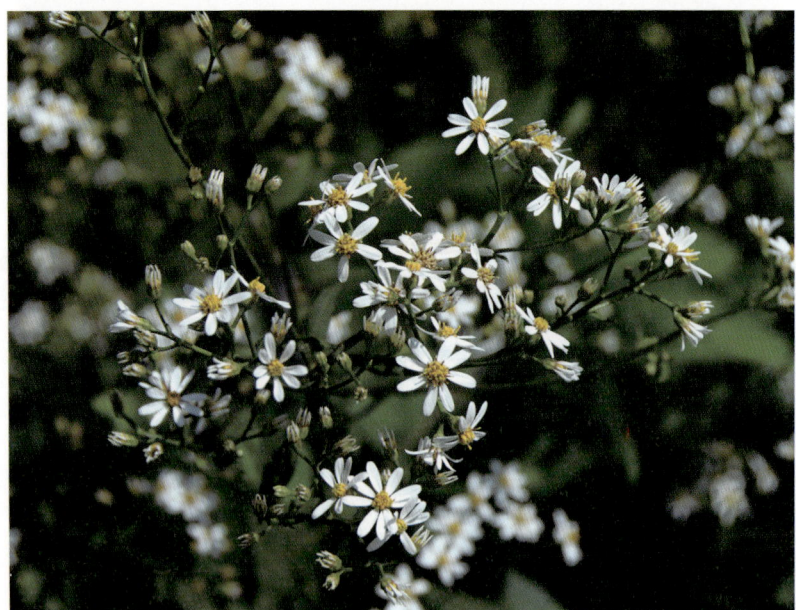
참취 꽃

참취(날것)의 영양 성분(가식부 100g당)

단위 ㎎

일반 성분	칼로리(㎉)	수분	단백질	지질(지방)	회분	탄수화물	
						당질	섬유소
	31	87.5	3.3	0.4	1.7	5.4	1.7

단위 ㎎

기능성 성분	무기물					비타민			
	칼슘	인	철	나트륨	칼륨	베타카로틴(㎍)	B₁	B₂	니아신	C
	124	61	2.3	16	469	3,564	0.04	0.10	0.7	14

출처 : 식약, 1996

염·장염으로 인한 복통 등에 이용되며, 타박상이나 뱀에 물렸을 때에 치료약으로도 쓰여 왔다.

최근 연구에 의해 각종 발암 물질의 작용을 62~97.6%로 강하게 억제하는 항돌연변이 효과가 밝혀져 주목을 받고 있다.

약용·식용법

약으로 쓸 때 늦가을 또는 이른 봄에 뿌리를 캐어 햇볕에 말려 잘게 썬다. 이 말린 뿌리를 1회에 5~10g씩 200㎖ 정도의 물로 은근하게 달이거나 가루로 빻아 복용한다.

식용으로 할 때 어린순을 살짝 데친 뒤 나물로 볶으면 별미이며, 무쳐도 먹고 국거리나 찌개에도 이용한다. 어린잎을 날것 그대로 겉절이나 쌈으로 먹기도 한다.

취나물 가장 많이 이용하는 방법은 말렸다가 묵나물로 먹는 것으로, 들기름에 볶아 간장으로 간을 맞추어 먹으면 질감과 향미가 남다르다.

튀김 요리 어린 싹을 씻어 물기를 뺀 뒤 튀김옷을 입혀서 낮은 온도로 서서히 튀긴다.

치커리

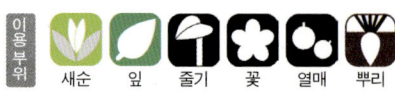

국화과

학명/별명	*Cichorium endiva* L. / 치코리 · 엔다이브
채취 시기	봄~가을
먹는 방법	연한 잎은 쌈이나 샐러드, 뿌리는 말려서 차로 이용
효 용	고혈압에 효과 좋은 리놀렌산 다량 함유

　치커리는 국화과에 속하는 다년생 식물로, 유럽이 원산이며, 지금도 지중해 연안 · 서남아시아 · 유럽 지역에서 널리 재배된다. 주로 굵은 뿌리를 채취하여 치커리 커피 등을 만드는 것과, 잎을 샐러드용으로 이용하는 것 두 종류가 있다.

　프랑스 · 벨기에 · 네덜란드 등지에서는 '꽃상추' 또는 '장생초'로 불리며 소비율이 높은 채소이다. 우리나라에는 1963년 독일로부터 수입되어 설악산 고지대에서 재배하기 시작한 약용을 겸한 경제 작물로서 각광을 받고 있다. 상추처럼 서늘한 기후를 좋아하며, 산간 고냉지인 해발 400~600m 이상 되는 곳에서 잘 자란다.

　봄에 대(싹)가 나와서 50~100cm 정도 자라며, 가지가 무성하게 갈라진다. 아랫부분의 잎은 심하게 비틀리고, 윗부분의 잎은 가장자리가 밋밋하다. 늦은봄과 여름에 꽃을 피우는데, 민들레꽃 비슷한 모양의 청자색 꽃이 3cm 정도 크기로 핀다.

　고대부터 약제로 많이 사용해 온 치커리는 전초에 쓴맛을 내는 에스크레틴 · 에스크린 · 락투신 · 락투코피크린, 그리고 잎에는 모노카페오일타르산 · 시코린산 등이, 신선한 꽃에는 안토시아닌이 함유되어 있어 소화를 촉진하고 혈관계를 강하게 하는 효과가 있다. 한편 장샘의 분비

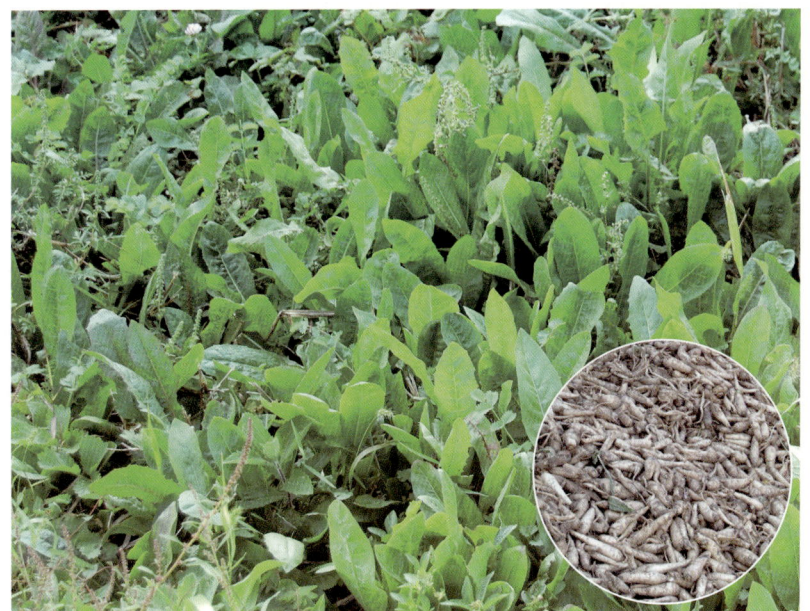
치커리 밭. 그림 원 안은 치커리 뿌리

를 촉진하고 위와 장의 운동을 촉진시켜 소화 기능을 좋게 하며, 간과 쓸개의 기능을 개선하는 데도 도움을 준다. 이눌린·고미질·탄닌·과당·펙틴·불휘발성 기름·알칼로이드 등이 함유되어 있어 담즙 분비를 촉진시키는 효능이 있다.

치커리의 말린 뿌리와 잎에는 단백질과 지질, 당질과 지방산이 풍부하다. 지방산은 종류가 많은데, 그중에서도 고혈압에 효과가 좋은 필수 지방산인 리노렌산이 주성분을 이룬다. 사포닌도 많으며, 무기물은 칼슘·인·철분·나트륨·마그네슘·아연·구리·규소 등이 들어 있으며, 특히 칼슘·인·철분이 많은 것이 특징이다.

약용·식용법

뿌리 말린 것을 차로, 잎은 쌈으로 가장 많이 먹는다.

치커리 푸른색 잎(날것)의 영양 성분(가식부 100g당)

단위 mg

일반 성분	칼로리(kcal)	수분	단백질	지질(지방)	회분	탄수화물	
						당질	섬유소
	13	94.0	1.7	0.3	1.3	1.7	1.0

단위 mg

기능성 성분	무기물					비타민			
	칼슘	인	철	나트륨	칼륨	베타카로틴(㎍)	B₁	B₂	니아신	C
	79	39	1.2	0	387	5,356	0.03	0.11	0.4	10

출처 : 농촌진흥청, 2004

치커리 뿌리(날것)의 영양 성분(가식부 100g당)

단위 mg

일반 성분	칼로리(kcal)	수분	단백질	지질(지방)	회분	탄수화물	
						당질	섬유소
	73	80.0	1.4	0.2	0.8	17.5	2.0

단위 mg

기능성 성분	무기물					비타민			
	칼슘	인	철	나트륨	칼륨	베타카로틴(㎍)	B₁	B₂	니아신	C
	41	61	0.8	50	290	-	0.04	0.03	0.4	

출처 : USDA, 2006

어린잎을 쌈채·샐러드·나물로 먹는다 민들레와 비슷한 맛이 나고 더 부드럽다.

뿌리를 차로 마신다 뿌리를 말려서 손질하여 썰어 달이거나 구워서 가루로 만들어 커피 대용 또는 커피와 섞어 마신다. 치커리와 커피는 색과 맛, 향기가 비슷하고 조화를 이루기 때문에 유럽에서 널리 이용되고 있다. 기호에 따라 물 1L에 말린 치커리를 3~5g 정도 넣고 끓인 뒤에 식혀서 마신다. 기호에 따라 꿀·크림·우유·설탕 등으로 맛을 부드럽게 하여 마신다.

칡

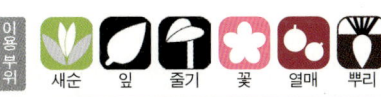

콩과

학명/별명	*Pueraria thunbergiana* BENTH. / 칡덩굴 · 마갈 · 달근
채취 시기	새싹, 새잎은 봄, 꽃은 8~9월, 뿌리는 10~11월 무렵
먹는 방법	뿌리로 칡 분말, 새싹과 어린순은 나물로
효 용	해열 · 발한 · 보약 · 진통 · 진정 · 해독 효과, 발암 물질 억제

　　칡은 콩과의 덩굴 식물로 번식력이 강해 척박한 땅에서도 잘 자라는 대표적인 구황 식물이다. 쓰임새가 매우 많은 식물로서 식용 · 약용 · 사방 공사용 · 공업용 등의 중요한 자원으로 이용해 왔다.

　　뿌리에 들어 있는 전분을 가공해서 말린 녹말을 갈분(葛粉)이라 하여 떡이나 국수의 재료가 된다. 줄기 껍질은 갈포(葛布)의 원료가 되고, 잎은 사료로 쓰인다. 한방에서는 뿌리껍질을 벗겨 5mm 정도로 잘게 썰어 말린 것을 갈근(葛根)이라 하여 약재로 쓰고, 일반 가정에서는 칡뿌리를 이용해 차로 끓여서 마신다. 오래 전부터 채취한 뿌리(땅속줄기)를 물에 헹궈 전분을 제거하고 칡가루로 이용했고, 어린순을 식용한다.

　　칡은 줄기가 길게 뻗어 가면서 다른 물체를 감고 올라간다. 잎은 어긋나며 2, 3회 얕게 갈라지고 넓은 타원형으로 털이 많다. 여름에 적자색 꽃이 피며 달콤한 향기를 풍긴다. 열매는 삭과로 꼬투리 모양이며 굵은 털이 있다.

　　뿌리에는 주성분으로 전분이 10~14%나 들어 있고 당분이 4.5% 들어 있어 단맛이 있다. 그 밖에 칼슘 · 인 등을 함유하고 있다.

　　특수 성분으로는 다이드제인 · 다이드진 · 이소플리본 · 포모노네틴 · 오노닌 · 시소트린 · 푸에라린 · 푸에라리안 · 푸에라린크실로시

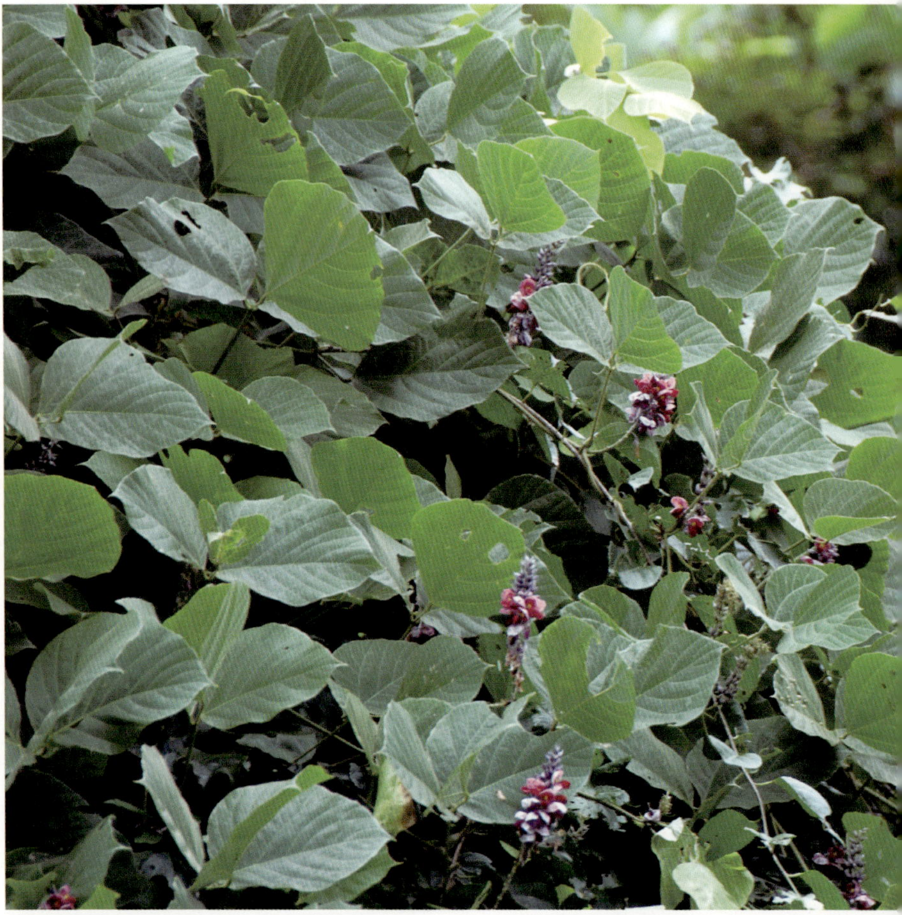

칡덩굴. 꽃은 15~20㎝ 크기의 이삭 모양으로 아래쪽부터 핀다. 그림 원 안은 약재 갈근(칡 뿌리)

드·루테올린·비오카닌A·쿠마린·쿼르세틴·아피게닌·이소랑네틴·아카세틴·캠페롤의 글리코사이드 등이 들어 있다.

    칡뿌리는 땀을 내게 하고 열을 내리는 작용을 하므로 감기를 예방하고 치료하는 효과가 있다. 알코올과 니코틴 독을 제거해 간장을 보호해 주므로 술을 마신 뒤에 칡차를 한 잔 마시면 술이 빨리 깬다. 또한 입 안에서 침이 생기게 하므로 고열 후에 입이 마르는 것을 방지해 주고 당뇨

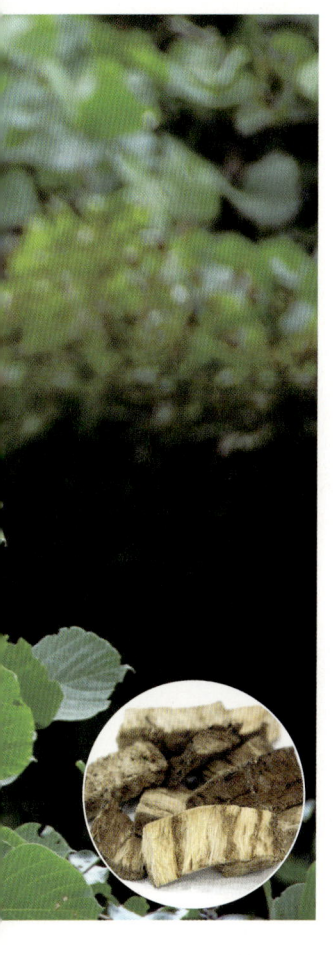

병 환자의 갈증을 풀어 준다. 그 밖에도 혈액 순환을 원활히 하여 어혈을 풀어 주는 효과가 있어 심장이나 뇌혈관 순환 장애 치료에 사용된다. 또 관상 동맥을 확장해 혈관 저항을 낮추고 혈류 속도를 빠르게 하기 때문에 협심증에도 좋으며, 고열 뒤에 오는 두통이나 소아의 홍역에도 좋은 효과가 있다.

한방과 민간에서 뿌리와 잎의 해열·발한·보약·진통·진정·해독 효과를 인정하여, 중풍·고열·두통·고혈압·설사·귀울림·지열·숙취·구토·중풍·당뇨병·감기·편도선염 등에 약재로 쓴다. 꽃은 식욕 부진·구토·장 출혈 등에 이용해 왔다. 최근 연구 결과 갈근 추출액에 의한 각종 발암 물질의 억제 효과에서 75% 이상의 높은 항돌연변이 효과가 밝혀졌다.

약용 · 식용법

약으로 쓸 때 뿌리의 경우 1회에 4~8g, 꽃은 2~4g을 200㎖의 물로 달이거나 가루로 빻아 복용한다.

식용으로 할 때 연한 순을 나물로 하거나 쌀과 섞어 취밥을 지어 먹기도 한다. 새싹과 어린잎은 생으로 튀기거나 데쳐서 무치거나 볶아 먹는다. 꽃은 튀기거나 삶아서 식초절임을 한다. 뿌리는 잘 씻어 말렸다가 분쇄하여 물로 몇 번씩 헹궈 분말을 채취한다. 이 녹말로 떡과 과자를 만들어 먹기도 한다.

컴프리

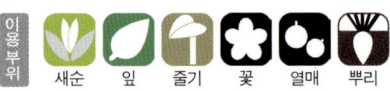

지치과

학명/별명	*Symphytum officinale* L. / 러시안컴프리 · 애국풀
채취 시기	봄~가을
먹는 방법	잎을 갈아 녹즙으로 이용
효 용	숙취 해소, 발암 억제, 피로 회복 효과

　컴프리는 지치과의 다년생 식물로, 구소련이 원산지여서 러시안 컴프리라고 불린다. 재배 작물로 들여와 관상용 · 식용 · 약용 · 사료용 등 다양하게 이용해 왔는데, 지금은 야생화되어 전국에 퍼져 있다. 오래전부터 고혈압 · 변비 · 심장병 · 급성 두드러기 · 습진 등에 이용해 왔다.

　높이는 60~90㎝이고, 식물 전체에 짧은 털이 있다. 줄기 윗부분에서 가지가 갈라지고, 뿌리는 곧게 깊이 뻗는다. 잎은 디기탈리스와 비슷한 난형 또는 난상피침형이이다. 6~7월에 자주색 계열의 꽃을 피우는데, 품종에 따라 분홍색이나 담황백색을 띠기도 한다.

　전초나 뿌리를 이용하는 경제성이 좋은 식물일 뿐만 아니라 성장 속도가 빠르며 잎은 잘라 내도 계속해서 자라 나와 이용률이 매우 높다.

　컴프리는 일반적인 녹황색 채소가 갖고 있는 비타민(비타민 B_1 · B_2 · B_6 · C_{12} · D · E)과 무기물(칼슘 · 철분), 엽산 · 카로틴 · 판테톤산 · 비오틴 · 니아신 등을 함유하고 있다. 특히 체내에서 산소를 몸의 구석구석에 공급하는 작용을 함으로써 몸에 활력을 주는 유기 게르마늄이 풍부하고, 알란토인이라는 세포 노화 방지 물질이 들어 있는 것이 주목할 만하다. 이 알란토인 성분은 여성에게 흔한 빈혈을 예방 · 치료하며, 피부 각질층을 감소시켜 거친 피부를 매끈하게 한다.

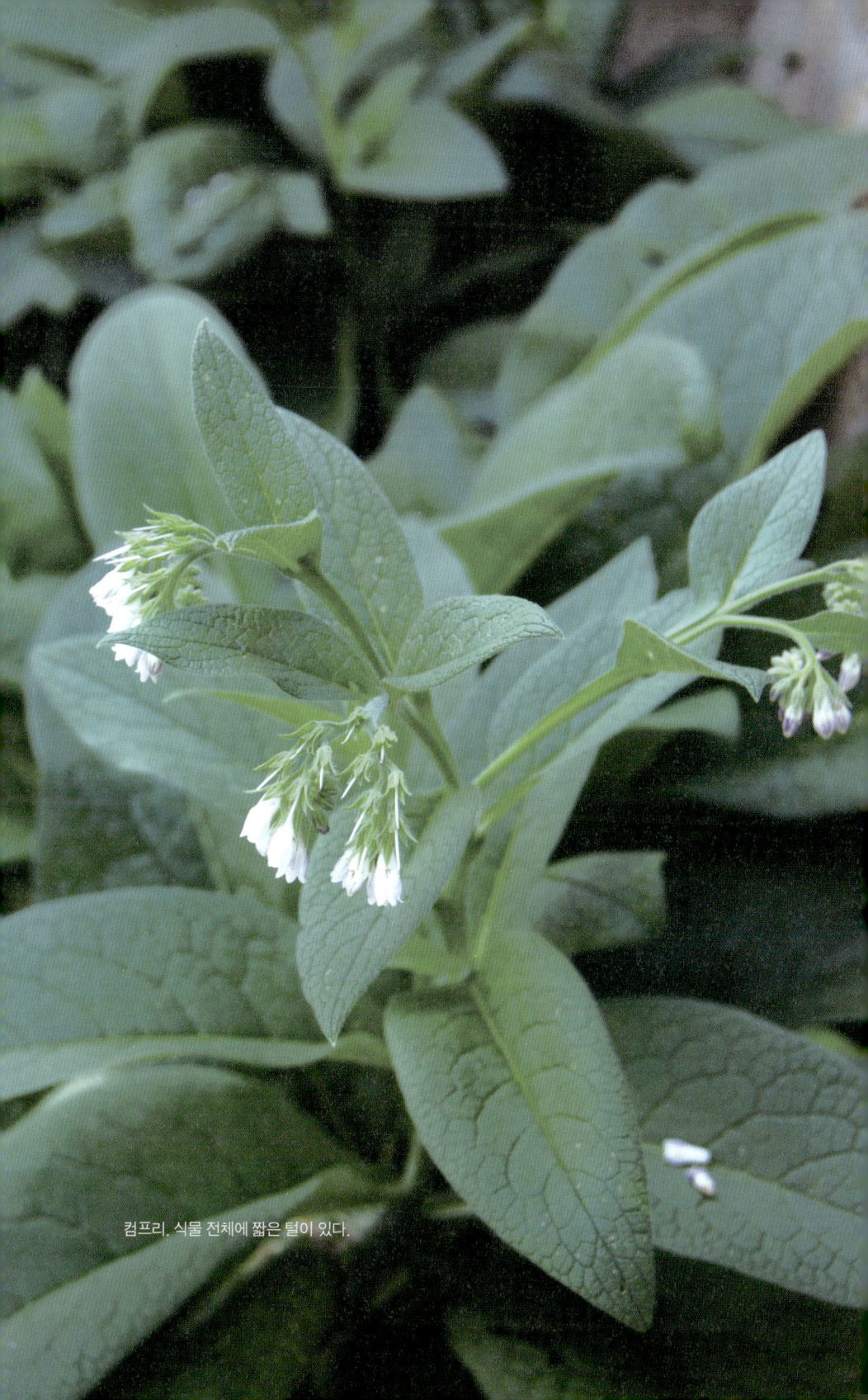

컴프리. 식물 전체에 짧은 털이 있다.

옛부터 진정·증혈 효과를 인정받아 왔는데, 이 증혈 작용은 세포를 활발하게 하여 세포 감염을 방지하며 포도상 구균에 의한 대부분의 병에 대해서 살균 효과가 있다. 잎과 뿌리를 타박상이나 골절 부위에 습포제로도 사용하며, 기미를 줄이고 피부 톤을 밝게 하는 미용팩의 재료로도 효과가 있다.

최근에 컴프리 생즙을 이용한 실험을 1년 간 실시한 결과, 컴프리 추출물이 간암세포와 간암의 직접적 요인으로 작용하는 IGF2 유전자 표현형을 억제하는 것이 밝혀졌다. 암세포 파괴 작용이 검증되었는데 특히 간암세포의 증식을 억제하는 작용이 강할 뿐만 아니라 각종 발암 물질의 억제 작용도 높았다.

약용·식용법

채소로 이용되지만 털이 많아 혀에 닿는 감촉이 나쁘므로 생으로 이용할 때는 어린잎을 이용한다. 잎을 녹즙 또는 말려서 차로 이용한다. 어린 뿌리도 직접 생식이 가능하며, 말려서 가루 내어 건강식품으로 이용한다.

컴프리녹즙 컴프리 잎을 주스로 만들어 상용하면 피로 회복 효과가 좋다. 컴프리 단독으로는 즙을 짜기 어려우므로 다른 재료와 함께 즙을 내 먹으면 더 좋다. 컴프리 200g, 당근 150g, 사과 150g을 준비하여 녹즙기나 믹서기에 갈아 즙을 내어 하루 세 번 식전에 마신다. 알레르기 체질 개선에 도움이 된다.

컴프리가루 컴프리 잎과 줄기를 끓는 물에 살짝 데쳐 말렸다가 가루를 낸다. 공복이나 술 마시기 전 3g씩 물에 타서 섭취하면 간 질환은 물론 피로가 가시고 숙취도 없어진다.

컴프리차 컴프리에 들어 있는 풍부한 비타민과 무기물은 노화를 억제하는 효과가 있고 특히 여성들에게 효과적인데, 차로 끓여 매일 보리차처럼 마시면 좋다. 컴프리차에 레몬즙을 넣으면 과음 후 숙취를 해소하는 효과가 좋다. 컴프리를 햇볕 좋은 곳에서 잘 말려 썰어 두었다가 녹차처럼 차로 우려내어 마신다.

화살나무

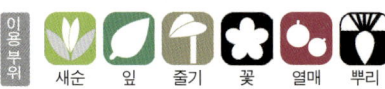

노박덩굴과

학명/별명	Euonymus alatus (THUNB.) SIEB. / 홑잎나무·참빗살나무·귀전우
채취 시기	봄에 어린순 식용, 가을에 껍질과 열매 약용
먹는 방법	어린순을 데쳐서 나물
효 용	당뇨병·무월경·해산 후 복통에 효과, 여러 종류의 암에 효과

    화살나무는 노박덩굴과에 속하는 여러해살이 낙엽활엽수로, 전세계에 약 150종이 분포되어 있고, 우리 나라에는 약 13종이 분포하고 있는 것으로 알려져 있다. 전국 각지의 양지바른 산기슭에서 잘 자란다.

    옛부터 관상용·약용·식용으로 이용해 왔다. 초여름에 황록색으로 자잘하게 피는 꽃도 좋고, 자잘한 가을 단풍도 아름답고, 귀여운 열매가 한겨울 눈 속에서도 볼거리를 제공하는 등 쓸모가 많은 나무다. 어린잎을 데쳐서 나물로 먹고, 한방과 민간에서는 나무줄기와 가지를 말려서 약재로 쓴다. 민간요법으로 열매 가루로 고약을 만들어 진드기에 의한 피부병 약으로도 써 왔다.

    줄기에 붙어 있는 날개의 생김새가 특이하여 귀신을 쏘는 화살이란 뜻의 귀전우(鬼箭羽) 또는 신전목(神箭木)이라고도 부른다. 나무가 지니고 있는 의미 때문에 산속에서 정신 수련이나 도가 의식을 하는 사람들이 비밀 의술의 도구로 많이 활용한다. 화살나무와 닮은 것으로 참빗살나무·회잎나무·회목나무 등이 있는데 모두 같은 용도로 약에 쓴다.

    키는 3m 정도로 자라고, 가지는 사방으로 퍼지며, 잔가지에는 2~4줄로 발달한 코르크질의 날개가 붙어 있다. 가지에 날개가 없는 것을 '회잎나무'라고 부른다. 잎은 마디마다 2장이 마주 붙으며 잎 모양은 달

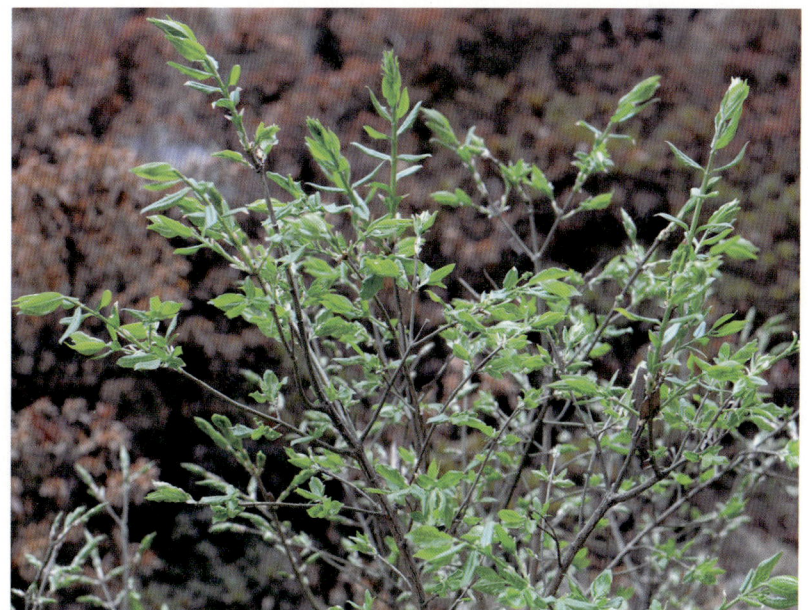

나물하기 좋은 화살나무 새순. 이때를 홋잎 또는 홑잎이라 부르며 손으로 훑듯이 따서 나물로 이용한다.

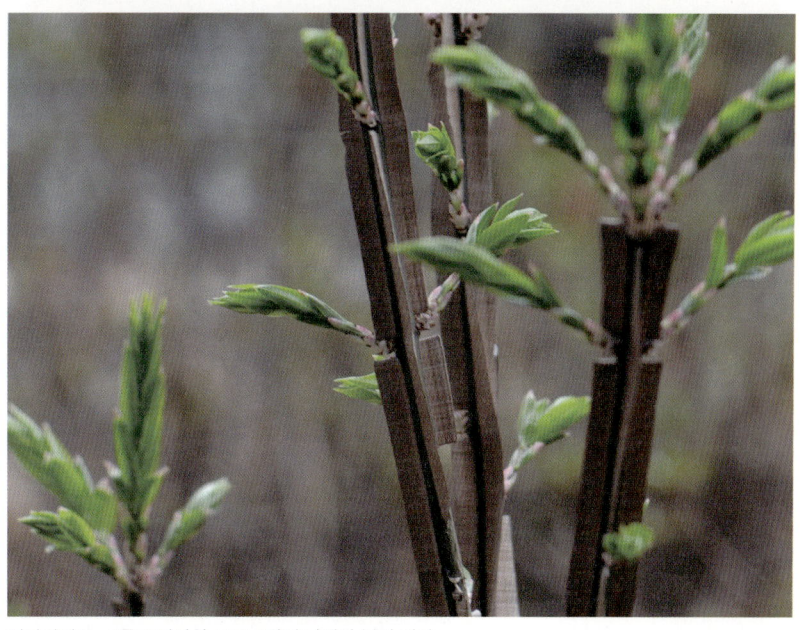

잔가지에 2~4줄로 발달한 코르크질의 날개가 붙어 있다.

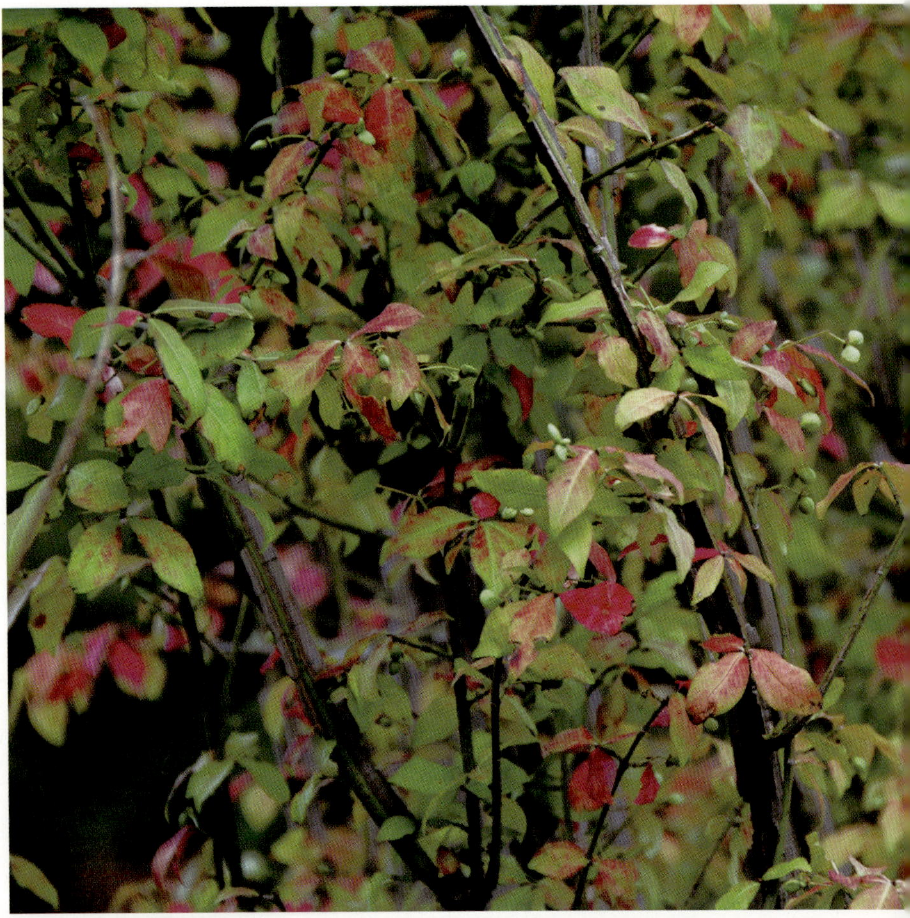

화살나무 단풍. 가을의 자잘한 단풍이 아름다워 도심 공원의 울타리 등으로 이용된다.

같 꼴로 양 끝이 뾰족하다. 잎의 길이는 3~5cm이고, 가장자리에 작은 톱니가 있으며 잎 뒷면은 잿빛을 띤 녹색이다. 꽃은 5월 중에 피는데, 지름 1mm 안팎의 연녹색의 꽃 4개가 핀다.

가을에 동글납작한 열매가 붉게 물든 뒤 갈라져 주황색의 씨를 터트린다. 열매는 좁은 타원형으로 길이가 약 8mm이며, 1개의 종자가 황적색의 거짓씨껍질에 싸여 있다. 열매에는 혈당을 낮추는 작용과 인슐

278 항암 효과가 뛰어난 산나물 57가지

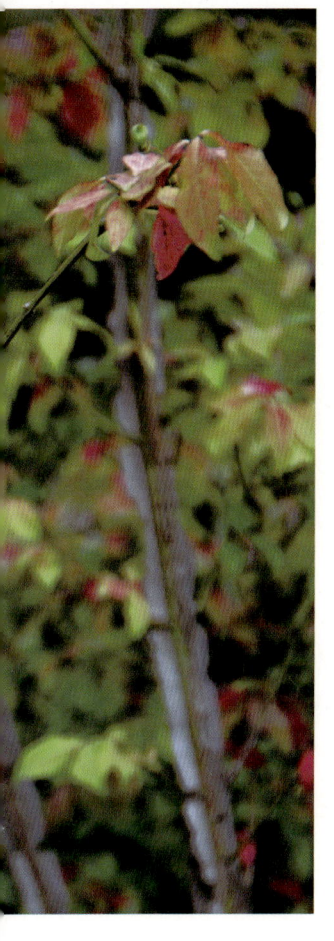

린의 분비를 늘리는 작용이 있으며, 당뇨병·무월경·산후통에 쓴다. 열매를 이용하여 당뇨병 환자 18사례를 40~45일 동안 치료한 결과 자각 증상이 16사례에서 없어졌고 혈당도 뚜렷하게 내렸으며, 유효율이 86.1%였다는 임상 보고가 있다.

민간에서는 위암·식도암 등 갖가지 암에 효과가 있는 것으로 알려져 있으며, 화살나무를 달여서 장복한 결과 암이 나았다거나 좋아졌다는 사례가 더러 있다.

한방이나 민간에서 산후 출혈·정신 불안·자궁 출혈·대하·어혈을 없애는 약으로 쓴다. 열매를 오래 달여 고약을 만들어 피부병 치료에 쓰기도 했다. 또 혈액 순환을 좋게 하고 어혈을 풀어 주며 염증을 없애고 정신을 안정시켜 주는 것으로 나타났다.

화살나무에는 고무 비슷한 물질이 들어 있어서 줄기를 꺾으면 흰 실 같은 것이 나온다. 이것은 두충나무에 들어 있는 것과 성질이 비슷하므로 두충 대신 약에 쓰기도 한다. 하지만 임산부에게는 가능한 쓰지 않는 것이 좋다.

약용·식용법

달여서 마신다 당뇨병에 화살나무 어린 줄기 5~10g씩을 물로 달여 하루 세 번씩 마시고 효과를 본 예가 여럿 있다고 한다. 혈당량을 낮추고 인슐린 분비를 늘리는 작용을 한다. 고혈압·동맥 경화증·기

화살나무 잎(날것)의 영양 성분(가식부 100g당)

단위 mg

일반 성분	칼로리(kcal)	수분	단백질	지질(지방)	회분	탄수화물	
						당질	섬유소
	48	81.9	7.5	0.8	1.2	8.6	2.1

단위 mg

기능성 성분	무기물					비타민			
	칼슘	인	철	나트륨	칼륨	베타카로틴(㎍)	B_1	B_2	니아신	C
	187	124	2.1	13	389	4,775	0.14	0.20	2.6	64

출처 : 국립보건원, 1986

침가래 · 월경 불순 · 산후 어혈과 복통에 화살나무 10~15g을 물로 달여서 하루 3회로 나누어 복용하거나 화살나무를 그늘에서 말려 가루 내어 한 번에 3~5g씩 하루 3회 복용한다.

귀전우차 화살나무 잎을 그늘에서 말려 차로 달여 먹어도 좋다. 한 번에 2~3g을 뜨거운 물로 3~4분 정도 우려내어 마신다. 몸을 따뜻하게 하고 혈액 순환을 좋게 하며 여성의 생리 불순 · 자궁염 등을 개선한다.

가시를 빼는 약 화살나무 날개는 가시를 빼는 약으로도 유명하다. 화살나무 날개를 태워서 그 재를 가시가 박힌 부분에 바르면 신기하게도 가시가 빠져 나온다.

홑잎나물 다른 산나물들이 자라나기 전에 나뭇가지에서 새순이 돋으면 '훗잎' 또는 '홑잎'이라 하여 나물이나 국거리로 쓴다. 어린순을 손으로 훑듯이 따면 금세 바구니가 찬다. 끓는 물에 데쳐 쓴맛을 살짝 우려낸 뒤 가볍게 양념하여 나물로 먹거나 된장국에 넣어 먹는다. 데친 잎을 잘게 썰어 나물밥을 지어 먹어도 좋다.

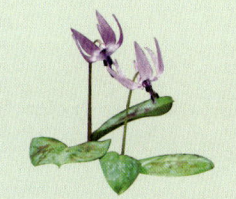